healthy eating for
lower blood pressure

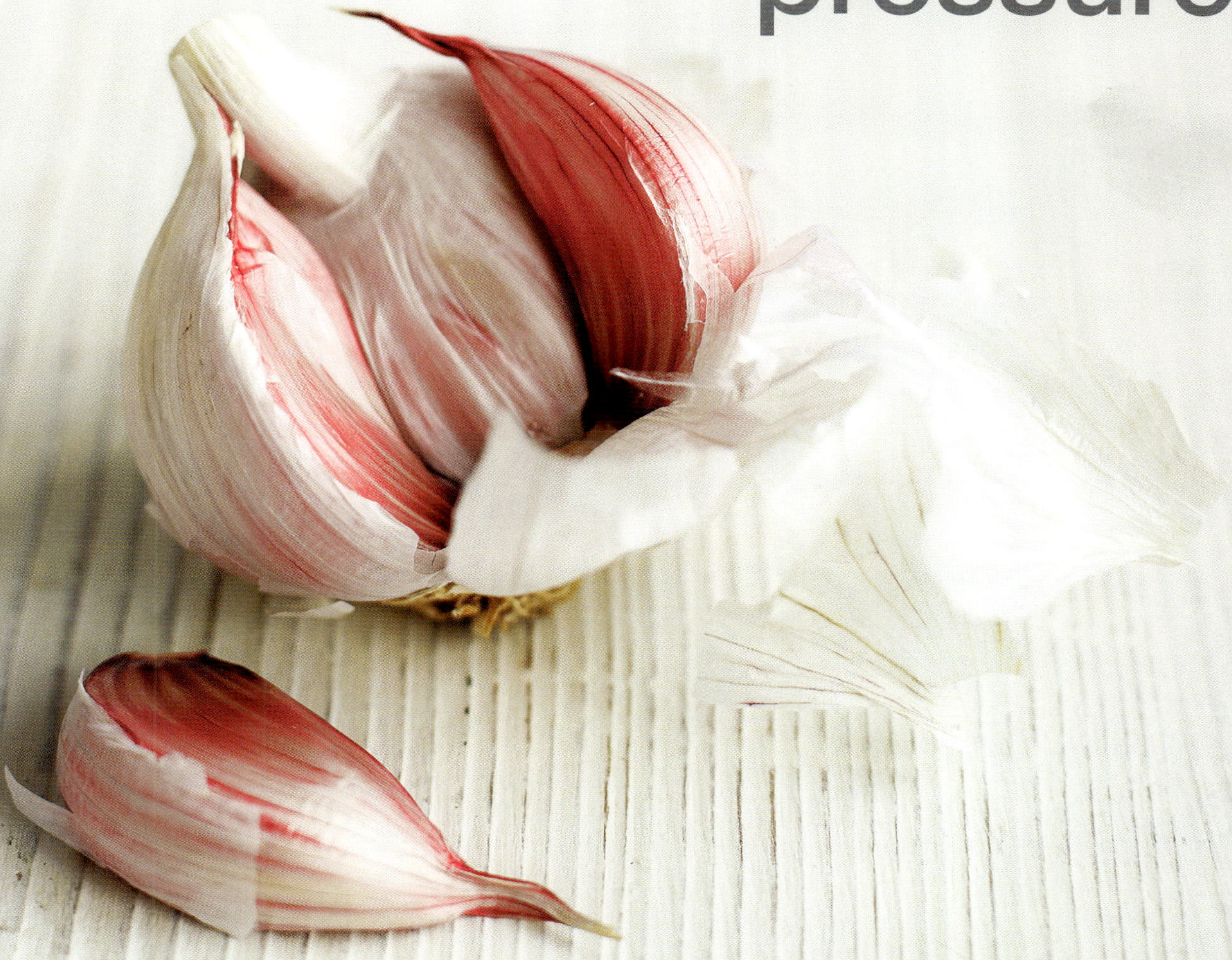

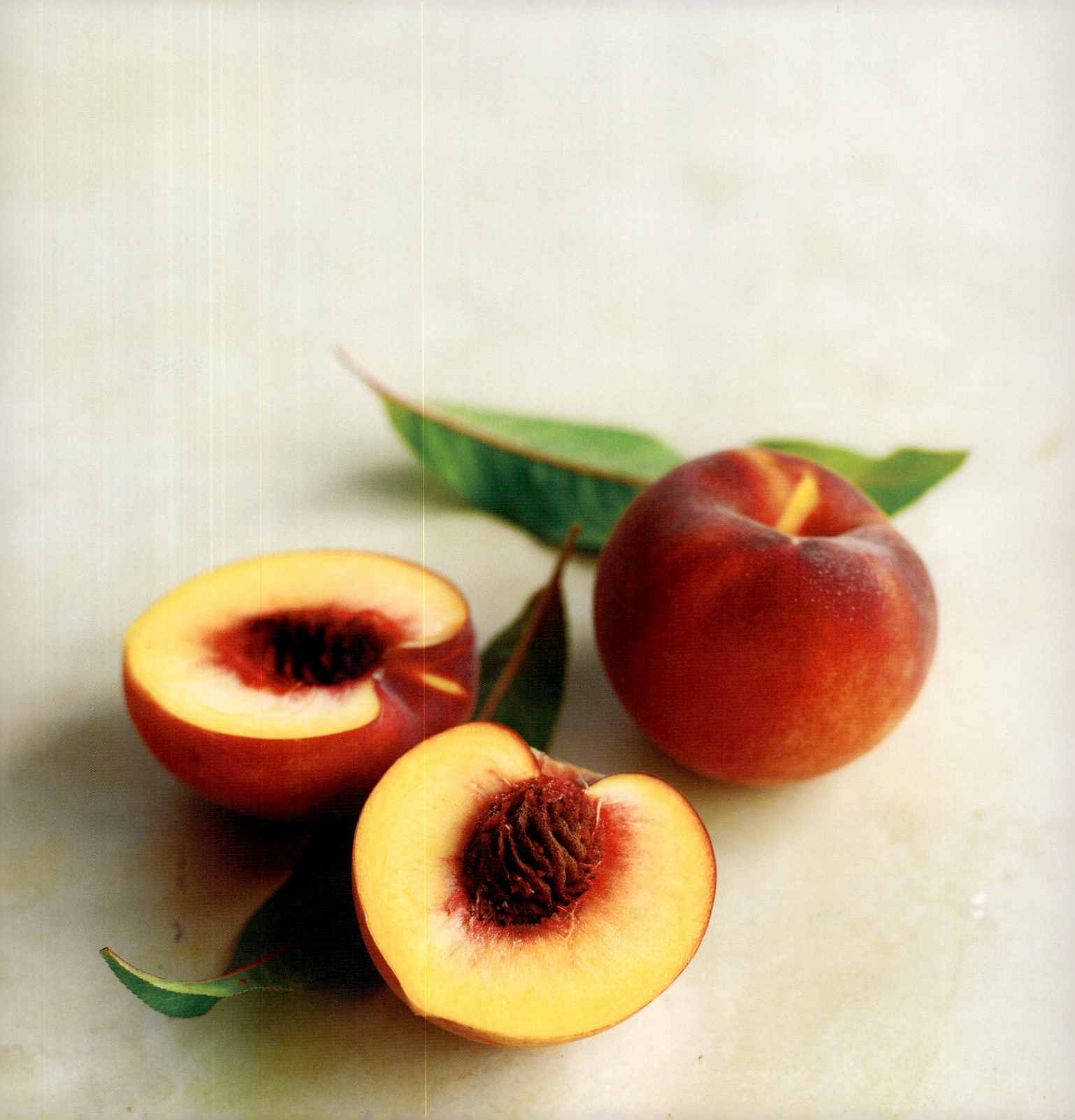

ベストセラー『ソースブック』ポール・ゲイラーの
ほんとうにおいしい
血圧を下げる100のレシピ

ポール・ゲイラー 著

ジェンマ・ハイザー 栄養士

中谷 友紀子 訳

写真 ウィル・ヒープ

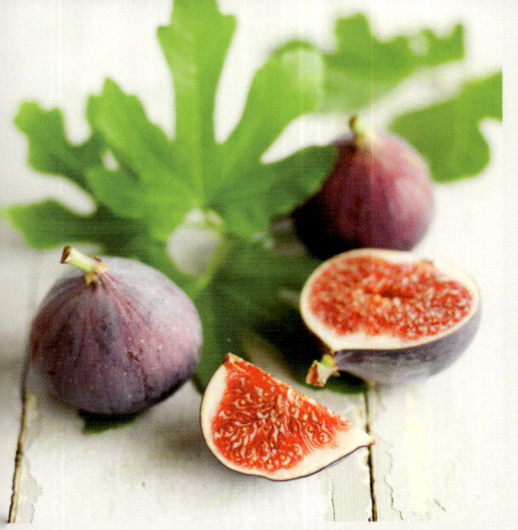
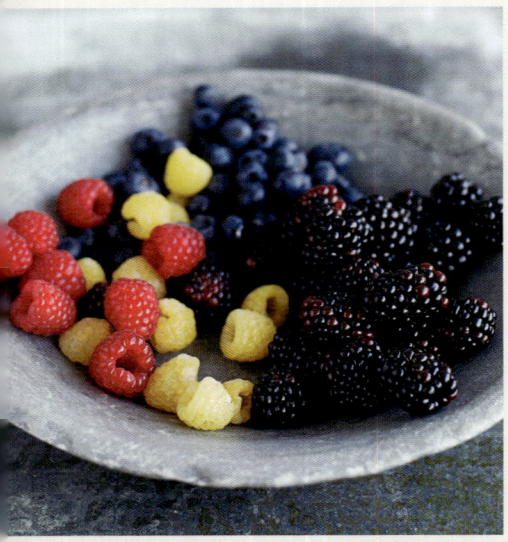
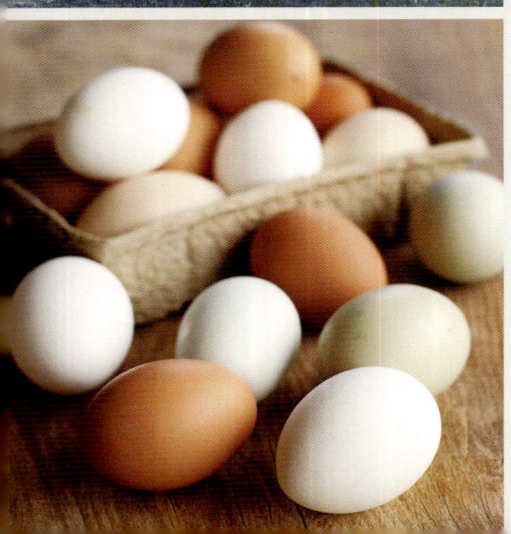

目次

まえがき 6

楽しくおいしく、ヘルシーな食生活を！ ポール・ゲイラー 7

血圧と食事に関する基礎知識 8
 血圧とは　8／高血圧　10／ヘルシーでバランスのよい食事　11／塩分を控える　14／果物と野菜を多く食べる　18／健康的な体重　22／よく運動する　26／その他のリスク要因　29／喫煙と心臓病　33

そろえたい調理道具 34

ヘルシーな食事のためのヘルシーな調理法 34

ポールからのアドバイス 36

ヘルシーな食材リスト 39

第1章　朝食＆ブランチ 42

ベイクドビーンズのレアビット／ピンクグレープフルーツのグリル　シナモン風味／ベイクドポテトとポルチーニ茸のオムレツ／グラノーラ／ポピーシードパンケーキ　ショウガ風味の果物とミントシロップ添え／ワケギとショウガのお粥／宝石をちりばめたポリッジ／目覚まし用のおすすめシェークとジュース各種／プルーンとオレンジのコンポート　オレンジペコ風味／バナナを詰めたフレンチトースト／ポートベロ・マッシュルームのケジャリー／枝つきトマトのハーブローストとマッシュルームをのせたトースト／ルバーブとプラムの朝食用トライフル

第2章　スープ＆サラダ 56

アボカドスープ　3種のネギのサルサ添え／ジャガイモとワイルドガーリックとソレルのスープ／ビリビスープ／レンズマメとココナッツとホウレンソウのスープ／カンタロープメロンのスープ　レモングラスとミントの風味／カシューナッツとカリフラワーのスパイシースープ／ライマメのグラーシュスープ／サツマイモとショウガとシナモンのスープ／タイ風エビのスープ／モロッコ風ラムのスープ／ザルーク／焼きトウモロコシのスープ　チリ風味のポップコーン添え／カニのカクテルサラダ／タラと甲殻類のサラダ　焼きパプリカ添え／ビーツとフェンネルとザクロのサラダ／カボチャのローストとココナッツのサラダ／コショウ風味のマグロ、スイカ、グレープフルーツのサラダ／パンツァネッラサラダ　ネクタリンのグリル添え／パンジャブ風チキンサラダ／レモン風味のキヌアタブレ　野菜のグリル添え／スモークチキンとトルティーヤのサラダ／スペイン風焼きトマトのサラダ

第3章　前菜＆軽食 76

クラブケーキ　エビとハリッサ＆マンゴーのサルサを添えて／イタリアンパセリのリゾット　レモンとエビを添えて／イワシのグリル　タイ風の薬味を添えて／サバとインゲンマメ　ホースラディッシュのアイオリ添え／サーモンのマリネ　西洋ナシとフェンネルを添えて／全粒粉のスパゲッティ　イワシとレーズンを添えて／ムール貝のブイヤベース／鴨のラグーのパスタ　オレンジとセージのグレモラータ風味／チュニジア風鶏レバーのケバブ　レモンマヨネーズ添え／ポートベロ・マッシュルーム　アルフォルノ／卵、豆腐、ヒヨコマメのゴア風カレー

第4章　メインディッシュ......90

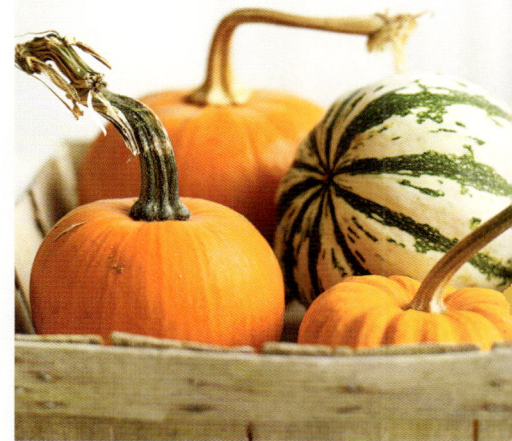

カボチャ、マッシュルーム、パセリのニョッキ／タンドリー風野菜のグリル／スプリットピーとアプリコットのワダ／プロヴァンス風夏野菜のオーブン焼き／キャラウェイ風味の野菜のロースト　栗のポレンタ添え／イカの甘酢風味　キュウリとヨーグルトライス添え／サーモンのグリル　数種のエンドウマメとクレソンを添えて／カタルーニャ風マグロのステーキ／メルルーサのオーブン焼き　エンドウマメ、レタス、アサリを添えて／マスのオーブン焼き　ソレルとブルーベリー添え／フエダイのアクアパッツァ／タイのキンカンとアーティチョーク添え／マグロとオニオンスクオッシュの炭火焼き　タマネギのキャラメリゼとミントのビネグレットを添えて／魚のクスクス／タラのオーブン焼き　ブーランジェール風／タイのグリルとカリフラワー　ケイパーのソース添え／アンコウのビーツ、クミン、レンズマメのブレゼ添え／ガンギエイのロースト　野菜と果物のソースを添えて／チョッピーノ／スズキのグリル　レモングラスとショウガのペストソース／魚のコルマー／フエダイのベトナム風／鶏肉のブレゼ　ビネガーソース／若鶏のスパッチコック　レモンとハーブを添えて／ヘーゼルナッツチキンとリーキのマッシュルーム・ビネグレットソース／鶏肉のブレゼ　カボチャ、サフラン、ミントを添えて／ビルマ風チキン／鶏肉のフェンネルとプルーン添え　バルサミコ風味のハチミツソース／鶏肉のパイナップル、ショウガ、ライム添え／ウサギのカチャトーレ／鴨のシナモンチェリーソース　セロリのブレゼ添え／ホロホロ鳥の緑コショウソース　ショウガ風味のニンジン添え／鴨のグリル　ハーブのビネグレット添え／ホロホロ鳥のリンゴ、野生のキノコ、タラゴン添え／キジのエスカロープ　チコリとクランベリー添え／七面鳥のパイヤール　レンズマメとアプリコットのビネグレット添え／鶏肉のザタール風味　アラビア風スロー添え／スペイン風ラムシチュー／ニース風ラムのランプ肉アイオリ添え／ラム肉のオッソブコ／ラム肉のマスタードソース　ニンニクとミントの風味／ポークチョップ　2種の夏のマメとモモのグリルを添えて／ラムネックのフィレ　赤キャベツのカポナータ添え／ポークチョップ　スイスチャード、レーズン、グリーンソースを添えて／ポークシュニッツェル　リンゴとセージと根セロリのレムラード添え／牛フィレ肉のサツマイモとヘーゼルナッツピューレ添え／鹿肉のスパイシーグリル　ビーツとリンゴのリゾット添え

第5章　デザート......132

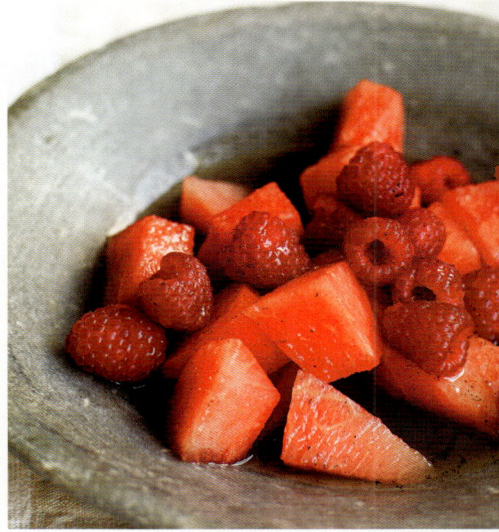

アーモンドミルクカスタード　サフランとローズウォーター風味／バナナのパピヨット　バナナソルベ添え／果物のケバブ　バルサミコ酢シロップ添え／アプリコットのキャラメリゼ　ブドウとローズマリー風味のハチミツ添え／フロマージュ・フレ　スグリとニワトコのリキュール添え／柑橘類のフロート／レモンバーベナとベリーのグラタン／赤ワインとリコリス風味のホットチェリー　ヨーグルトソルベ添え／イタリア風メス／レモンポレンタケーキ　イチジク添え／オレンジマーマレードのプリン／夏の果物のピペラード／イチゴとスイカのゼリー　甘いペストソース添え／西洋ナシ、ルバーブ、クランベリーのクランブル／ペカン入りパンプディング　バナナソルベ添え／パイナップルとレーズンのクラフティ　カレーアイス添え／甘いフェンネルのリゾット／シリア風の冬の果実　サフランヨーグルト添え／バニラブリュレ　アルマニャック風味のプルーンを添えて／焼きリンゴ　バニラとカルダモン風味のヨーグルト添え／オリエント風オレンジ　アーモンドプラリネ添え／野生のベリーのクラナカン

基本のストック......156

索引......157

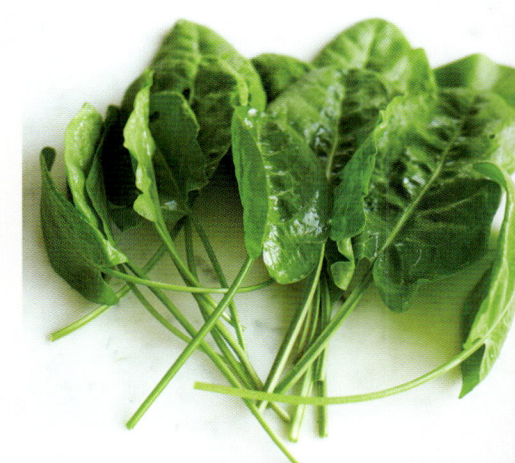

まえがき

　高血圧は、現代におけるもっとも深刻な健康問題の1つです。イギリスには、およそ1500万人の高血圧患者が存在し、そのうち約500万人は、それに気づかずにいます。自覚することは、重要な第一歩です。幸いなことに、高血圧の人も、その可能性がある人も、それを自覚しさえすれば、対処することができます。高血圧と診断され、医師に薬を処方されている人は、服用してください。でも、生活習慣が健康に大きな影響を与えるということも、忘れてはなりません。質の悪い食事と塩分のとりすぎが高血圧のおもな要因であり、食事を改善することで、血圧を劇的に下げることができるのです。

　本書は、あなたの血圧を下げるお手伝いをします。アドバイスとレシピにしたがえば、食生活が変わり、食の楽しみを我慢することなく、血圧を下げることができるでしょう。

　味覚を鍛えなおせば、摂取する塩分をずいぶん減らすことができます。果物と野菜をたくさん食べ、目標である"5 A DAY（1日5ポーション）"を達成すれば、脳卒中や心臓病のリスクはぐっと低くなります。カリウムの豊富な食材をたくさんとると、血圧をダイレクトに下げることができます。

　本書の知識を生かすことで、血圧を下げることができ、その結果として脳卒中や心臓病のリスクを低減することができます。高血圧と診断された人も、本書によって症状をコントロールすることができます。アドバイスとレシピに忠実にしたがえば、違いを実感できるはずです。

マイケル・リッチ
英国血圧協会　会長

楽しくおいしく、ヘルシーな食生活を！

　ヘルシーな食べ物は、おいしいはずがない。あなたもそう思っている人の1人ですか？　ヘルシーな食事と聞いただけでぞっとして、ウサギのエサのように、うんざりするような味気ない退屈なものを思い浮かべますか？

　残念なことに、長年のあいだヘルシーな食事は、何の効果もない流行のダイエットの数々に結びつけられてきました。私にとっては、ダイエットなどというものは存在しません。大切なのは、生活習慣の変化なのです。

　私はシェフなので、料理が大好きであり、おいしいものを食べることが大好きです。だからヘルシーな食事が、楽しいものであってはならない理由がわかりません。食べることは、人生における最大の喜びの1つであり、ヘルシーな食事は、あまりヘルシーでない食事と同じように、楽しくあるべきです。

　しかし、生活習慣を変えることはときに難しく、食生活もその例外ではありません。質のよい食事をするべきであり、そうすることができると頭ではわかっていても、あまりに大そうな変化に思え、どこから取りかかればいいか戸惑うこともしばしばです。

　ヘルシーな食生活は、誰にとってもよいことですが、とくに高血圧の人には効果的です。食事の内容によって、高血圧になる可能性は大きく左右されます。ヘルシーな食生活を送ることで、発症のリスクを低減し、すでに高くなりすぎた血圧を下げることもできるのです。

ヘルシーな食事を実現するには

　食習慣を少し変え、料理法を改善し、食材から風味を最大限に引きだす方法を知ることで、これは可能です。ある種の食品、とくに塩分や、飽和脂肪、糖分の多い食品の危険性に注意し、特別なときにだけ摂取するようにしましょう。好きな食べ物をすべてあきらめる必要はありません。たとえば、いつでもフライドポテトのかわりにヘルシーなグリーンサラダを選ばなくてもいいのです。肝心なのは、バランスを正しく保つことです。

　身のまわりにあるヘルシーな食材の種類は、信じられないほど豊富です。それらを活用し、もっと食べることが大切です。さまざまな種類の新鮮な魚や果物や野菜は、どれも栄養豊富な食材であり、毎日の食事に無限のバリエーションを与えてくれ、風味豊かでエキゾチックな一品をレパートリーに加えてくれます。まずは食生活に小さな変化を加えることからはじめましょう。実行しやすく、続けやすいものがいいでしょう。そうすれば、いつのまにか食事の内容がヘルシーになり、体調もよくなっているはずです。

　飽和脂肪や糖分、カロリーばかりが高い食品は避けましょう。低脂肪の鶏肉など、低カロリーの肉や魚を選び、果物と野菜をたっぷりと食べましょう。塩分を控え、料理には別のスパイスや調味料を活用して、とびきりおいしい食事を作りましょう。

　この本は、新しい料理に触れてもらうための情報とヒントを提供し、同時に健康改善の一助となることを目的としています。この本にあげたたくさんの選択肢を活用すれば、味気なく、おもしろみのない料理を作ることはありません。

　最後に、新しいことは、なんでも適応するまで時間がかかるものですから、あせることはありません。もしも少しずつ変えるほうがやりやすければ、そうしてください。手軽なスナックであれ、3度の食事であれ、ものを食べるときには、よく考えたヘルシーな選択をするようにして、バランスのとれた食生活を心がけてください。

　そしてもっとも重要なことですが、自分の食事内容を分析しすぎるのもやめましょう。おいしい食事の喜びを台無しにしてしまうからです。かしこく食べれば、きっと体調もよくなるはずです。

健康的で、おいしい料理をめしあがれ！

ポール・ゲイラー

血圧と食事に関する基礎知識

高血圧は、イギリスにおいて、脳卒中や心臓発作や心臓病による障害や早死にを招く最大の要因として知られています。イギリスでは成人の3人に1人が高血圧であり、それによって毎日350人もの人が、防ぐことのできた脳卒中や心臓発作に見舞われています。また腎臓病や眼の病気、痴呆などの病気のリスクも高めます。

血圧が高すぎる人は、これらのリスクが心配でしょう。しかし幸いなことに、血圧を下げ、その状態を保つための手立てはたくさんあります。食習慣や生活習慣にかんたんな変化を加えるだけで、血圧を下げることができ、これらの健康問題を予防することができるのです。

高血圧でない人も、血圧をなるべく低くおさえることが大切です。血圧が低いほど、健康問題を予防しやすくなります。

この本では、血圧をコントロールし、脳卒中や心臓発作のリスクを劇的に下げる方法を紹介しています。

血圧とは

心臓が拍動すると、体内に血液が送られ、必要なエネルギーと酸素が供給されます。血液の流れは、血管壁を圧迫します。この圧力の強さが、血圧です。

血圧が高すぎると、身体に負荷がかかります。長い年月のあいだに、この余分な負荷によって、心臓や血管にダメージがもたらされ、脳卒中や心臓発作のリスクが高まります。

血圧を測定するときは、120/80mmHgのように、2つの数値が表示されます。これは"上が120、下が80"(mmHg "ミリメートル水銀柱"は、血圧の測定に使用される単位)のように読みます。2つの数値は、血管内の最高血圧と最低血圧を示します。

- 1つめの数値は、収縮期(最高)血圧です。これは心臓が拍動するときに達する血圧の最高値です
- 2つめの数値は、拡張期(最低)血圧です。これは拍動と拍動のあいだの血圧の最低値です

どちらの数値も非常に重要であり、これらが高いほど、将来的に健康問題を抱えるリスクが高くなります。

血圧値の読み方

図1に血圧値の判定基準を示しています。図の左端で自分の最高血圧(収縮期血圧)をチェックし、右へとたどります。図の下端で自分の最低血圧(拡張期血圧)をチェックし、上へとたどります。2つが交わる点が、あなたの血圧値です。

表1には、さらにくわしい血圧の読み方と、対処法を示しています。

図1
適正な血圧とは

表1に示したとおり、医療の専門家によれば、健康的な血圧は120/80以下とされています(ただし90/60以下の場合は低血圧とされる)。血圧が低いほど、心臓や血管への負担が小さくなり、健康問題を抱えるリスクが低くなります。

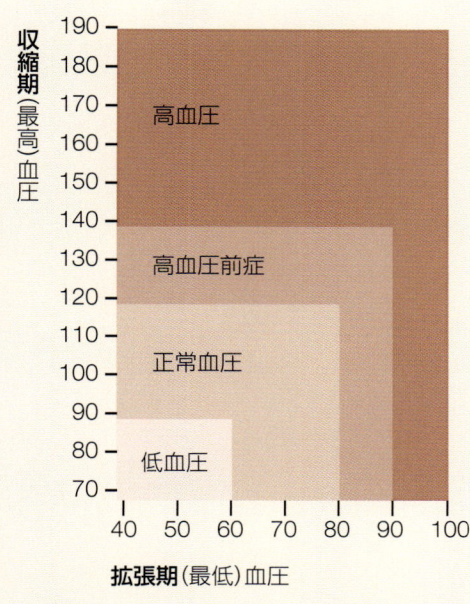

血圧が115/75の人は、135/85の人に比べ、脳卒中や心臓発作を生じるリスクが半分になります。

あなたの血圧が140/90以上であれば、高血圧かもしれません。医師の診察を受けましょう。

自分の血圧値を知る――チェックしよう！

通常、高血圧には自覚症状がありません。高血圧であることに気づかずにいる人も多く、自分がまったく健康であると考えているため、血圧をチェックしようとも考えないのです。そのため、自分の血圧値を知ることがとても重要です。血圧の測定はかんたんで、痛みもなく、測定することによって、手遅れになる前に対処することができます。

すべての成人は、少なくとも5年に一度は血圧を測る必要があります。高血圧の人や、血圧が基準値を超えている人は、さらに頻繁にチェックするほうがいいでしょう。医師や看護師にアドバイスを受けてください。

表1：血圧値の読み方

血圧値	意味	対応
90/60以下	低血圧の可能性	医師の診察を受けましょう
91/61 ～ 120/80	理想的な血圧値	この本が勧める食事と生活の習慣を守り、理想的な数値を保ちましょう
121/81 ～ 129/84	血圧がやや高め	血圧を下げる努力をし、この本が勧める食事と生活の習慣を守りましょう
130/85 ～ 139/89	血圧が高めで、まもなく高血圧になる	可能な限り血圧を下げ、この本が勧める食事と生活の習慣を守りましょう
140/90以上	高血圧の可能性	医師の診察を受け、この本が勧める食事と生活の習慣を守りましょう

高血圧

診 断

血圧の測定値が一度だけ140/90を超えたからといって、高血圧であるとは限りません。血圧には多くの要素が影響するため、医師は時間をあけ、何度かにわたって血圧を測定し、つねに高い状態であるかどうかを確認します。血圧がいつも140/90以上であれば、高血圧と診断されるでしょう。また、片方の数値だけがつねに正常値以上であっても、高血圧と診断されます。たとえば、血圧が145/85であり、最高（収縮期）血圧だけが正常値を超えている状態がこれにあたります。

原 因

高血圧の人のなかには、ごくわずかですが（約5％）、ある特定の病気が原因となっている人がいます。この場合は、治療すれば血圧は正常値に戻ります。医師によるかんたんなテストを受ければ、それらの問題の有無が確認できます。

しかし、ほとんどの場合、高血圧の原因は1つだけではありません。確実なのは、次のような生活習慣の要因が、高血圧の発症リスクを高めるということです。

- 塩分のとりすぎ
- 果物と野菜の不足
- 肥満
- 運動不足
- アルコールのとりすぎ

そのほか、高血圧のリスクを高める要因には、自分ではコントロールできないものもあります。たとえば高血圧の多い家系であることや、アフロ・カリブ系や南アジア系の民族出身であること、加齢（長年にわたる不健康な生活習慣がリスクを高める）などです。

治 療

一般に、高血圧の人は、血圧を140/85以下に下げることを目標とします。しかし、腎臓病や糖尿病などの他の病気がある場合や、脳卒中や心臓発作の病歴がある場合は、医師や看護師から、さらに低い値まで下げるように勧められるかもしれません。

高血圧と診断された人や、正常値よりも血圧が高い人でも、食習慣と生活習慣をいくらか変えることで、健康的なレベルまで血圧を下げることができるかもしれません。しかし、それでは不十分なこともあります。その場合、さらに血圧を下げるために薬を服用しなければならないかもしれません。喫煙者や心臓病の多い家系であるなど、脳卒中や心臓発作の発症リスクが高い場合も、薬が必要となる場合があります。

降圧薬を服用しなければならない場合でも、食事と生活習慣を変えることで、薬の効き目をよくし、将来的に健康問題を抱えるリスクを低くすることができます。

血圧の測定や、治療の選択肢や、血圧を下げるアイデアなど、高血圧の人の生活に関する情報については、血圧協会のウェブサイトを参照してください。www.bpassoc.org.uk

---

キーポイント

- 高血圧は、治療せずにいると脳卒中や心臓発作のリスクを高める
- 血圧をできるだけ下げることで、将来的に健康問題を抱えるリスクを低くすることができる
- 食事と生活習慣を変え、必要に応じて薬を服用する

ヘルシーでバランスのよい食事

　ヘルシーでバランスのよい食事をとることは、誰にとってもよいことですが、高血圧の人にはとくに効果があります。食事に少し変化を加えるだけで、血圧を下げることができ、将来的に健康問題を抱えるリスクを低くすることができるのです。

　血圧が基準よりも高めであっても、食事を変えるだけで、降圧薬を服用せずにすむようになるかもしれません。すでに薬を飲んでいる人も、薬の効き目をよくすることができ、服用量を減らすことができる場合もあります。

　ヘルシーでバランスのよい食事は、将来の健康にとって重要であるだけでなく、短期的な体調改善にもつながります。

バランスのよい食事
　ヘルシーでバランスのよい食事とは
- たっぷりの果物と野菜――食事の3分の1をあてる
- たっぷりのでんぷん質食物――食事の3分の1をあてる
- 適量の低脂肪肉、魚、卵、その他のたんぱく質食物
- 適量の牛乳と乳製品、または乳製品代替品
- 塩分、飽和脂肪、糖分の多い食物は控える

バランスよく食べるためのコツ

1　毎日、5ポーション（皿）以上の果物と野菜を食べる
　果物と野菜はビタミンやミネラルなどの栄養素の貴重な補給源で、多くの病気の予防に役立ちます。また、血圧を下げる助けにもなります。その効果を最大限に引きだすために、さまざまな種類や色の野菜や果物を、バリエーション豊かにとりましょう。"果物と野菜を多く食べる"の項に、よりくわしいアドバイスがあります。

2　でんぷん質の食物を基本にする
　でんぷん質（炭水化物とも）の食物には、ジャガイモやプランテンバナナ、ヤムイモ、カボチャ、パン、朝食用のシリアル、オーツ麦、パスタ、米、レンズマメやヒヨコマメなどのマメ類が含まれます。これらはエネルギーや食物繊維、ビタミン、ミネラルを豊富に含有します。できるならば、より栄養素と食物繊維を多く含む全粒穀物を選びましょう。

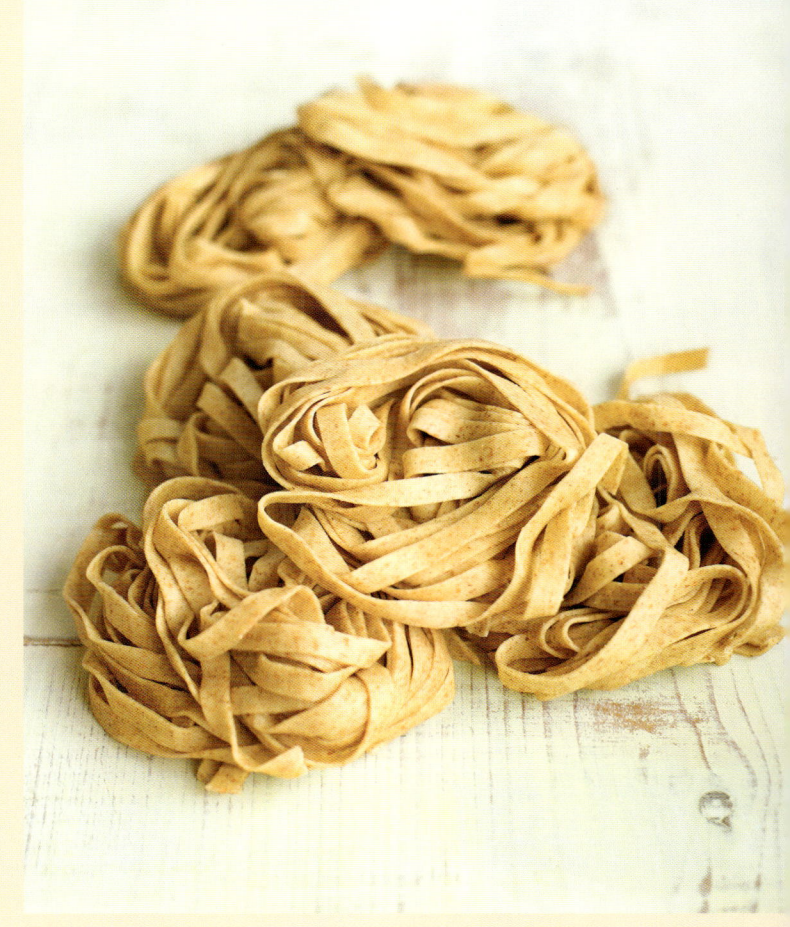

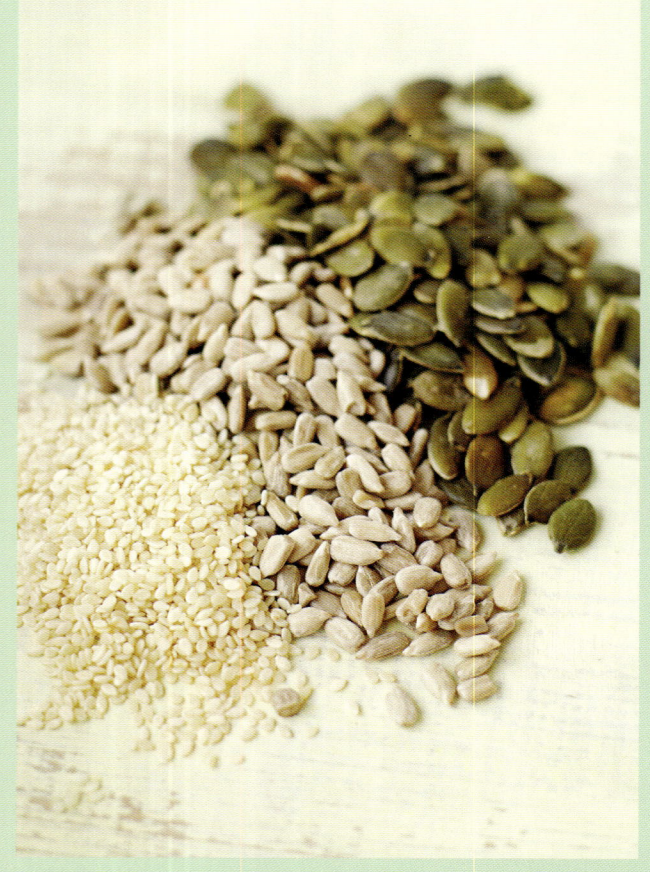

3　毎週、2ポーション以上の魚を食べる

　魚には、たんぱく質やビタミン、ミネラルが豊富に含まれています。脂肪の多い魚に含まれるオメガ3系脂肪は、心臓病を防ぐとされています。サケやマス、サバなどの脂肪の多い魚を週に1ポーション以上食べるようにしましょう（ただし、週4ポーションまでにとどめ、妊娠の可能性のある女性は2ポーション以下にする。p.32を参照）。

4　毎日、乳製品（またはその代替品）をとる

　牛乳と乳製品は、たんぱく質やビタミン、ミネラルを豊富に含み、カルシウムも非常に豊富で、骨を強くしてくれます。イギリスでは食事でとるべき乳製品の推奨量はとくに定められていませんが、多くの栄養士が、カルシウム補給のために、低脂肪・低塩タイプのさまざまな乳製品を、毎日3ポーション摂取することを勧めています。

5　塩分を控える

　減塩は誰にとってもよいことですが、高血圧の人にはとくに重要です。成人は1日6g未満、子供はさらに低くおさえましょう。以下の数ページに、減塩についてくわしく説明してあります。

6　脂質を控え、飽和脂肪の多い食品を避ける

　脂質の多すぎる食事は体重増加につながり（脂質はたんぱく質や炭水化物の2倍のカロリーを含む）、多量の飽和脂肪（飽和脂肪酸を含む脂肪）は血中コレステロール値を上昇させ、心臓病のリスクを高めます。かわりに、脂の多い魚や、アボカド、無塩のナッツ類やシード類などの不飽和脂肪（不飽和脂肪酸を含む脂肪）を多く含む食品を食べるようにすると、コレステロール値を下げることができます。脂質については、最終項の"その他のリスク要因"を参照してください。

7　加糖食品や加糖飲料を避ける

　糖分の加えられた食品や飲料を控えることで、体重のコントロールができ、歯も健康になります。いわゆる甘い物だけでなく、インスタント食品の多くに添加されている糖分にも注意しましょう。

8　水やその他の水分をたっぷり飲む

　イギリスのガイドラインでは、毎日およそ1.2ℓの水分（水が理想的）を摂取することが推奨されています。よく運動する人は、それ以上の量が必要です。

9　ヘルシーな食べ物を楽しむ

　ヘルシーな食べ物は、楽しくておいしいものなのです。この本のレシピがその証拠です！

DASHダイエットと地中海式ダイエット

　血圧を下げる"DASH"ダイエットと、心臓病のリスクを下げる"地中海式"ダイエットについて、どこかで読んだことのある方もいるでしょう。これらのダイエットの効果を裏付ける興味深い証拠があります。それは、果物や野菜や全粒穀物を多くとるなど、この本で勧めているヘルシーでバランスのよい食事の原則と、それらのダイエットがよく似た内容だということです。さらにDASHダイエットは、塩分を控え、毎日低脂肪の乳製品を食べることにも重点を置いています。また地中海式ダイエットは、食用油としておもにオリーブ油（不飽和脂肪）を使用し、適量のワインも勧めています。

　医師や看護師に勧められていないかぎり、血圧を下げるために特定のダイエット計画にしたがう必要はありません。血圧を下げるのに役立つ食習慣と生活習慣の改善とは、おもに次のようなものです。

- 塩分を控える（1日6g未満）
- 果物と野菜を多く食べる（5ポーション以上）
- 必要ならば体重を減らす
- よく運動する（週5回、30分の運動を目標に）
- アルコールは適量に（飲む場合は）

サプリメントは必要？

　ヘルシーでバランスのよい食事をしていれば、ほとんどの人は必要なビタミンやミネラルや、その他の栄養素を摂取することができます。現在のところ、ビタミンやミネラルやハーブのサプリメントが血圧を下げるのに有効であるという証拠はありません。降圧薬を服用していて、サプリメントも併用しようとする場合は、まず医師に相談しましょう。サプリメントによっては、体内で薬と望ましくない相互作用を生じる可能性があるためです。

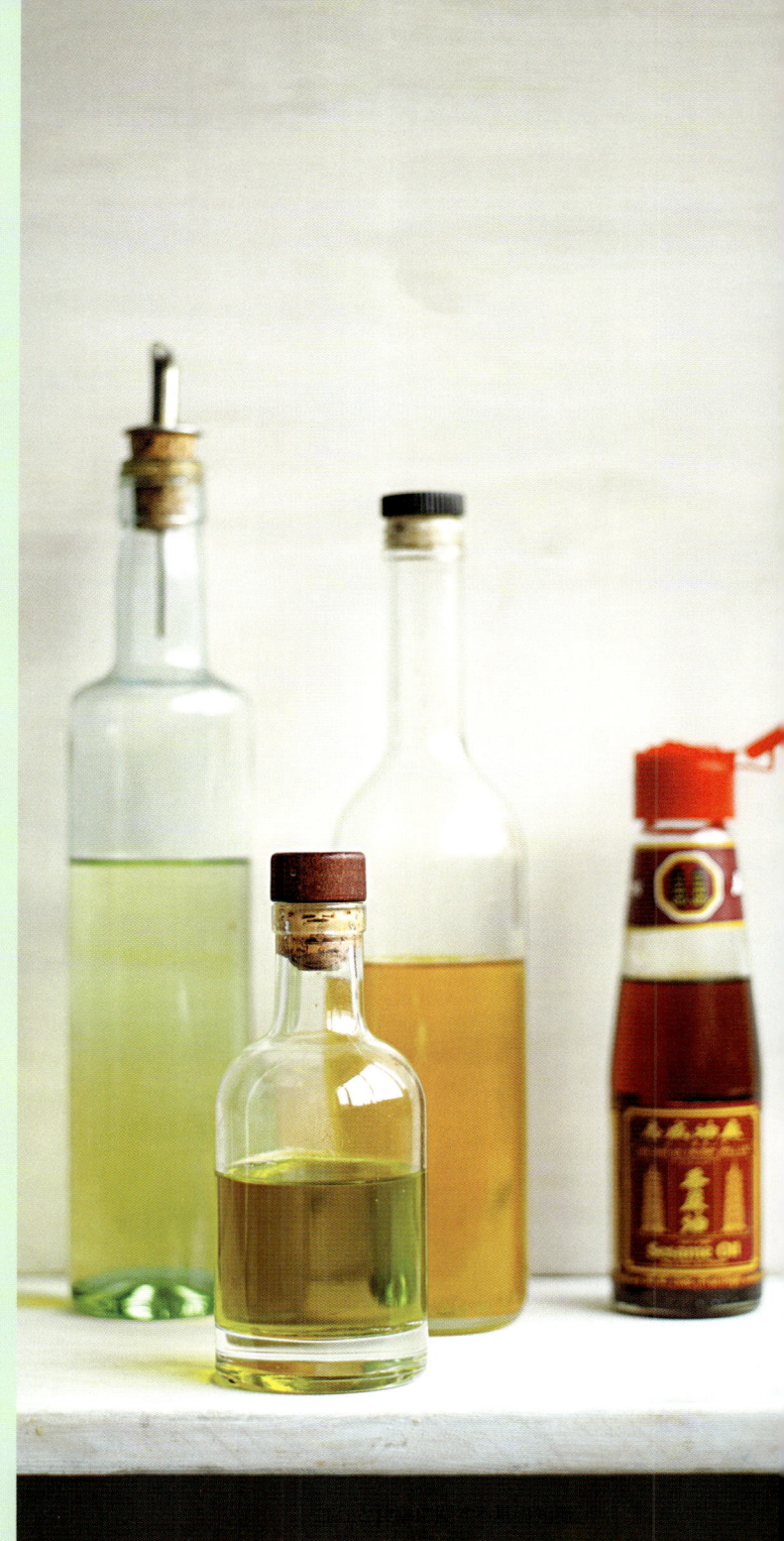

塩分を控える

イギリスでは、大半の人が塩分をとりすぎています。成人の場合、1日6g未満におさえる必要があります。

高血圧の人にとって、塩分を控えることは血圧を下げるための最善の手段です。血圧が正常な人にとっても、減塩は年をとってから高血圧にならないための効果的な予防手段です。減塩は、家族全員のために重要なのです。

塩分と血圧

高血圧の人もそうでない人も、減塩によって血圧が下がるという点に関しては、医学的に十分な証拠が示されています。

塩分の適正な摂取量は？

イギリス政府は、塩分の摂取量を1日6g未満とするという目標を設定しています。大半の人が1日平均9g以上の塩分をとっているため、これは理想的な目標というよりも、現実的な目標です。より効果的に血圧を下げるためには、塩分摂取量を1日3g以下におさえるべきだとする医療の専門家もいます。

高血圧の人が1日の塩分摂取量を3g減らすと、収縮期血圧を3.6～5.6mmHg、拡張期血圧を1.9～3.2mmHg下げることができるという研究結果が示されています。1日6g減らせば、効果は2倍になります。たいした変化ではないように感じられるかもしれませんが、少しでも血圧を下げれば、長い目で見て脳卒中や心臓病のリスクを低減することができるのです。減塩と他の食習慣や生活習慣の改善を組みあわせれば、やがてより大きな違いを感じられるはずです。

"食塩感受性"

減塩は誰にとってもよいことですが、塩分の摂取による血圧への影響をとくに受けやすい人がいるとされています。アフロ・カリブ系の人や、高齢者、高血圧の多い家系の人は、それ以外の人よりも減塩による効果が出やすいとされています。これに当てはまる人は、塩分摂取量を1日6gよりもかなり少なくすることで、血圧をぐっと下げることができます。

塩分を控えるには

イギリス人の食生活でとくに問題なのは、食事中や調理中に加える塩分ではありません。これを控える努力は大切ですが、より大きな問題は、わたしたちが摂取している**塩分の約75%は、購入する食材にすでに含まれている**ということなのです。

摂取する塩分を正確に算出することは難しく、時間もかかります。食品の重さをすべて計り、それぞれに含有されている塩分量を計算しなければなりません。もっとかんたんに減塩することができる便利な方法があります。

1　塩分を非常に多く含む食品を避ける

以下にあげる食品は、あきらかに塩分を多く含んでいます。

- エビ、アンチョビ、スモークまたは塩漬けされた魚
- ハム、ベーコン、缶詰肉など、スモークまたは加工された肉
- 固形ストックや顆粒のグレービーソース
- オリーブ
- しょうゆ
- ポテトチップスや、塩味やローストされたナッツなどのスナック
- 酵母エキス

これらの食品が好きな人は、完全に断つ必要はありません。たまに楽しむ程度に控え、その日は他の食べ物を低塩食にすればいいのです。または少量にとどめたり、なるべく塩分の少ない種類のものをさがしたりしましょう。

2　"隠れた塩分"に注意

1日6gという量は多く感じられるかもしれませんが、食品には驚くほどたくさんの塩分が"隠れて"いて、すぐに1日6gを超えてしまうのです。1つの問題は、以下のように、塩分が多くてもとくに塩辛い味がしないものがあるということです。

- パン、ビスケットなどのベーカリー製品
- ある種の朝食用シリアル
- サンドウィッチ、寿司、ドレッシングのかかったサラダなどの昼食用パック
- ペストソース、パスタソース、料理用ソース

表2　日常的な食品や飲料に"隠れた"塩分

	ポーションサイズ	ポーションあたりの食塩量(g)
全粒粉パン	中1枚	0.5g
ダイジェスティブ・ビスケット	2枚	0.5g
クランペット	1個	1g
シナモンとレーズンのベーグル	1個	0.8g
キャロットケーキ	1切れ(約25g)	0.25g
ブランフレーク	普通サイズのボウル1杯(50g)	0.65g
オーガニックのクリスピーライスシリアル	普通サイズのボウル1杯(30g)	0.5g
トマトケチャップ	大さじ1杯(15㎖)	0.5g
低塩・低糖ベイクドビーンズ	小1缶(200g)	1.1g
ミディアムチェダーチーズ	小1切れ(30g)	0.5g
インスタントのホットチョコレート	小袋1個	0.3g

- ピッツァなどの加工済み食品
- チーズ(とくにフェタ、エダム、パルメザン、ブルー、プロセスチーズ)
- テーブルソース、ピクルス、サラダドレッシング
- ある種のスープ(フレッシュスープ、缶詰や紙パック入りのスープ)
- 麺類やホットチョコレートなどの、インスタント食品や飲料
- いくつかの銘柄のベイクドビーンズ

低塩分	100g中0.3g以下
中塩分	100g中0.3g～1.5g
高塩分	100g中1.5g以上

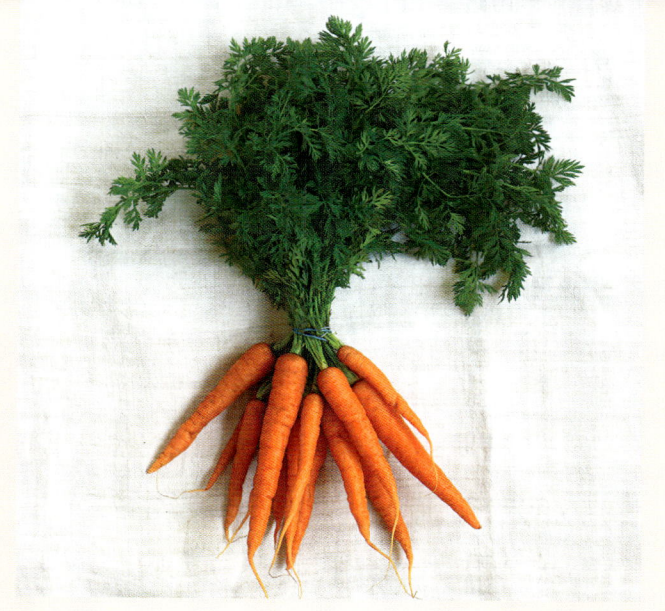

● 中華料理やインド料理などのテイクアウト食品

表2に、日常的に食べる食品にどれだけの塩分が"隠れて"いるかを示してあります。くりかえしますが、これらの食品をすべて断つ必要はありません。とくにパンやシリアル、チーズは、重要な栄養源です。ただ、それらの食品にも塩分が含まれていることに注意していれば、1日の塩分摂取量を把握しやすくなるのです。

イギリスでは、多くの食品メーカーが、製品に含まれる塩分を少しずつ減らしています。ここで示した数値は、本書出版の時点で、イギリスで販売されている食品の成分表示ラベルやウェブサイトで確認したものです。

3　成分表示を読む

かんたんに減塩できる1つの方法は、食品の成分表示を読み、塩分の少ない食品を選ぶことです。以下の点を参考に、100gあたりの塩分量を確認しましょう。成分表示ラベルのなかには、食塩ではなくナトリウムの量が表示されているものがあります。ナトリウムとは、食塩(塩化ナトリウム)の一部であり、血圧に影響を及ぼすのは、このナトリウムの部分です。ナトリウムは、グルタミン酸ナトリウムや炭酸水素ナトリウムなど、他の成分にも含まれるため、成分表示には食塩ではなくナトリウムの100g中の含有量を示す必要があるのです。

表3　減塩：つねに成分表示をチェックしましょう

これのかわりに…	こちらを選ぶと…	これだけ減塩できます
ペパロニピッツァ　1/2枚	野菜のピッツァ　1/2枚	0.5g
調理加工済みのチキン・ビリヤニ	ヘルシーなチキン・ビリヤニ	2.8g
ポークソーセージのグリル　2本	ポークロインチョップのグリル　1枚(150g)	1.75g
ザリガニとルッコラのサンドウィッチ	ポーチドサーモンのサンドウィッチ	1.1g
スモークサーモン　50g	プレーンなサーモンステーキ　1枚	1.5g
コーンフレーク　ボウル1杯(55g)	小麦のビスケット　2枚	1g
パン粉をまぶした鶏胸肉　1枚	プレーンな皮なし鶏胸肉　1枚	0.3g
オート麦のビスケット　2枚	ライ麦のクリスプブレッド　2枚	0.4g
クランペット　1個	スコッチパンケーキ　1枚	0.65g
エダムチーズ　30g	低脂肪チェダーチーズ　30g	0.3g
トマトケチャップ　大さじ1	低塩トマトケチャップ　大さじ1	0.2g
チーズ&オニオン味のポテトチップス(35g)	ドライフルーツと無塩のナッツ(35g)	0.5g

　100g中の食塩量が成分表示に明記されていない場合、ナトリウム1g＝食塩2.5gとして算出することができます。つまり、ある食品の100g中のナトリウム量が0.5gならば、これに2.5をかけて、100g中に食塩がおよそ1.25g含まれていることがわかります。

　注意すべきなのは、食品100g中の塩分量だけでなく、食べる量も重要であるという点です。ある食品を100g以上食べる場合は、"交通信号表示"（安全性に応じて赤・黄・緑の3色に色分けしたもの）がついていれば、それをチェックしてください（イギリスの場合）。食品基準庁では飽和脂肪、塩分、糖分の100g中の含有量と1人分に含まれる含有量について、推奨基準を定めています。塩分量についての表示が"赤"（多い）である食品は、摂取を避けるか、ごくわずかな量に制限するのが望ましいとされています。

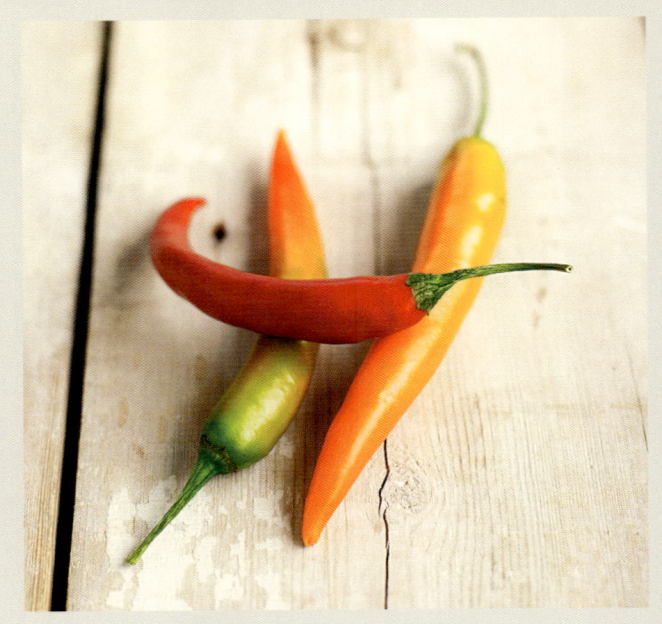

4　塩分の少ない食品を選ぶ

成分表示を見比べて、インスタント食品のかわりに少しでもナチュラルな食品を選ぶことも、効果的な減塩方法です。表3に、選ぶ食べ物を変えるだけで、どれだけ減塩することができるかを示しています。

5　よりナチュラルな食品を食べ、料理に食塩を使わない

加工食品のかわりに、新鮮でナチュラルな食材（塩は除く）を使った手作りの料理を食べることで、塩分をかなり控えることができます。この本のレシピを試してみてください。

このような食事は身体によいだけでなく、はるかにおいしく、満足感も得られます。料理するときには、食塩や塩辛い食材を使わなくても、味をととのえる方法はたくさんあります。たとえば、次のようなものを試してみましょう。

- コショウ、ニンニク、タマネギ、トウガラシ、レモン果汁、生ショウガ、酢、ハーブ、スパイス

ただし、カレー粉やスパイス、ハーブミックスのなかには、塩が加えられているものがあるので、成分表示をチェックして、無塩のものを選びましょう。

6　低塩の味に慣れる

塩辛い食べ物を好むのは、それに慣れてしまっているからです。塩分を控えると、味覚がすぐに適応することに驚くことでしょう。ほんの数週間もすれば、それまで好んでいた塩辛い味が、好きではなくなっていることに気づくかもしれません。

年　齢	上限量
1～3歳	1日2g
4～6歳	1日3g
7～10歳	1日5g
11歳以上	1日6g

キーポイント

- 塩分を控えることで血圧を下げられる
- 塩分摂取量を1日6g未満に――子供はさらに少なく
- "隠れた"塩分に注意する――75％がすでに市販の食品に含まれている
- 成分表示を読む――低塩の食品を選ぶ
- なるべくナチュラルな食品を食べる――加工食品よりも低塩であることが多い
- 低塩の味を楽しむ――味覚はすぐに適応する

7　子供はさらに塩分控えめに

子供が摂取してよい塩分量は、成人よりも少なめです。表4に、子供が1日に摂取してもよい塩分の上限量を年代別に示しています。

1歳未満の乳児は、ほんの少しの塩分しか必要ではありません。乳児の腎臓は1日に1g以上の塩分を許容することができません。乳児の食事については、www.eatwell.gov.uk でよりくわしいアドバイスを得られます。

子供の頃に食べたものが、成人後の食生活を左右するという説には、十分な根拠があります。子供に幼い頃から塩分控えめの食事をさせれば、成人してからも低塩食の味を楽しめるようになるはずです。それによって、将来自分の子供が高血圧になるリスクを低くすることができます。

子供向きの朝食用シリアルやスナックなどの加工食品は、塩分が多いことがしばしばなので、注意しましょう。子供の好きなトマトケチャップやソーセージも、塩分のとりすぎにつながることをおぼえておきましょう。

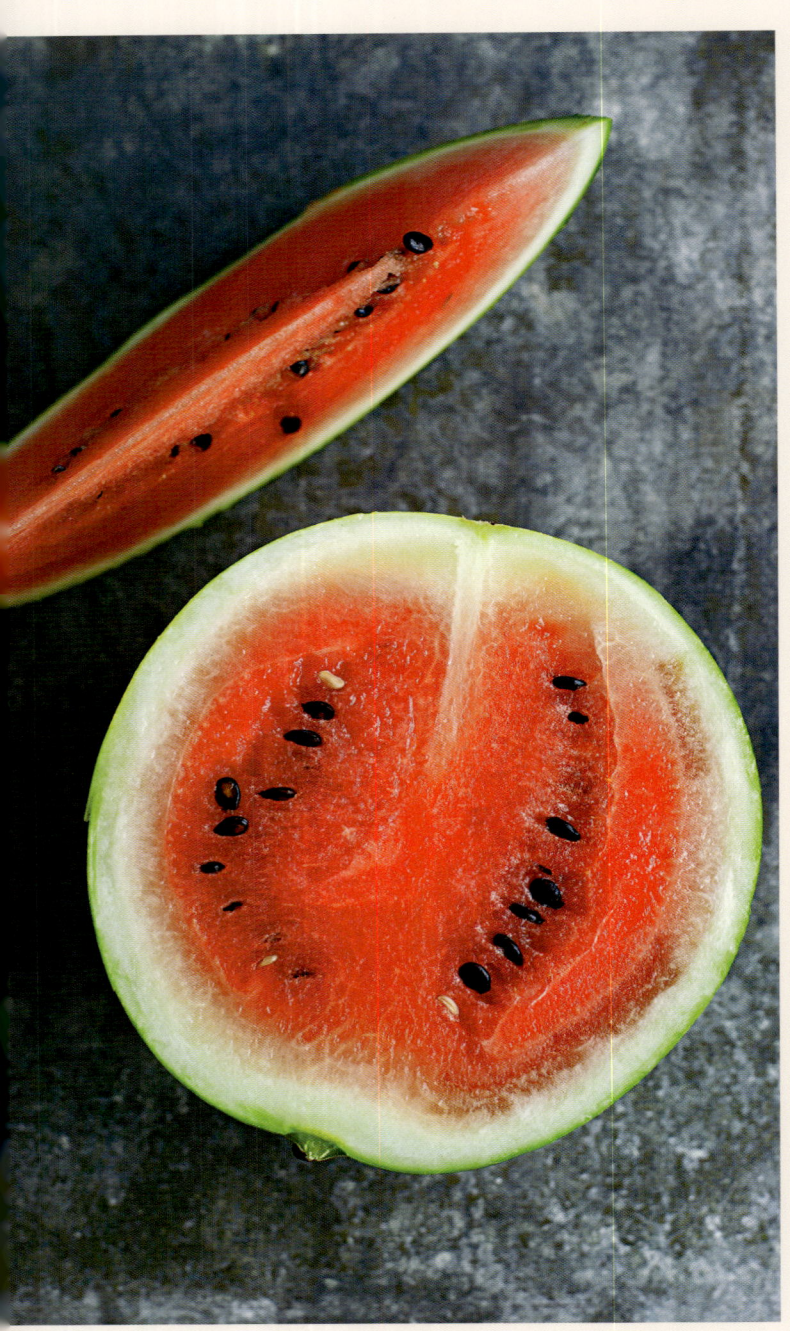

果物と野菜を多く食べる

 私たちは、さまざまな種類の果物や野菜を毎日5ポーション以上食べる必要があります。しかしイギリス人の多くは、1日3ポーション未満しか摂取できていません。

 果物と野菜を多くとらなければならない理由は、たくさんあります。たとえば、1日5ポーション以上を摂取すると、糖尿病や肥満、脳卒中、心臓病、さらにはある種のがんのリスクが低下するとされています。さらに果物や野菜をたくさん食べると、血圧を下げることもできます。体内の塩分を排出する働きをもつミネラルであるカリウムを非常に多く含んでいるためです。1日5ポーション以上の果物と野菜を食べれば、カリウムの必要量を摂取することができます。

 果物と野菜を多くとることで、将来にわたって健康を維持できるだけでなく、現在の体調を整えることもできます。大半の果物や野菜は低脂肪・低カロリーであるため、体重をコントロールすることができます。さらにビタミンやミネラル、食物繊維などの重要な栄養素を多く含むため、果物や野菜を食べる量をふやすと、エネルギーが補給され、日ごとに元気になるはずです。

ブドウ	1つかみ
小型の果物	2個以上（プラム2個、ミカン2個、生のナツメヤシ3個、イチゴ7個など）
中型の果物	1個（リンゴ、オレンジ、バナナ、西洋ナシなど）
大型の果物	½個（アボカド、グレープフルーツ*など）
大型の果物	大1切れ（メロン、パパイヤ、パイナップルなど）
ドライフルーツ	大さじ1杯（レーズンなど）
100％の果物か野菜のジュース、またはスムージー	1杯（150㎖）
野菜か煮たマメ	大さじ山盛り3杯
ミックスサラダ	シリアルボウル1杯
生の中型のトマト	1個 またはチェリートマト 7個
パプリカ	½個

表5 ポーションサイズの例

＊グレープフルーツの果汁は、いくつかの薬の効果に影響を与える場合があります。とくにスタチン剤やカルシウム拮抗薬を服用している人は、安全性を医師に確認してください。その他の果汁は問題ありません。

ポーションとは
　ポーションとは、果物や野菜の芯や皮を除いた可食部分のおよそ80g、あるいは純粋な果汁およそ150mlに相当します。表5に、1ポーションの例を示しています。よりくわしい情報については、5 A DAY運動のウェブサイトを参照してください（www.5aday.nhs.uk）。

なぜ"5 A DAY"なのか？
　20年ほど前、世界保健機関（WHO）が果物と野菜をより多く食べようと呼びかけはじめました。研究によって、健康な人々が1日およそ400g以上の果物や野菜（ジャガイモを除く）を食べていることが解明されたためです。
　果物や野菜の1ポーション（1皿分）はおよそ80gにあたるため、400gは5ポーションとなります。ここから、"5 A DAY"という呼びかけが生まれました。しかし現在では、医療の専門家の多くが、400g以上を摂取する必要があると考えており、これを反映して、健康増進運動の内容を修正している国もあります。

サプリメントには同様の効果があるか
　研究によれば、栄養補給のためのサプリメント（ビタミンやミネラルなど）の摂取には、果物や野菜の摂取と同等の効果はみられないということが、おおむね結論づけられています。果物や野菜には、ビタミンやミネラル、食物繊維などの栄養素が、サプリメントには真似できない絶妙のバランスで含有され、私たちの健康を守ってくれるのです。

5 A DAY：含まれるもの
　果物や野菜ならば、生のものも、冷凍品も、チルドのものも、缶詰も、乾燥品も、すべて含まれます。スープやシチュー、インスタント食品などに入っている果物や野菜も含まれますが、これらには塩分や飽和脂肪（飽和脂肪酸を含む脂肪）、糖分が多いため、避けたほうがよいでしょう。

バラエティーが重要
　果物や野菜は、種類によってさまざまな組みあわせのビタミンやミネラル、抗酸化物質などの栄養素を補給してくれます。そのため、毎日いろいろな種類の果物や野菜を食べるように心がけることが重要です。

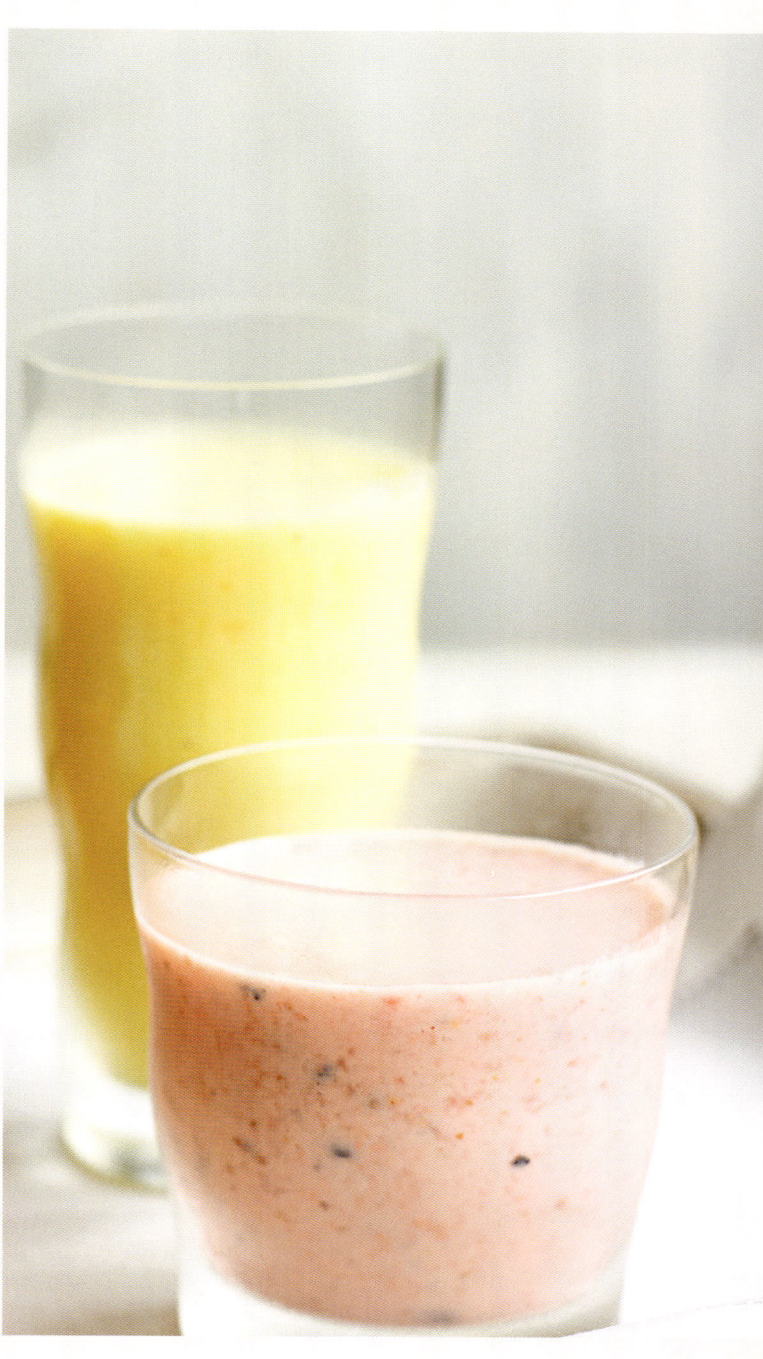

血圧と食事に関する基礎知識

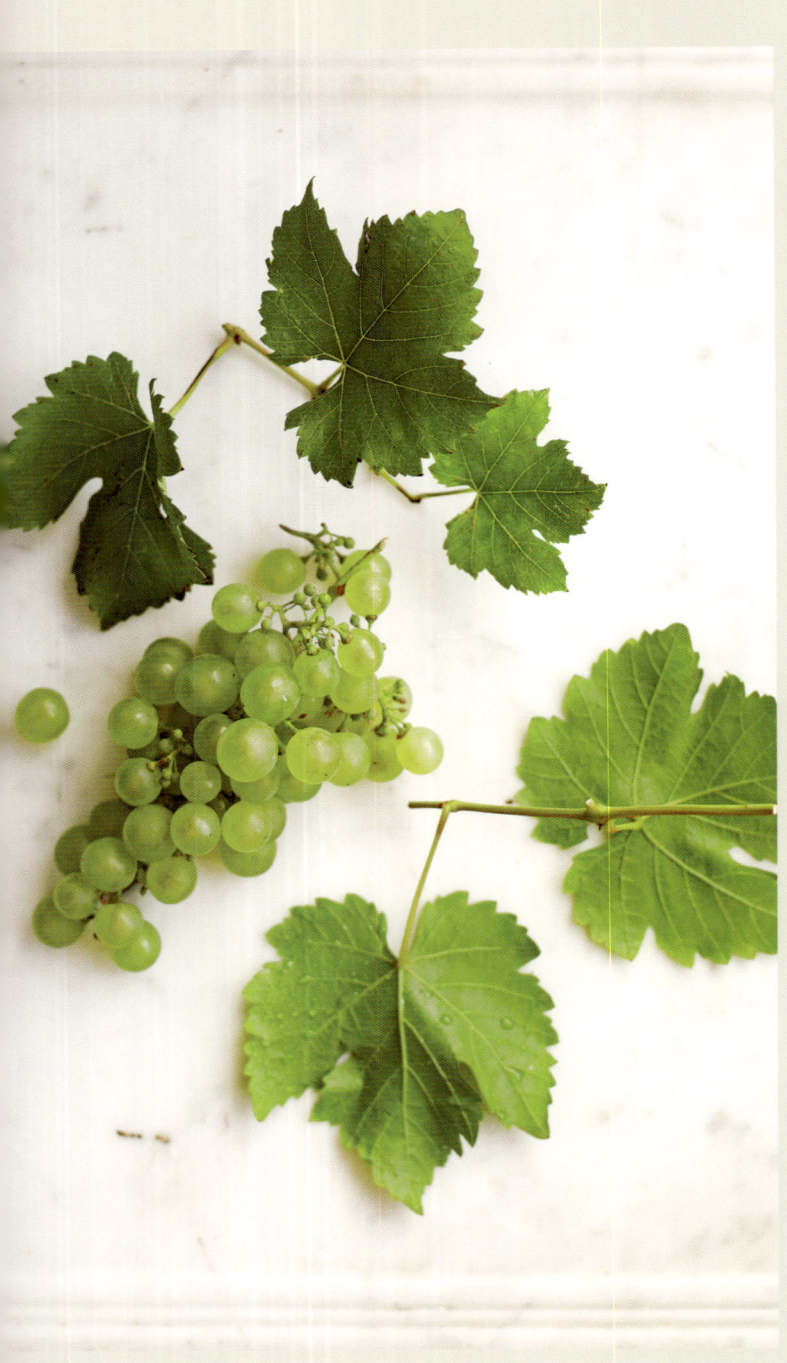

ジュース、スムージー、マメ類

　100％の果物や野菜のジュースやスムージーは、5 A DAYに含まれます。ただし、果物のジュースは、どれだけ飲んだとしても1日1ポーション分にしかカウントできません。果汁は丸のままの果物に比べ、食物繊維などの体にいい栄養素の含有量が少なく、さらに天然の糖分が多く含まれているために歯に悪い場合があるためです。レンズマメやヒヨコマメなどのマメ類も同様です。5 A DAYに含まれますが、1日1ポーションに限られます。ただしマメ類は、ヘルシーでバランスのよい食事には欠かせない、でんぷん質の食品であることも覚えておいてください。

イモ類は含まれない

　ジャガイモや、キャッサバ、ヤムイモなどのでんぷん質の根菜や、プランテンバナナなどは、5 A DAYには含まれません。これらはもちろん野菜なのですが、重要な炭水化物の補給源であるため、でんぷん質の食品に分類されます。

子供ももっと果物と野菜を

　イギリスには、子供にふさわしいポーションサイズについてのガイドラインはとくにありませんが、毎日さまざまな種類の果物や野菜を食べる必要があります。それによって味覚が鍛えられ、成人してからも果物や野菜をたくさん食べるようになり、将来の健康維持につながります。

5 A DAYを達成するコツ

　5 A DAYを達成することは大変そうに思えるかもしれませんが、この健康的な習慣を身につけるのは、驚くほどかんたんなことなのです。食事のたびに1、2ポーションをとり、おやつに生の果物を食べるようにすれば、1日5ポーション以上を楽にとることができます。

果物と野菜をもっと食べるためのアイデア

- シリアルやポリッジに果物を加える——薄切りのバナナやリンゴ、生または冷凍のベリー類など
- 好みの果物と、少量のジュースや低脂肪のヨーグルトをブレンドして、ヘルシーなスムージーに
- おやつには生野菜のスティックに、低脂肪のホムス（ヒヨコマメのディップ）をつけて
- 昼食のサンドウィッチにはレタスとトマトをプラス

- シチューやキャセロールには野菜やレンズマメなどのマメ類を加えて
- 野菜たっぷりの新鮮なスープや炒め物を

果物と野菜の力を最大限に引きだす

果物と野菜の力を最大限に引きだすには：
- なるべくナチュラルな果物や野菜を食べる──野菜カレーや缶詰の果物、調味済み野菜などのインスタント食品は、多量の塩分や脂肪、砂糖が添加されていることが多い
- 地元産の旬の新鮮な果物と野菜を買う──ビタミンの含有量が多い
- 毎日さまざまな色の果物や野菜を食べ、なるべく幅広く栄養を摂取する
- 缶詰や冷凍の果物や野菜を買うときには、糖分や塩分が無添加のものを選ぶ

野菜の調理法

　野菜は、調理の方法によって料理に含まれるビタミンや塩分、脂質、カロリーの量が左右されます。ビタミンをのがさず、野菜をヘルシーに摂取するためのコツをいくつか紹介します。
- 野菜はできるだけ蒸して食べる
- 加熱する直前に野菜を切る──水にさらしたままにしない
- 野菜を加熱したら、できるだけ早く食べる
- 野菜を茹でるときは、大きめに切り、なるべく少量の水でさっと茹でる
- 野菜を炒めたり焼いたりするときは、油を使わないか、不飽和脂肪酸の多い油（オリーブ油など）をほんの少しだけ使う──野菜は加熱時に脂質を吸収する
- 調理中や食事の際に、野菜に塩を加えない──かわりにコショウやハーブを使う

キーポイント
- 果物と野菜を多く食べると、血圧を下げることができる
- 果物と野菜は、さまざまな病気の予防を助ける
- 1日に5ポーション以上を摂取する──なるべく多くの種類や色のものを

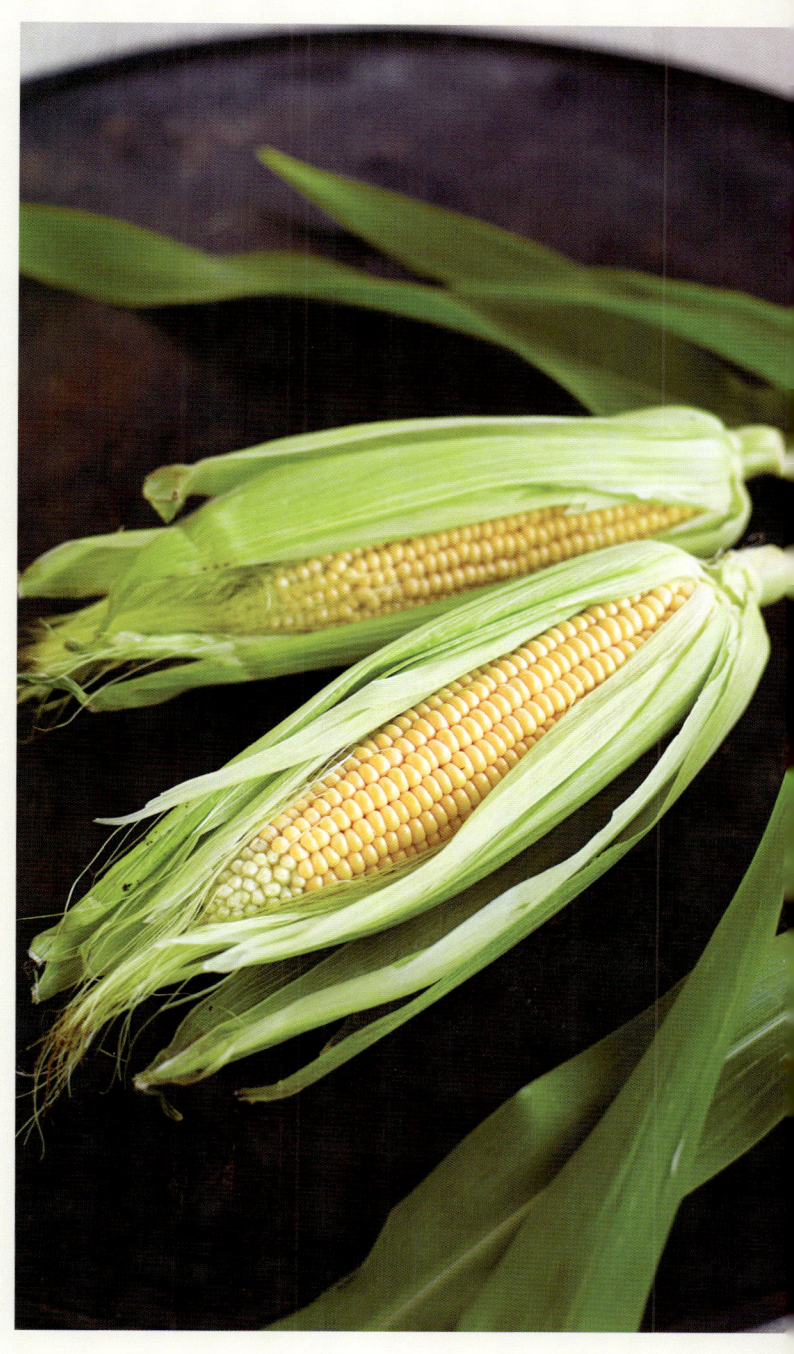

血圧と食事に関する基礎知識

健康的な体重

イギリスでは、成人の5人に3人が理想的な体重をオーバーしています。太りすぎは心臓に負担をかけ、血圧の上昇につながります。必要に応じて減量することは、血圧を下げるための有効な手段であり、その他にも健康によい効果をもたらします。

体重を減らすことは、それほどかんたんなことではありません。手っ取り早く痩せられる方法を謳うダイエット関連の産業は巨大化しています。しかし、流行のダイエット法は、一時的に効果があっても、元の食生活に戻ったとたんに、体重も元通りになってしまうことがほとんどです。

体重を落とし、それを維持するためには、食事の内容を少しずつ段階的に変えていき、それを一生つづけることと、なるべくよく運動することが肝心なのです。

痩せる必要はあるか？

健康のために痩せることが必要かどうかわからない人は、腹囲と、ボディマス指数（BMI）の値が、便利な目安となります。

腹　囲

腹囲とは、おなかまわりにどれぐらい脂肪がついているかを測定するもので、この部分に余分な脂肪があると、太りすぎによる健康の問題を抱えやすくなります。

腹囲はメジャーで測ることができます。胴のおへそのあたりの位置にメジャーを巻きます。腹囲が次の値を超えている人は、健康問題を抱えるリスクが高くなります。

- 女性：80cm以上
- 男性：94cm以上

ボディマス指数（BMI）

BMIは身長と体重のつりあいを見るための指標です。算出には、インターネット上にたくさんあるBMI計算ツールが便利です（www.eatwell.gov.ukなど）。または以下の計算式にしたがって算出してください。BMI＝体重(kg)／身長(m)×身長(m)

BMI値の意味は以下のとおりです：

BMIが18.5未満：低体重
BMIが18.5-24.9：標準体重
BMIが25-29.9：標準以上
BMIが30以上：肥満

BMIが25以上の人は、健康問題を抱えるリスクが高くなります。過体重になればなるほど、リスクも高まります。BMIが35以上の人は、体重と健康を管理するための特別なサポートが必要かもしれません。医師や看護師に相談してください。

しかし、BMIは成人用の指数で、さらに万人に適した指標ではありません。たとえば、アスリートなど筋肉がよく発達した人には向いていません。

南アジア出身でイギリスに住んでいる人は、上記の目安よりも低めのBMI値と腹囲を目指すほうがいいでしょう。医師や看護師に相談してみましょう。一般的なイギリス人に比べ、糖尿病や心臓病のリスクが高いためです。

減量の利点

必要に応じて減量することには、たくさんの利点があります。たとえば、以下のような効果があります。

- 血圧が下がる
- 脳卒中、心臓病、ある種のがんのリスクが下がる
- 糖尿病をコントロールできる（あるいは発病のリスクが下がる）
- 腰痛や関節痛が改善する
- 睡眠が改善する
- 気分がよくなる
- 生殖能力が高まる
- 体力がつき、人生を思い切り楽しめる

まずは、なぜ減量をしたいのかを考えてみてください。たとえば、体力をつけたいのか、それとも関節痛を改善して、お孫さんと遊びたいのでしょうか？　減量したい理由を書きだしてみるのもいいアイデアです。続けるのが辛くなったときに、その理由を思い出すことができるでしょう。

減量の方法

太りすぎの人は、長年にわたり、体が消費する量よりも多くのカロリー（エネルギー）を、飲食物から摂取しつづけています。減量するには、これを変えなければなりません。

減量を失敗せずに長く続けるには、食生活に適切で健康的な変化を加える（摂取カロリーを減らす）ことと、運動量を増やす（消費カロリーを増やす）ことが必要です。運動量を増やすことについては、次の項を参照してください。

減量をはじめるためのヒントをいくつか紹介します。

1　現実的な目標を設定する

途中で挫折してしまわないように、達成可能な目標を設定することが重要です。健康管理の専門家によれば、体重の5-10%の減量が現実的な目標だということです。これによって、血圧を下げるなどの、健康によい効果を得ることができます。

2　ゆっくりと

体重をゆっくりと減らしていくと（たとえば週に0.5-1kgずつ）、より減量に成功しやすく、それを維持しやすくなります。急激に体重を落とすと、脂肪よりも筋肉が失われることがあり、健康的な減量法とはいえません。

体脂肪1ポンド（約0.45kg）には、およそ3500kcalが含まれています。1週間に1ポンド減らすには、摂取量を1日500kcal減らすか、消費量を1日500kcal増やすことが必要です（どちらも行うことが理想的）。

食事の内容を少しずつ変えていき、運動量を増やすことで、やがて体重に大きな変化が顕れるでしょう。

3　"ダイエット中"だと思わない

食べ物のことを気にしすぎたり、"ダイエット中"だと意識しすぎたりしないようにしましょう。そのかわりに、ヘルシーでバランスのよい食事をとることを心がけましょう。そうすれば、果物や野菜やでんぷん質の多い全粒穀物を多く食べ、カロリーの高い脂肪や糖分の多い食品を減らすことになり、全体として摂取カロリーを減らすことができます。

減量には、時間と努力が必要とされます。1日ごとになにを食べるかを気にするよりも、数週間や数か月のあいだにどれだけの量を食べるかを考えるほうが大切です。

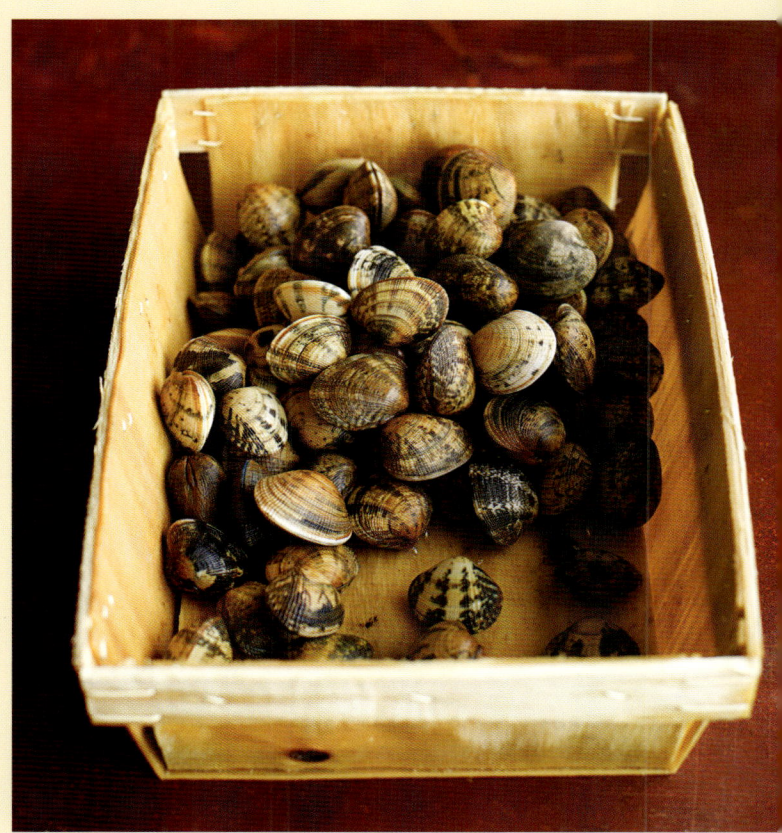

血圧と食事に関する基礎知識　23

4　特定の食品群を除外しない

　人気のダイエット法のなかには、炭水化物（でんぷん質食品）などの特定の食品群全体を避けるものがあります。果物や野菜、でんぷん質の全粒穀物を除外するダイエットは、健康的な減量法とはいえません。すべての種類の必要な栄養素を摂取することができないからです。

　これらの"流行の"ダイエットで痩せることができるのは、たんにそれまでよりも食べる量が減るためです。脂質や糖分を控えたバランスのよい食事をとり、よく運動することによって、はるかに健康的な方法で同じ効果を得ることができるのです。

5　サポートを受ける

　減量するには、食事計画や、ほかの人のサポートがほしいと感じる人もいるでしょう。医師や看護師に相談するのもいい考えです。栄養士や地域の支援団体など、住んでいる地域のなかでどのようなサポートを受けられるか、教えてくれるでしょう。

　民間のダイエットクラブが有効な人もいるでしょう。ですが、目指すべきなのは、食生活を少しずつ継続的に変えることなのです。痩せるだけでなく、その先もずっと体重が戻らないように手助けをしてくれるクラブかどうか、よく確認してください。

　グループに所属するのは気が進まない場合には、やる気を維持する助けとなってくれる情報やツールを提供しているウェブサイトがたくさんあります。

www.nationalobesityforum.org.uk
www.eatwell.gov.uk
www.weightconcern.org.uk
www.bdaweightwise.com
www.weightlossresources.co.uk

小さな変化の積みかさね

　食生活や運動量に少しずつでも変化を加えていけば、その積みかさねによって、数か月後には体重を減らすことができ、その先も維持することができるでしょう。健康的に減量するための変化について、いくつかヒントを紹介します。

食欲をコントロールする

- 朝食を抜かない——研究によれば、朝食をとると健康的な体重を維持できる
- 空腹のあまり食べ過ぎないように、規則的に食事をする
- 満腹感を感じられる食物繊維が多く含まれた全粒粉食品をとる
- メインの食事には、低脂肪の肉や魚、卵、レンズマメなどのマメ類でたんぱく質をとる
- アルコールを飲む人は要注意——空腹感を増し、摂取カロリーもアップする
- 水をたっぷり飲む——喉がかわいていると、空腹と錯覚しやすい

脂質を控える

- 低脂肪牛乳や低脂肪のスプレッドなど、脂質の少ない乳製品を選ぶ
- 肉を調理する前に、余分な脂肪や皮を取りのぞく
- 油で炒めたり、ローストしたりするかわりに、グリルしたり、煮たり、蒸したり、オーブンで焼いたり、油を使わずローストする

その他のカロリーオフ方法

- 食事やおやつの内容を前もって決めておけば、ヘルシーな食品をいつも準備しておける
- 似たような製品があれば、成分表示を比較する——低カロリーのものを選ぶ
- ポーションサイズを小さくする——効果があれば、皿やボウルを小さくする
- 皿に野菜をたくさん盛る——低カロリーでも満腹感を得られる
- 高カロリーのスナックのかわりに生の果物を
- 飲み物も糖分控えめのものを

キーポイント

- 必要に応じて減量することは、血圧の低下に有効
- 減量は、その他にも健康と快適な生活のために多くの効果をもたらす
- 最善の減量法は、食生活を継続的に変え、運動量を増やすこと

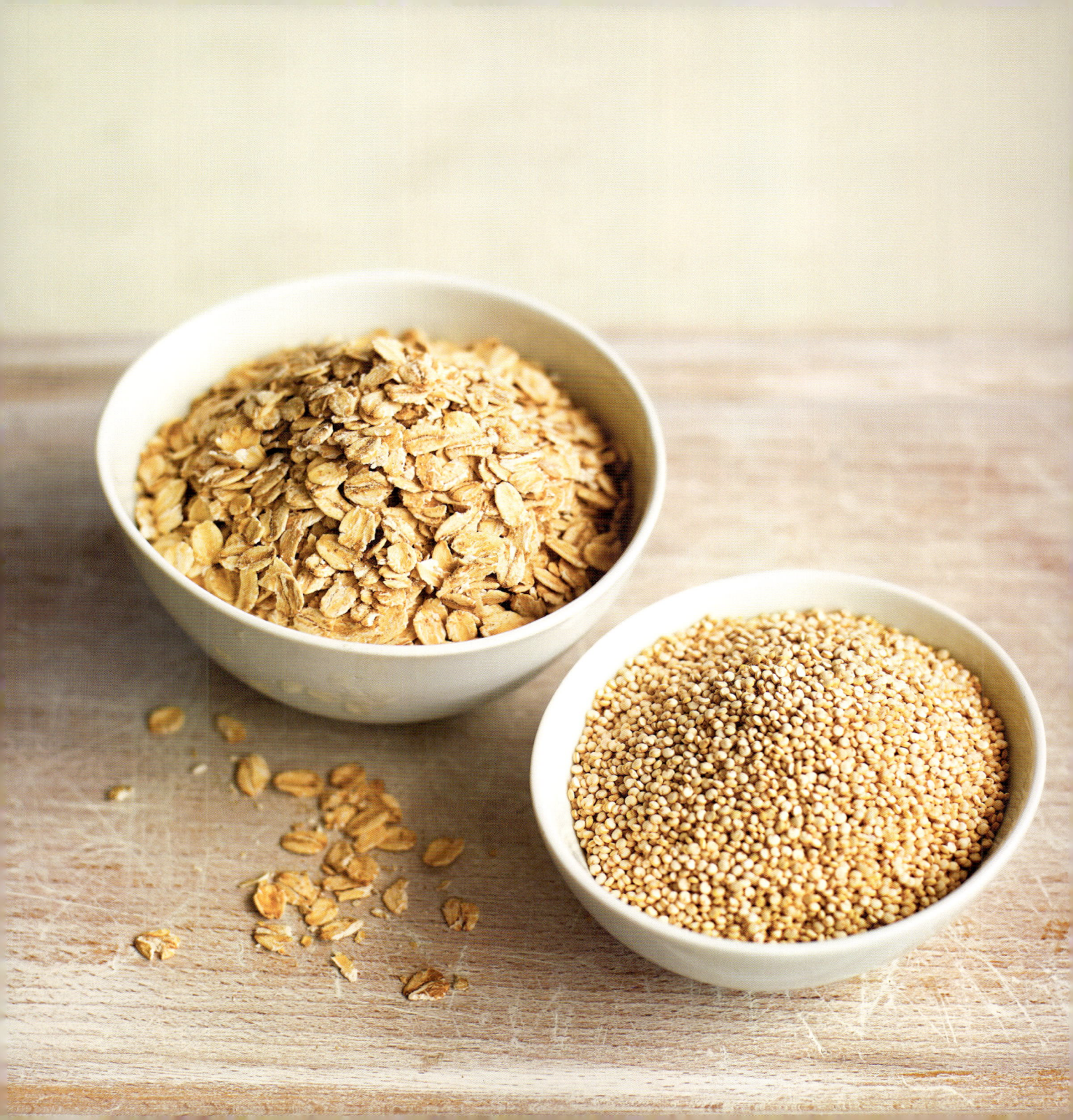

よく運動する

イギリスの成人のほとんどは、運動量が足りていません。運動をせずにいると、健康に深刻な悪影響を及ぼします。

成人でよく運動している人は、早死にのリスクがおそよ30％低く、心臓病や脳卒中、糖尿病、ある種のがんなどの病気の発症リスクが最大50％低くなります。

短期的にも、運動量を増やすことで、血圧を下げ、コレステロール値を改善することができます。また、よく眠れるようになり、体力がつき、ストレスが軽減されて、うつや不安に陥るリスクが低くなります。さらによく運動し、ヘルシーでバランスのよい食事をとることは、体重を落とし、それを維持するための最善の方法です。

活動的なライフスタイルとは

イギリス政府は、成人ならば"週に5回以上"の運動を推奨しています。これは、週に5回以上、"中強度"以上の運動を30分行うことを意味します。中強度の運動とは、体が温まり、少し息があがるほどの運動を指します。

若い人も高齢者も、年齢に関係なく誰もが日々の運動量を増やすことで、体調を改善させ、将来的な病気のリスクを下げることができます。

運動と血圧

運動をすると、一時的に血圧が上昇し、運動をやめると血圧は通常の安静時の値に戻ります。しかし長期的には、運動量を増やすことで、血圧のレベルを全体的に下げることができます。

新しい運動をはじめるときには、それが自分にとって安全であるかどうかチェックするといいでしょう。とくに、運動する習慣のなかった人や、高血圧と診断されたばかりの人には、医師や看護師に相談することをお勧めします。血圧が非常に高い場合(200／110以上)、かならず前もってチェックしましょう。

高血圧の人の場合、急激に血圧を上昇させたり、心臓に負担をかけたりするような運動は避けましょう。たとえば、重量挙げや短距離走やスカッシュなどがこれにあたります。スキューバダイビングやスカイダイビングも危険があります。かならず前もって医師に相談しましょう。

最適な運動とは

ジムでの激しいワークアウトやランニングは、もしも好きでなければ、する必要はありません。それよりも、楽しんで長く続けられる運動を日常生活に取りいれるほうがいいでしょう。たとえば、車通勤をやめて、徒歩か自転車で通ってみてはいかがでしょう。ボウリングやダンス、ガーデニングなどの活動的な趣味をはじめるのもいいでしょう。

30分の運動を、10分程度の時間に分けて行うこともできます。たとえば、1日10分のウォーキングを3回行えば、30分のウォーキング1回と同等の効果があります。少しずつ強度をあげていき、日常生活の一部にしていきましょう。

心臓によいエクササイズ

高血圧は、心臓病のリスク要因となります。したがって高血圧の人は、心臓や血管の状態をよくするタイプのエクササイズを行うことが適当です。たとえば、速歩、ジョギング、ダンス、水泳など、少し息があがる程度の有酸素運動がこれにあたります。

骨によいエクササイズ

骨を守るためには、体重負荷運動を行ってもいいでしょう。若い人の場合、これは骨の密度と強度の維持に役立ちます。高齢者の場合、加齢にともなう骨量の低下を遅らせることができ、骨折のリスクを高める骨粗鬆症の予防につながります。

体重負荷運動には、速歩やスキップ、ダンス、エアロビクス、テニス、ジョギングなど、自分自身の体重を支える運動が含まれます。

高齢者向けの運動

年をとっても活動的でいることが大切です。体の強さや、筋肉の協調性や、バランス感覚を高めるような運動をすれば、体の自由や自立性を保って、日々の用事もこなせます。また、転倒による骨折のリスクも下げられます。

高強度の運動や、急で複雑な動きを必要とする運動に慣れていない人は、怪我をしないように、そのような種類の運動は避けるようにしましょう。

エクササイズと体の自由
介助なしに椅子から立ちあがれない人は、住んでいる地域のなかに、座位のままできるエクササイズの講習がないか、医師や看護師に尋ねてみましょう。そのような運動であれば、無理なく体調を整えることができます。

運動量を増やすには
生活のなかでより多く運動するためのアイデアをいくつか紹介します。

- ゴルフやボウリングなどの活動的な趣味をもつ
- "ジム友達"を見つける——一緒にエクササイズできる友人を見つけることで、より楽しめる
- 日課のなかに散歩を組みこむ——たとえば、昼休みに近所を一周する
- 地元にある"環境にやさしい"ジムを見つけると、運動ができると同時に、環境保護にもつながる——くわしい情報はwww.btcv.org.ukを参照
- ランブラーズ協会のウォーキング・グループに週1回参加する（年齢や能力別にいくつかのグループに分かれている）——くわしい情報はwww.ramblers.org.ukを参照
- 菜園を借りる——ガーデニングはいい運動になる
- ヨガ、太極拳、ピラティスは柔軟性を維持でき、姿勢とバランスをよくしてくれる——ほとんどのスポーツセンターで開講されている
- 家事や階段の上り下りなど、日常生活でする運動もカウントされることを忘れずに

キーポイント
- よく運動することで血圧を下げ、その他の健康問題のリスクを低下させられる
- 週に5日は30分以上の運動をするように心がける
- 体が軽く温まり、少し息が上がるぐらいの中強度の運動を心がける
- 心臓を健康に保つために、有酸素運動を取りいれる
- 若い人も高齢者も、年齢に関係なく運動は大切

アルコール

お酒の飲みすぎは、高血圧やその他の健康問題のリスクを高めます。イギリスでは男性の3人に1人、女性の5人に1人が、お酒を飲みすぎています。これは、以下のような1日の摂取量の上限を超えるお酒を日常的に飲んでいるということです。

- 男性は3-4ユニット
- 女性は2-3ユニット

女性の摂取量の上限が低いのは、体格が小さく、体の組成も男性とは異なるためです。脂肪量が多く、水分が少ないため、アルコールの濃度が高くなりやすいのです。妊娠中や、妊娠を希望している女性は、お酒を飲まないことをお勧めします。

適度な飲酒の効用
私たちの多くにとって、お酒を飲むことは生活の一部であり、飲酒の効用というものもたしかにあります。たとえば、気分を和らげ、リラックスさせる働きがあります。また、適量のお酒（1日1-2ユニット）は、40歳以上の男性と更年期以降の女性に対して、心臓病の予防効果があるともいわれています。しかしこれは、心臓を守るためにお酒を飲むべきだということではありません。ヘルシーな食事と、運動と、禁煙のほうが、はるかに大きな効果をもたらします。

恒常的な飲みすぎのリスク

お酒を飲みすぎると、血圧が上がりやすくなります。適量以上の飲酒を恒常的に続けていると、脳卒中や心臓病や肝臓病などの健康問題を抱えるリスクが高まり、うつや不安などの精神衛生上の問題を抱えるリスクが高くなる可能性もあります。また、口腔がんや乳がんなど、ある種のがんの発症リスクも上昇します。

血圧を健康的なレベルに保ち、将来的な病気のリスクを下げるためには、お酒を飲むときに適量を守ることが大切です。

節酒の効用

お酒による健康問題を抱えている人の大半は、アルコール中毒ではなく、長年にわたり適量以上の飲酒を続けてきた人たちです。その結果、体へのダメージが徐々に蓄積し、長い年月を経て健康問題につながっているのです。

恒常的にお酒を飲み過ぎている人は、節酒によって、さまざまな短期的・長期的効果をあげることができます。たとえば、以下のような効果が期待できます。

- 血圧と脳卒中のリスクが下がる
- ある種のがんやその他の病気のリスクが下がる
- 気分がよくなり、精神的に安定する
- よく眠れるようになる
- 肌の調子がよくなる
- 生殖能力が向上する
- 減量が必要な場合、その助けとなる
- 性生活が充実する──アルコールは男性の一時的な勃起不全の原因となる

ユニット（アルコール量の単位）

よく注意しなければならない点ですが、ワインやラガービールなどの酒類の多くは、以前よりも1杯あたりの量が増え、アルコール度数も高くなっています。このため、自分の飲酒量を少なく見積もってしまいがちになります。表6に、いくつかの酒類に含まれるアルコールのユニット数を示しています。

表6 お酒の種類	ユニット数
ジン（40%）＆トニック1杯	1ユニット
赤、白、ロゼのグラスワイン（13%）175㎖（標準サイズ）	2.3ユニット
ラガービール（4%）1パイント	2.3ユニット
ラガービール（5%）1パイント	2.8ユニット
ビタービール（4%）1パイント	2.3ユニット

現在、酒類の多くには、アルコールの含有ユニット数が表示されています（イギリスの場合）。

ビンジ・ドリンキング

さまざまなメディアで報じられているイギリスの"ビンジ・ドリンキング（暴飲）"文化については、耳にしたことがあるでしょう。ビンジ・ドリンキングとは、1度の飲酒の機会に、酩酊状態になるまで深酒することを指します。

ビンジ・ドリンキングに確固とした定義はありません。ですが、おおまかに言って、1度の飲酒の機会に、女性の場合は6ユニットを超える量、男性の場合は8ユニットを超える量を飲むことを指します。表6に示したいろいろな酒類に含まれるアルコールのユニット数を見れば、いかにかんたんにこの基準を超えてしまうかがわかるでしょう。女性がパブで標準サイズのグラスワイン（175㎖）を3杯飲み、そのワインがアルコール度数の強いもの（13%）であった場合、それだけで6ユニットを超過してしまいます。

ビンジ・ドリンキングがとくに体に悪いのは、短期間に血圧を上昇させ、脳卒中のリスクを高めるためです。普段の飲酒を控えておいて、週1、2回の飲み会で深酒するよりも、つねに適量のユニット数を守りながら飲酒するほうが、ずっと体にはいいのです。そのため、現在イギリス政府は、従来の週単位の摂取量ではなく、1日の最大摂取ユニット数を守ることを推奨しています。

節酒のヒント

お酒の量を減らす必要がある人は、以下のヒントを参考にしてください。

- 週に2、3日は禁酒日をつくる
- 低アルコールビールなど、度数の低い飲み物を選ぶ
- アルコール飲料のかわりに、水や低カロリーのソフトドリンクを飲む
- 白ワインの水割りやソーダ割りなど、アルコールを薄めて飲む
- お酒はゆっくりと飲み、脱水症状を避けるために水をたくさん飲む
- 塩辛いおつまみは避ける──喉が渇き、飲む量が増えてしまう
- 飲みすぎたときは、体を回復させるために48時間は飲酒を控える

自分自身や、友人、家族がお酒の問題を抱えているときは、医師に相談してみましょう。イギリスには、その他にも援助とアドバイスを提供している多くの機関があります。

アルコホーリクス・アノニマス　www.al-anonuk.org.uk
アルコール・コンサーン　www.alcoholconcern.org.uk

キーポイント
- 飲酒は個人の嗜好であり、適度な飲酒は体にもよい
- 女性は1日2-3ユニットまで、男性1日3-4ユニットまでにとどめる
- お酒を飲みすぎると、血圧が上昇し、他の健康問題のリスクも高まる
- ビンジ・ドリンキングは、とくに血圧と健康に悪い

その他のリスク要因

冠動脈性心疾患（CHD）とは、体内の血管が徐々に狭くなることで狭心症や心筋梗塞などを生じる状態を指します。イギリスではもっとも一般的な死因となっています。

高血圧はCHDのおもなリスク要因の1つです。

その他のリスク要因としては、以下のものが知られています。

変えることのできない要因
- 老化
- 性別（若年層では、男性のほうがリスクが高い）
- 家族歴
- 民族（イギリスでは、南アジア系の人々のほうがCHDのリスクが高い）

変えたり、コントロールしたりできる要因
- 高血圧
- 高コレステロール
- 喫煙
- 糖尿病
- 肥満
- 運動不足
- 飲みすぎ

リスク要因が複数あれば、CHDに罹るリスクはずっと高くなります。したがって、高血圧の人は、コレステロール値を正常に保ち、禁煙することが有効であり、本書ですでに述べたように、食習慣や生活習慣を改善することも大切です。

コレステロール

血中のコレステロール濃度が高いと、CHDや脳卒中のリスクが高まります。食習慣や生活習慣は、高コレステロールになるリスクや、その治療に大きな影響を与えます。

コレステロールと心臓病

体内には、複数の種類のコレステロールが存在します。研究によれば、高比重リポタンパク（HDL）と低比重リポタンパク（LDL）の2種類が、心臓病のリスクに関与するおもなコレステロールであるとされています。LDL（"悪玉コレステロール"とも）値が高いと、血管が狭くなり、詰まってしまうために、心臓発作や脳卒中や、その他の合併症を招きます。

HDL（"善玉コレステロール"とも）値が高いと、心臓疾患を防ぐ効果があるとされています。理由はまだ解明されていませんが、欧米人の成人では、HDL値が低いことが心臓病の重大なリスク要因であるとされています。よく運動をすると、HDL値を高める

ことができます。

　血液中には、トリグリセリドと呼ばれる脂肪も含まれています。トリグリセリド値が高く、HDL値が低いと、CHDに罹るリスクが高くなります。おもな原因は肥満です。減量し、よく運動することで、このリスク要因を解消することができます。

健康的なコレステロール値
　自分のコレステロール値が健康的であるかどうかを知るには、血液検査を受けるしかありません。高血圧や、その他の心臓病のリスク要因をもっている場合は、医師や看護師、薬剤師にコレステロール値のチェックを頼むといいでしょう。

　コレステロール値が正常よりやや高めの場合や、高すぎる場合には、医師や看護師に食習慣や生活習慣を変えるよう勧められるかもしれません。コレステロール値を下げる薬を医師から処方されることもあります。

食生活を改善してコレステロール値を下げる
　果物や野菜や、でんぷん質の多い全粒穀物をたっぷり含むバランスのとれた食事は、コレステロール値を正常に保つのに役立ちます。そのほか、運動や、禁煙、健康的な体重の維持、節酒などの生活習慣も非常に重要です。

　そのほか、食事に関することで、コレステロール値を下げるために有効な要素は以下のような点です。

1　飽和脂肪を控える
　レバーや卵など、食品のなかにも、すでにコレステロールが含まれています。しかしより大きな問題は、食事に含まれる飽和脂肪（飽和脂肪酸を含む脂肪）によって体内で生産されるコレステロールです。コレステロール値を下げ、正常に保つためには、飽和脂肪を控えることが非常に重要です。

　動物性脂肪や、ココナッツ、パーム油は、どれも飽和脂肪が豊富です。以下の食品には、一般に飽和脂肪が多く含まれています。
- 脂肪の多い肉
- 加工肉
- バター、ギー（インドの精製バター）、ラード
- 高脂肪の乳製品
- ペストリー、ケーキ、ビスケット
- スナック菓子、チョコレート

　これらの食品を控えることで、飽和脂肪の摂取量を減らすことができます。また、肉についた余分な脂肪や皮を食べないようにすること、高脂肪の乳製品を低脂肪のものに変えることも試してみてください。

成分表示
　食品の成分表示を見比べて、飽和脂肪の少ない製品を選ぶことで、摂取量を減らすことができます。含有量の多い食品を食べる場合は、食べる量をほんの少しにするとよいでしょう。100g中の"飽和脂肪"の量を確認し、以下の基準を参考にしてください。

飽和脂肪量が少ない	100g中1.5g以下
飽和脂肪量が中程度	100g中1.5gを超え5g未満
飽和脂肪量が多い	100g中5g以上

　製品に"交通信号表示"が記載されていれば、それを参考にすると、手軽に飽和脂肪を控えることができます（イギリスの場合）。飽和脂肪の含有量が"赤"の製品は、含有量が高いので避けましょう。

2　不飽和脂肪を食事に取りいれる
　不飽和脂肪（多価不飽和脂肪酸、一価不飽和脂肪酸を含む脂肪）は、コレステロール値を下げ、心臓病のリスクを低下させるのに役立ちます。

　以下の食品には、不飽和脂肪が含まれています。
- 脂の多い魚（p.32を参照）
- アボカド
- ナッツ類とシード類
- ヒマワリ油
- 菜種油とオリーブ油
- 一価または多価不飽和脂肪酸を多く含む油で作ったスプレッド

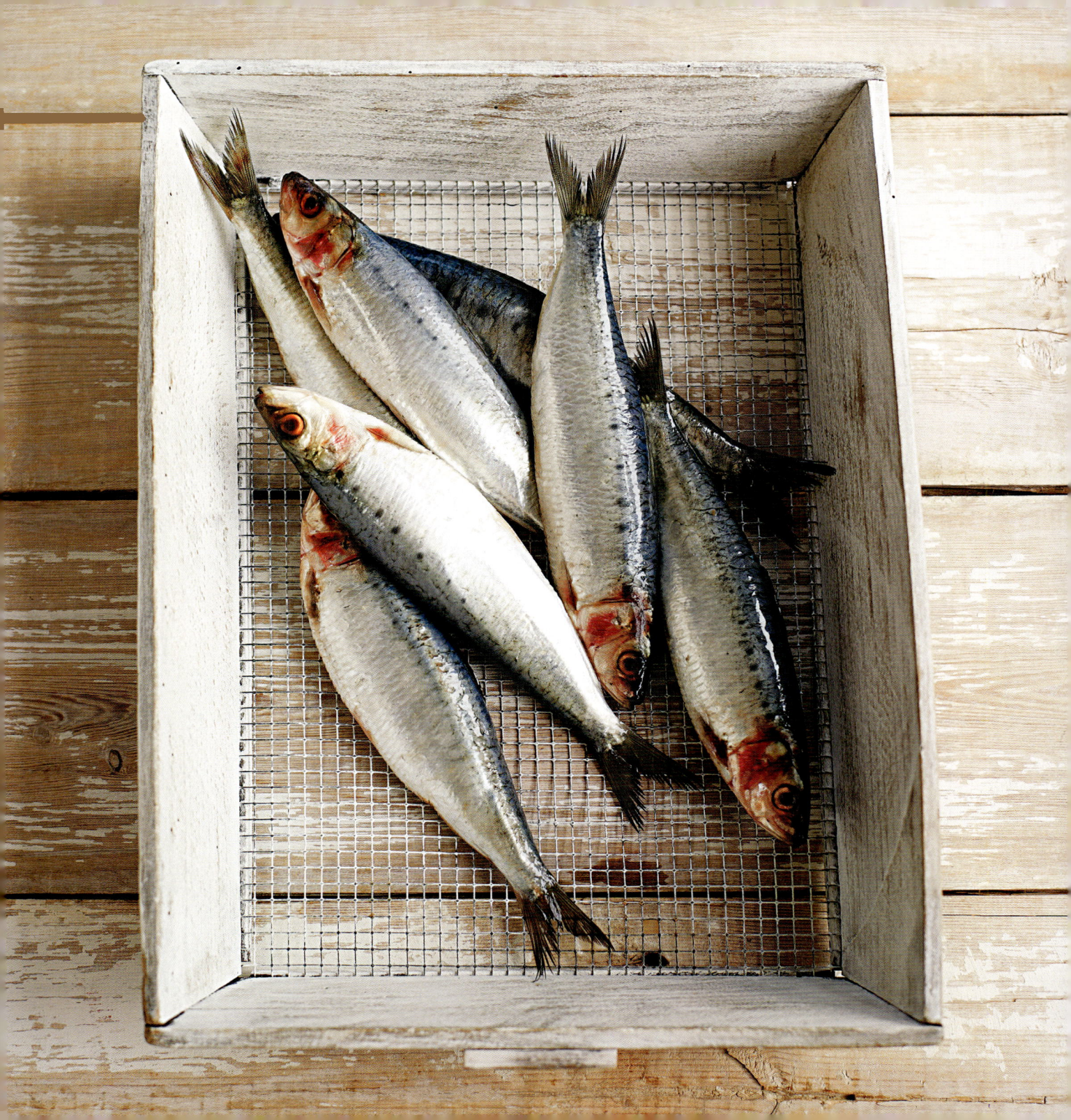

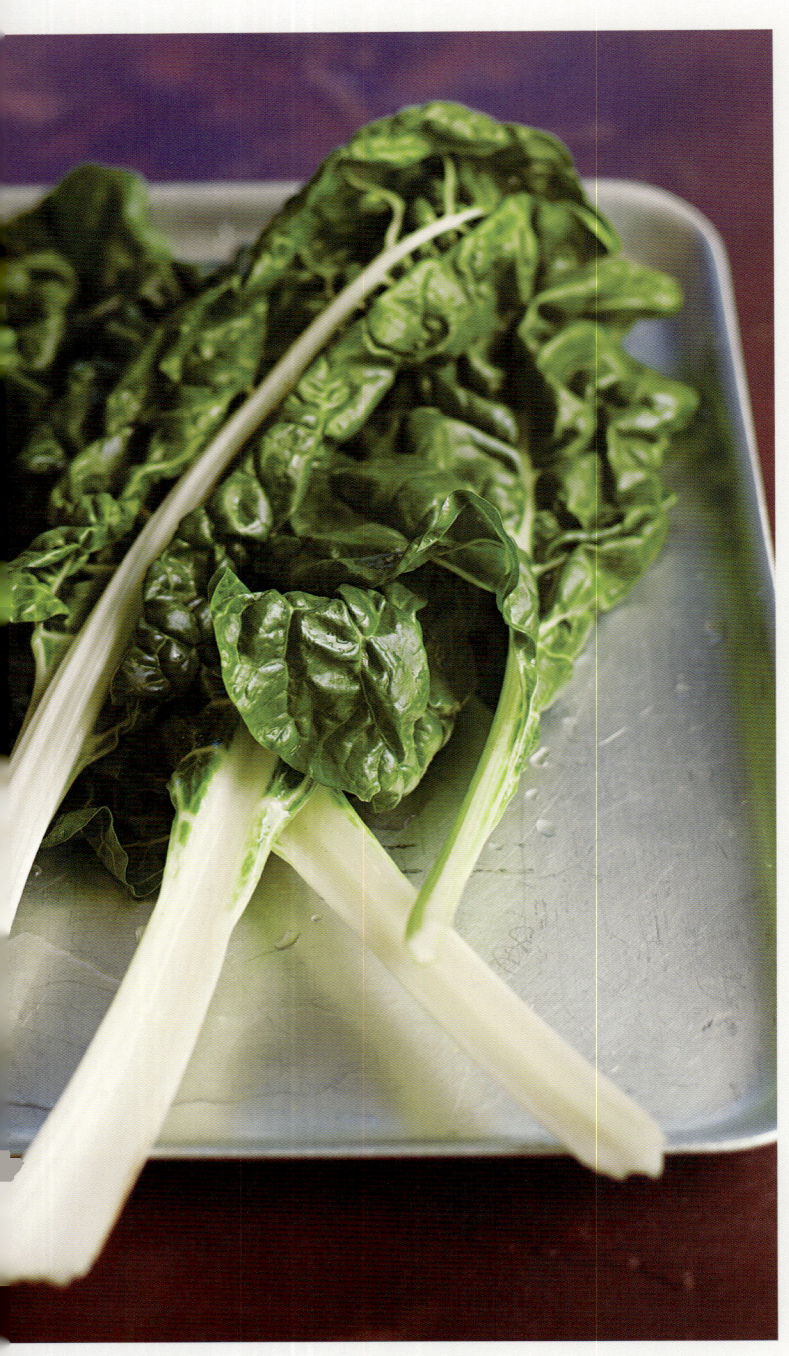

3　脂の多い魚を多く食べる

　脂の多い魚は、不飽和脂肪の一種であるオメガ3系脂肪が非常に豊富で、トリグリセリド値を下げ、心臓病の予防に役立ちます。脂の多い魚には、サケ、マス、サバ、イワシ、ニシンなどが含まれます。週に1ポーションは食べるようにしましょう。

　漁業資源の持続可能性は、重要な環境問題です。なるべく持続可能な方法で収穫された魚を選ぶようにしましょう。くわしい情報は、海洋管理協議会（MSC）のウェブサイトで見ることができます（www.msc.org）。

　魚には汚染物質が蓄積されるため、脂の多い魚を食べる量には制限があります。少年や成人男性、出産の予定のない女性は、週に4ポーションまで食べられます。少女や、妊娠中・授乳中の女性、今後出産の予定がある女性の場合は、週に2ポーションまでにとどめます。イギリスで定められている摂取量の推奨上限値や、脂の多い魚が妊娠中の女性に与える影響については、食品基準庁のウェブサイトでくわしく知ることができます（www.eatwell.gov.uk）。

　研究によれば、亜麻仁油などの植物性油に含まれるオメガ3系脂肪には、脂の多い魚に含まれるものほどの効果が見られないことが示されています。それでも、ヘルシーな食品であることに変わりはなく、魚の脂を避けたいベジタリアンの人にとっては、便利な代替品となるでしょう。

4　水溶性食物繊維の多い食品を食べる

　食事に含まれる水溶性食物繊維は、コレステロール値の低下に役立ちます。水溶性食物繊維は、以下のものなどに含まれます。

- オーツ麦
- レンズマメやインゲンマメなどのマメ類
- ある種の果物や野菜

5　植物ステロールや植物スタノールが添加された製品を選ぶ

　植物ステロールや植物スタノールが加えられた食品を試してみてもいいでしょう。HEART UK（高脂血症を扱うイギリスのチャリティ団体、www.heartuk.org.uk）では、コレステロール値を下げるために、これらの成分が添加されたスプレッドやヨーグルト、牛乳を1日3ポーション摂取することを推奨しています。1日に2-2.5gの植物ステロールか植物スタノールを摂取すると、コレステロール値を10-15%下げる効果があります。

喫煙と心臓病

　CHDによる死のうち、5分の1が喫煙と関係しています。喫煙者は、非喫煙者に比べ、心臓発作のリスクがはるかに高くなります。禁煙は、心臓発作を防ぎ、肺がんなどの他の病気を予防するための最上の手段なのです。

　禁煙するのに、遅すぎるということはありません。禁煙を手助けしてくれるサービスが地域にあるかどうか、医師や看護師に尋ねてみましょう。イギリスには、以下に挙げるとおり、禁煙のための助言と支援を提供する機関が数多くあります。

NHS　スモークフリー：http://smokefree.nhs.uk
Quit（クイット）：www.quit.org.uk
British Heart Foundation（イギリス心臓病支援基金）：www.bhf.org.uk/smoking

　血圧を下げ、将来的に心臓発作や脳卒中などの健康問題を抱えるリスクを低くするために改善するべき点は、以下のようにまとめられます。

- 塩分を控える：1日6g未満に（なるべく少なく）
- 果物と野菜をたくさん食べる：さまざまな種類のものを1日5ポーション以上
- 必要ならば減量する：継続が可能なちょっとした変化を食事に加える
- よく運動する：週に5回以上、30分の運動を心がける
- お酒はほどほどに：女性は1日2-3ユニットまで、男性は1日3-4ユニットまで
- 脂の多い魚を食べる：週に1ポーション以上
- コレステロール値を下げる：飽和脂肪を避け、不飽和脂肪を多くとり、水溶性食物繊維を摂取する
- 煙草を吸う人は：禁煙できるよう、サポートを求める

　小さな1歩が、数か月、数年にわたって積みかさなり、大きな変化へとつながることを忘れないでください。血圧を下げることで、将来的に健康問題を抱えるリスクを劇的に低くすることができるのです。

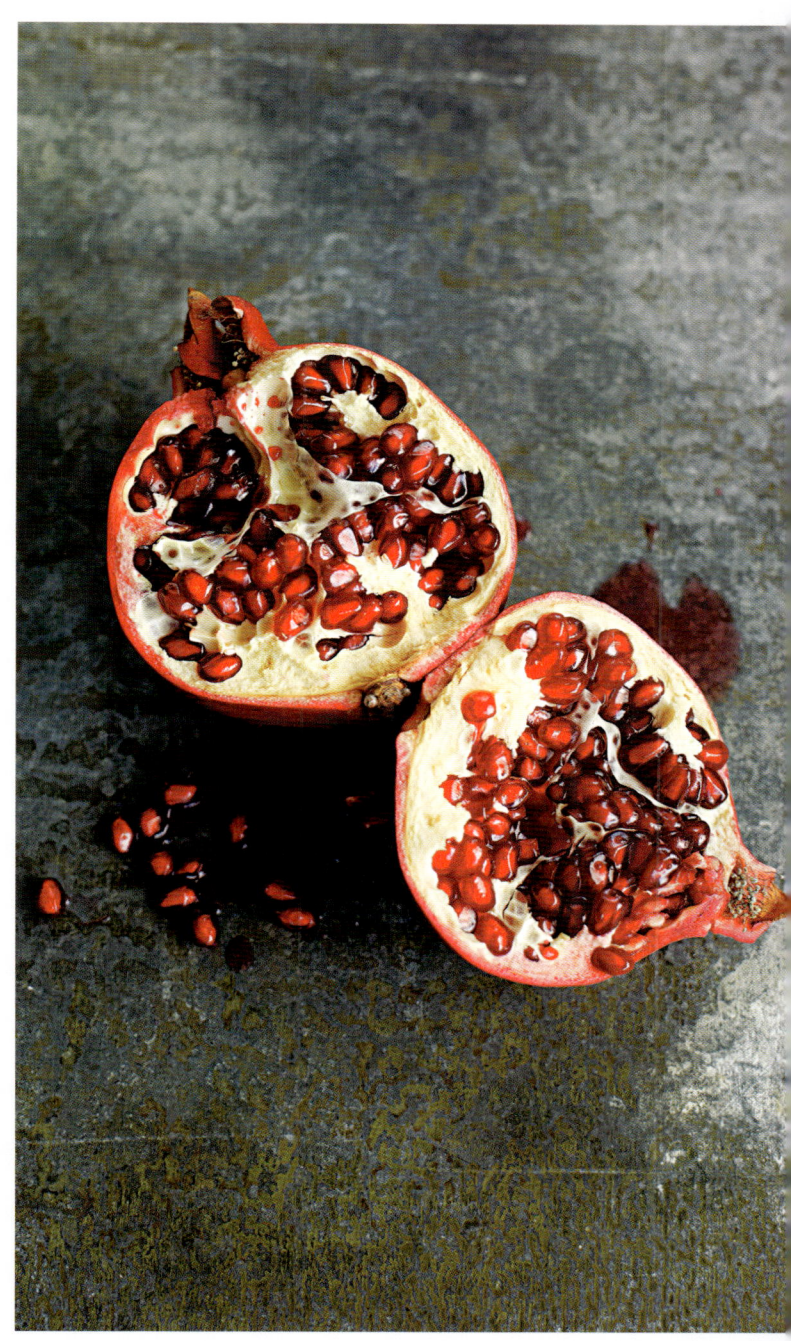

そろえたい調理器具

ここに挙げる調理器具をキッチンにそろえておくと、ヘルシーな料理に役立つだけでなく、かんたんに、失敗なく料理できるようになります。

できるだけ上質な器具を選ぶようにしましょう。使いやすいですし、ずっと長持ちします。

- さまざまなサイズの上質な厚底鍋。一般に、テフロン加工の鍋は、料理に使う油を減らしても食材が焦げつかないのでお勧めです。またフライパンも必要です。ブレゼに適した深底のフライパンで、オーブン対応のものもそろえましょう。
- グリルパンまたはグリル用のグリドル（鉄板）。最近では、調理中に出る油を切ることができる減脂タイプのグリルも市販されています。夏には、炭火焼き用のバーベキューグリルを活用すれば、野菜も肉も、驚くほど風味豊かに焼きあがります。
- ブレゼやシチューに適した厚底のキャセロール鍋か、それに似たふたつきのオーブン対応の鍋。
- テフロン加工の上質な深底の中華鍋。ごく少量の油で炒め物ができる減脂タイプのもの。
- さまざまなサイズのテフロン加工のロースト皿
- テフロン加工の焼き皿と天板
- 小型の蒸し器（または中華料理で使う小型の蒸籠）
- 遠心分離式ジューサーは、私のお気に入りの器具の1つです。果物や野菜の汁を最大限にしぼりとることができ、体にいいビタミンも損なわれません。

ヘルシーな食事のためのヘルシーな調理法

ヘルシーな食習慣を身につけるためには、食材選びと同じぐらい調理法も大切です。

ここに紹介する調理法は、風味や栄養を損なわず、健康にもよいものです。

グリル

グリルは、調理に最低限の油しか使わないため、非常にヘルシーな調理法で、時間もかかりません。

予熱したグリルパンかアウトドア用の炭火焼きグリルを使うと、食欲をそそるスモーキーな風味が出ます。また、コンロの下のグリルを使うこともできます。

焼く前にマリネしたり、オイルウォーター（水と油を混ぜた液体、p.36を参照）をスプレーしたりしておけば、油をほとんど（またはまったく）使わずにグリルすることができます。

ロースト／ドライロースト

ローストは、オーブンの乾熱を利用した調理法です。ロースト用には、なるべく脂肪の少ない肉を用意し、ロースト皿に網をのせ、その上に肉を置くと、調理中に出た脂を切ることができます。

ロースト皿はテフロン加工のものを使い、使う油を最小限にすることをお勧めします。

肉や魚、野菜は、ローストすることでおいしくなるうえ、ビタミンなどの食品中の貴重な栄養素も失われません。

ドライローストは、ナッツやスパイス、シード類の調理に用います。

　ローストするときに、香りを添えるためにハーブを加えることもあります。

ベーキング（オーブン焼き）
　これも、非常に優れたヘルシーな調理法で、小さめの魚の切り身や野菜、果物を焼くのに適しています。調理には、テフロン加工の焼き皿を使うことをお勧めします。

蒸 す
　油を使う必要がないので、低脂肪の料理を作るための、もっともヘルシーでシンプルな調理法の１つです。沸騰させたお湯の上に穴のあいたかごを置き、食材をのせます。お好みで、水に調味料を加え、香りづけをします。蒸し調理は、あらゆる調理法のなかでもっとも栄養素をのがさないため、とくに野菜の調理に向いています。

　最近では、中華料理に使う数段重ねの蒸籠が市販されていて、複数の食材を同時に蒸すのに便利です。

茹でる／ポーチ
　食材を茹でるとき、とくに野菜の場合は、鍋の水を最小限にします（パスタを茹でるとき以外）。それによって、食品の栄養素が水に溶けだして、ビタミンなどの貴重な栄養素が失われるのを防ぐことができます。

　ポーチとは、食材を水やだしのなかで弱火で静かに煮て火を通すことで、魚や鶏肉の調理に適しています。食材が茹で水にしっかりと沈むように、深底の鍋を用意しましょう。沸騰させないように注意します。

ブレゼ（蒸し煮）
　ブレゼとは、肉や鶏肉や魚や野菜に少量の液体を加え、きっちりとふたをして、弱火でゆっくりと蒸し煮する調理法です。おもにオーブンを使用します。

　多くの場合、はじめにコンロで食材をさっと炒めて焼き色をつけ、ワインやストック、ソースを加えて蒸し煮にします。硬い肉の調理に適しています。

炒める
　炒め調理は、手早く効率的で、風味をのがさない調理法ですが、食材を油で焼くため、非常にヘルシーな調理法とはいえません。しかし、テフロン加工のフライパンを使えば、油の使用量を最小限にすることができ、ほどんと（時にはまったく）使わずにすみます。

　私は、炒め物をするときにはオリーブ油や菜種油、ヒマワリ油を使います。不飽和脂肪が豊富で、飽和脂肪が少ないうえ、風味も豊かだからです。焦げつき防止に、クッキングスプレーや、オイルウォーターを使ってもいいでしょう。

　中華風の強火炒めは、かつて東洋の食材や料理への興味が高まった時期に、よく知られるようになりました。手早くでき、油をほとんど（またはまったく）使わないため、食材のみずみずしさと色鮮やかさを失いません。野菜の歯ごたえを残し、肉汁や魚の旨みものがしません。

　強火炒めは、１日５ポーションの野菜の推奨摂取量をとるにはぴったりの調理法です。

　深底のテフロン加工の中華鍋かフライパンを使います。

電子レンジ
　電子レンジ調理は、脂肪分を抑えられる調理法で、とくに野菜に適しています。調理にごくわずかの水分しか必要としないため、栄養素や、色鮮やかさや食感を保つことができます。

ポールからの
アドバイス

　ここでは、塩をほとんど（あるいはまったく）使わないヘルシーな食事によって血圧をコントロールするために、するべきこと、してはいけないことをいくつかご紹介します。

するべきこと

- 調理中や食べるときに塩を加えなくてよいように、ハーブや、タマネギやニンニク（血圧を下げる作用があるとされる）などのスパイスや、レモン果汁、フレーバービネガー、トウガラシ、トマト、果物などで自然な風味を添えましょう。できるだけ生のハーブを使うようにします。乾燥ハーブでもいいですが、料理に使うと"草っぽい"味になってしまうことが多いうえ、ハーブミックスのなかには塩分が添加されているものがあります（成分表示をチェックしましょう）。

- マリネすることで、料理に風味を加えましょう。肉や魚、野菜を、低脂肪のヨーグルトやスパイス、ハーブ、レモンやライムの果汁、フレーバービネガーなどでマリネすると、食材がしっとりとやわらかくなり、風味も増します。

- 低脂肪タイプのスプレッドを料理に使うときは、脂肪率40％以上のものを。

- クリームを使う料理は、低脂肪牛乳で代用し、少量のコーンスターチでソースにとろみをつけます。牛乳やヨーグルト、チーズなどの乳製品は、なるべく低脂肪のものを使いましょう。

- 野菜は、最小限のお湯で塩を加えずに茹でると、自然な風味や栄養素が損なわれません。また蒸し野菜もヘルシーな調理法ですし、ローストやオーブン焼き、炒め物にしてもいいでしょう。どの調理法の場合も、できたてをいただきましょう。

- 缶詰の野菜やマメ類、果物を使う場合は、必ず冷水で洗い、製造の過程で加えられた塩分を取りのぞきましょう。スーパーマーケットでは塩分無添加の製品もよく売られていますから、そちらを選ぶとなおいいでしょう。

- アスパラガスやビーツ、バナナなどの、カリウムを多く含む果物や野菜を多く使うようにしましょう。カリウムが豊富な食べ物や飲み物は、体内のナトリウム（食塩の一部であり、血圧を上昇させる）を排出させる作用があるため、血圧を下げるための重要な要素です。

- 甘い物が食べたいときは、天然の果物の甘味を選ぶようにしましょう。生の果物を食べることが理想ですが、缶詰やドライフルーツでもいいですし、"5 A DAY"にもカウントできます。

- パンやシリアルなど、塩分が含まれていそうにない食品にも、多量の塩が加えられていることが多いので、成分表示を必ずチェックしましょう。精白小麦のパンのかわりに、かならず食物繊維が豊富な全粒粉のパンを選びましょう。

- 肉についた余分な脂肪や、鶏肉の皮は、かならず取りのぞきましょう。

- お気に入りのレシピには、バターや油を使うものが多いでしょう。オリーブ油や菜種油、ヒマワリ油などの不飽和脂肪の多い油や、低脂肪タイプのスプレッドを用いることで、料理に含まれる飽和脂肪を減らすことができます。低脂肪タイプのスプレッドは、料理の味を変えてしまうので、私はあまり多くは使いません。テフロン加工の鍋を使うと、調理に多量の油を使わずにすみます。

- 料理に使う脂肪分を控えるためのもう1つのいい方法は、炒め物やグリル、ローストの際に、オイルウォーターをスプレーすることです。作り方は、スプレー容器のなかに、オリーブ油または菜種油と水を2：1の割合で入れるだけです。この液に、ハーブやスパイスを浸し、風味を添えることもできます。製品として市販されている調理用スプレーもあります。

- 基本的に、塩分をほとんど含まず、ビタミンやミネラルなどの栄養素が豊富な食材や食品を選びましょう。

- 現実には、いつでも一から料理をするのは不可能な場合もあり、調理済みの食品を買わなければならないこともあるでしょう。その場合も、食品の成分表示をきちんとチェックし、よりヘルシーで、塩分や飽和脂肪や糖分が少なく、食物繊維が豊富な食品を選びましょう。たとえば、市販の固形ストックはかなり塩分が高いので、それを使うかわりに、大手のスーパーやデリカテッセンで売っている、袋に入った低塩タイプの液体ストックを買いましょう。あるいは最後の手段として、水の量に対して使う固形ストックの量を通常の半分にしてもいいでしょう。

してはいけないこと

- できるかぎり加工食品は避けましょう。たとえば、果物や魚や、肉や野菜が調理加工され、ソースが添えられたものなどです。これらには、しばしば多量の塩分や糖分や脂肪が添加されています。

- 食品の成分表示を見ずに購入することは避けましょう。表示をチェックすることで、摂取する塩分などの量を劇的に減らすことができます。

- 生野菜の調理がすんだら、空気に触れさせたまま放置しないでください。また、水にさらしたままにしておくと、天然のビタミンが水に溶けだし、失われてしまいます。

- 調理中や食べるときに、果物に砂糖をかけたり、野菜に塩をふったりしないようにしましょう。

- 最近では、ナトリウム量の少ない代用塩が数多く市販されています（カリウムで味を補っているものが多い）。個人的には、味が好きではないので、使うことはお勧めしません。長い目で見れば、はるかにヘルシーな選択肢は、料理に一切塩分を使わないことですが、最初は難しく感じるかもしれません。摂取量を少しずつ減らしていけば、味覚はすぐに慣れ、塩味が恋しくなることはないでしょう。大事なのは、根気よく続けることです。

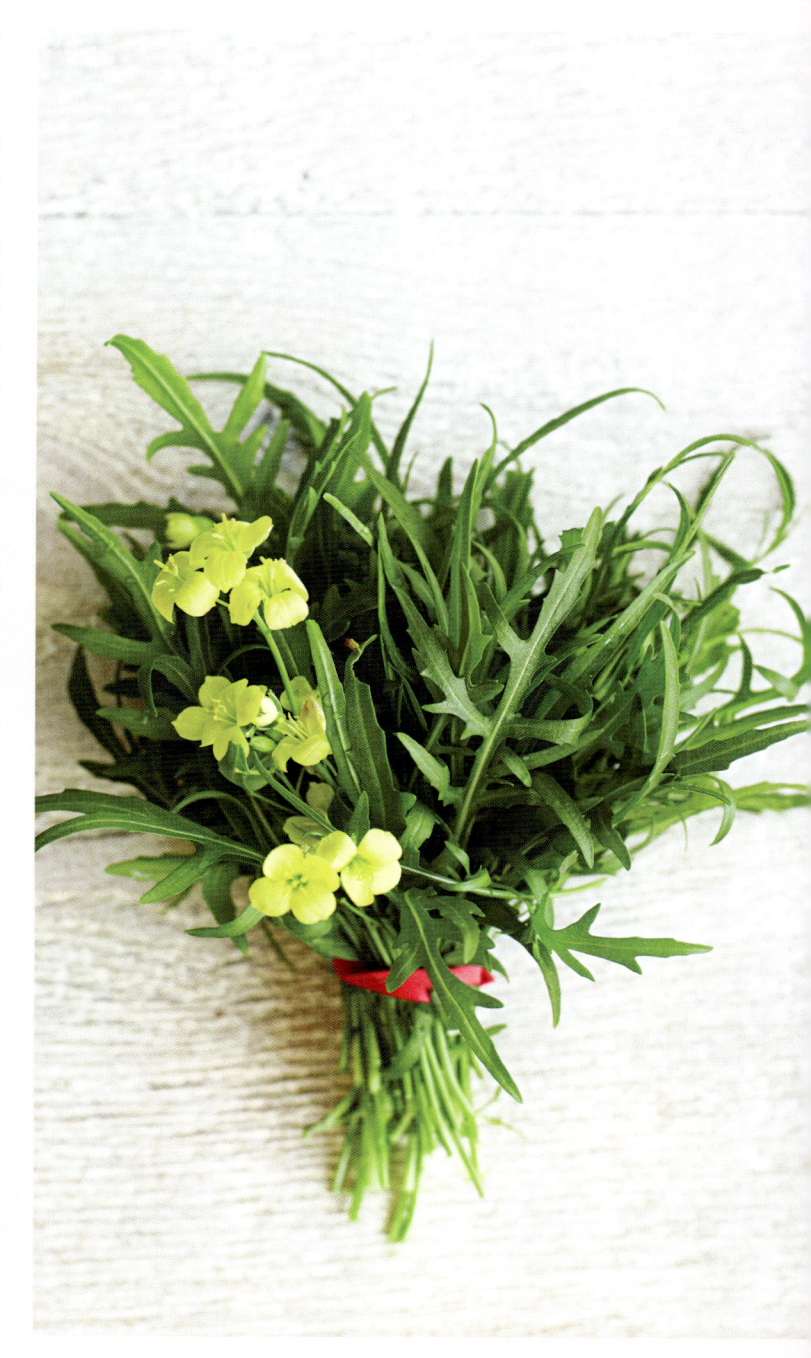

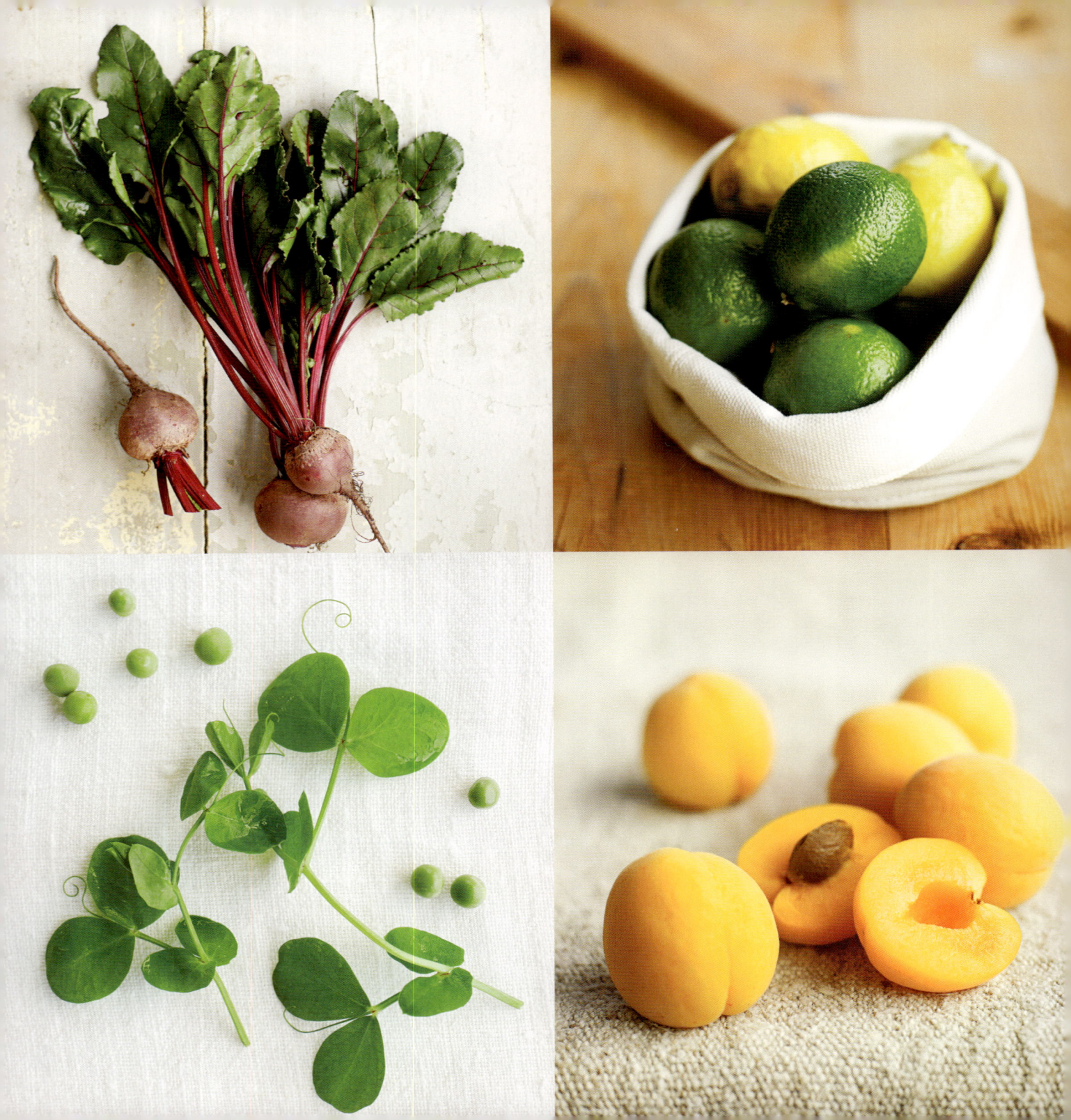

ヘルシーな食材リスト

このリストを参考にすれば、本書の大半のレシピや、それ以外にもたくさんのレシピを作ることができます。

冷蔵庫のなか
低脂肪のナチュラルヨーグルト
低脂肪牛乳
低脂肪のチーズ
低脂肪のサラダドレッシング
低脂肪のマヨネーズ
低脂肪のスプレッド
卵
しぼりたての果物のジュース
脂肪の少ない肉、魚介類
新鮮な低塩ストック各種（袋入りの市販の液体ストック）

果物と野菜
健康を保つには、幅広い種類の果物と野菜を食べることが不可欠です。果物や野菜は、カリウムを豊富に含み、ナトリウムの含有量が少ないものがほとんどです。

アスパラガス
ビーツ
ニンジン
セロリ
ズッキーニ
マッシュルーム
エンドウマメ
インゲンマメ
ジャガイモ
トマト
トウモロコシ
タマネギ
ニンニク
各種のカボチャ
フェンネル
ホウレンソウ
リーキ
バナナ
リンゴ
西洋ナシ
レモン
ライム
オレンジ
パイナップル
ブルーベリー
ネクタリン
モモ
マンゴー
ザクロ
メロン
スイカ
イチジク
赤や黒のベリー類
ルバーブ
プルーン

ハーブとスパイス
生のハーブとスパイスは、脂肪分控えめの料理には欠かせません。マリネに彩りと風味を添え、使う塩の量も減らしてくれます。

生のハーブ
バジル
タラゴン
チャイブ
コリアンダー
ミント
タイム
オレガノ
セージ
イタリアンパセリ
ソレル(スイバ)

コリアンダー(パウダー、シード)
クミン(パウダー、シード)
カルダモン(パウダー・莢)
シナモン(パウダー・スティック)
ナツメグ
トウガラシ(パウダー、生、フレーク)
カレーパウダー(できれば塩分無添加の製品を)
黒コショウ(パウダー、粒)
マスタード(生、パウダー、粒)
サフラン
パプリカパウダー(スイート、スモーク)
ターメリック
ショウガ(生、パウダー)
フェンネルシード
生のレモングラス
バニラ(ビーンズ、エキストラクト、エッセンス)

缶詰、加工食品
　　缶詰や加工食品を買うときには、塩分や糖分が無添加のものを選びましょう。

オイルウォーター(油と水を混ぜた液体)のスプレー
クッキングスプレー
低塩タイプの固形ストック各種
低脂肪のココナッツミルク
トマトピューレ

カットトマト缶
スイートコーン缶
果物の缶詰各種
ハリッサ
クスクス、シリアル各種
乾燥マメ
ドライフルーツ各種
ジュース(クランベリー、トマト、リンゴ、ピーチネクター)
オリーブの塩水漬け
ケイパーの塩水漬け
全粒粉のパスタ
米
フレーバービネガー(シェリー、バルサミコ)
オリーブ油、菜種油、ヒマワリ油
ゴマ油
バニラビーンズ
低糖タイプのジャム各種
タヒニ(練りゴマ)
ハチミツ、糖蜜、メープルシロップ
全粒小麦粉
コーンスターチ
マンゴーチャツネ

ナッツ、シード、穀物
ヘーゼルナッツ
アーモンド(フレーク、パウダー)
カシューナッツ
ピスタチオナッツ
パンプキンシード
ゴマ
サンフラワーシード(ヒマワリの種)

小麦胚芽
ココナッツフレーク
押しオーツ麦

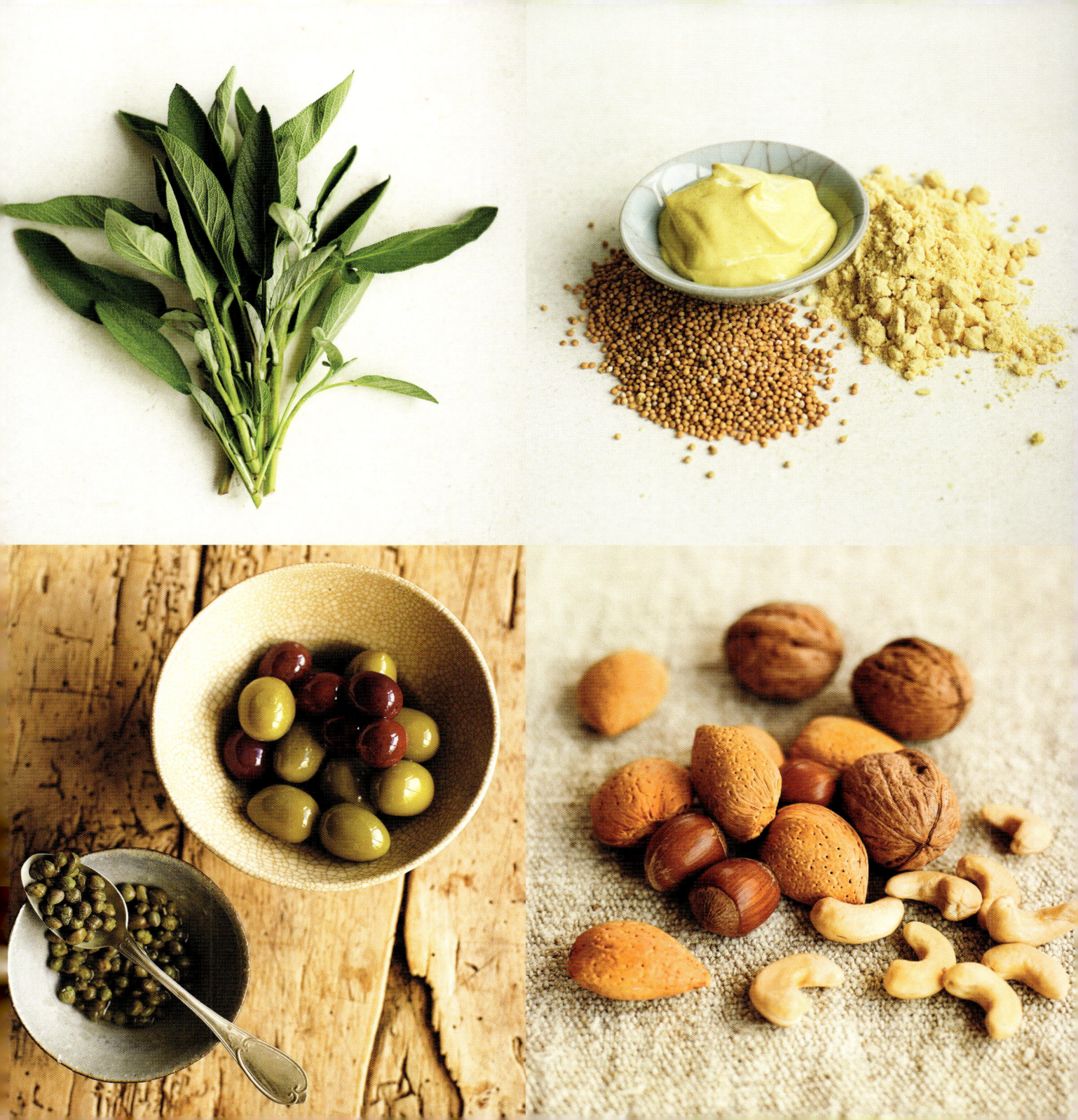

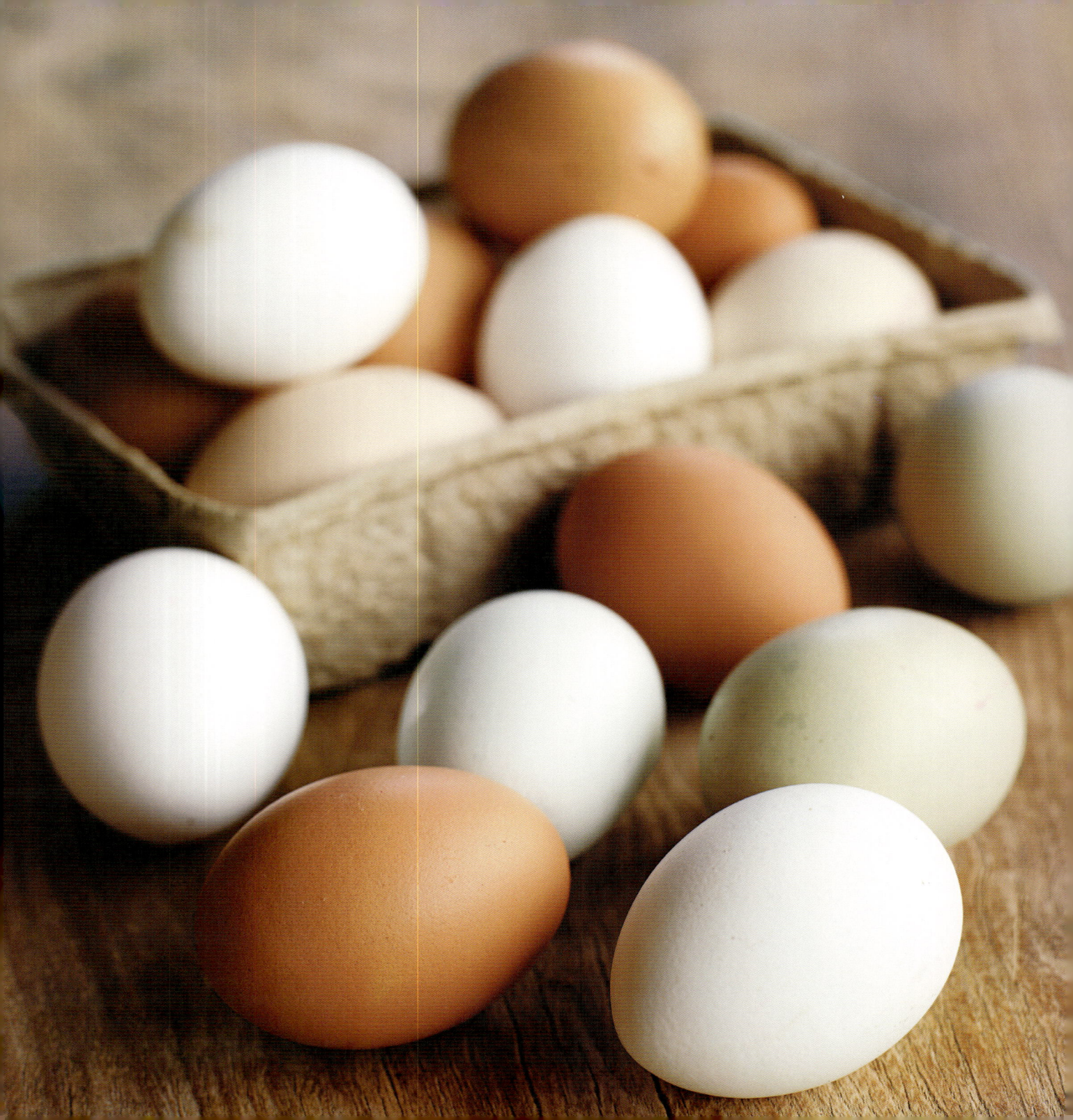

第 1 章

朝食&
ブランチ

ベイクドビーンズのレアビット

ベイクドビーンズ好きの人は多いですよね。そんなあなたのための、朝食用のコンビネーションです。トーストにひと工夫してベイクドビーンズをのせ、その上にチーズたっぷりのレアビットの具をトッピング。トーストは全粒粉パンを厚切りで。最高においしい！

乾燥インゲンマメ............... 400g
　　（1晩水に浸け、水気を切る）
タマネギ .... 1個（みじん切り）
ダークブラウンシュガー ...大さじ1
糖蜜 大さじ1
カットトマト .... 1缶（400g）
トマトピューレ 大さじ2
ニンニク 1片
白ワインビネガー 大さじ1

レアビットの材料
低脂肪牛乳 .... 45㎖
チェダーチーズ 50g
　　　　　　　　　　（すりおろす）
イングリッシュマスタード..小さじ1
卵 .... 大1個（溶く）
パプリカパウダー 1つまみ
全粒粉パン 厚切り4枚
　　　　　　　　　　（トーストする）

4人分

大きな鍋にインゲンマメを入れ、マメの4倍量の水を加えて10分茹でる。弱火にし、半分ふたをして、豆がやわらかくなるまで1時間〜1時間半煮る（事前に準備しておいてもよい）。

オーブンを170℃に予熱する。マメを適当なオーブン対応のキャセロールに入れ、残りの材料を加えて、よくかき混ぜる。ふたをしてオーブンに入れ、マメが濃厚なソースに包まれるまで、オーブンで1時間焼く（必要に応じて少量の水を加える）。

レアビットの具を作る。牛乳とチーズ、マスタードを小鍋に入れて弱火にかけ、チーズを溶かす。溶き卵を加え、かき混ぜながら2分ほど煮つめる。スクランブルエッグにならないように、卵に火を通しすぎない。パプリカで味をととのえる。

トーストにマメを4等分してのせ、レアビットの具をかけて、グリルでこんがりと焼く。黒コショウをふっていただく。

4ポーション：504kcal、たんぱく質33g、脂質9g、飽和脂肪3.7g、炭水化物78g、糖類15.5g、食物繊維20.4g、塩分0.86g、ナトリウム337㎎

ピンクグレープフルーツのグリル シナモン風味

シンプルでおいしい朝食のレシピ。ハチミツの質がよければ、それだけおいしくなります。さらりとしたハチミツはカラメル状になるまえに溶けてしまいがちなので、なるべく粘度の高いタイプのものを選びましょう。ピンクグレープフルーツは、果肉が黄色い品種のものよりも濃い風味があります。

粘度の高いハチミツ
　（アルファルファやクローバーが望ましい）................ 大さじ2
シナモンパウダー 小さじ1
ピンクグレープフルーツ 大2個

4人分

ハチミツとシナモンを弱火で5〜8分熱し、火からおろしてそのまま2時間ほどおき、味をなじませる。

グレープフルーツを横半分に切る。果肉と薄皮のあいだにグレープフルーツナイフ（または小型ナイフ）で切りこみを入れ、薄皮から切りはなす。グレープフルーツがしっかり立つように、底の部分の皮をそれぞれ薄く切りとる。

グリルをごく高温に熱する。グレープフルーツ4切れに、シナモンとハチミツのシロップを等分にかける。グリルが十分に熱くなったら、グレープフルーツの表面が少しカラメル状になるまで4〜5分焼く。少し冷ましてからいただく。

4ポーション：54kcal、たんぱく質0.9g、脂質0.1g、飽和脂肪0g、炭水化物13.2g、糖類12.5g、食物繊維1.3g、塩分0.01g、ナトリウム4㎎

ベイクドポテトと
ポルチーニ茸のオムレツ

ポルチーニ茸は美食キノコで、秋のごちそうですが、生えている場所を知らなければ、なかなか自分で収穫することはできません。乾燥品は手に入りやすいですが、ない場合は、厚切りのハラタケでも代用できます。

生のポルチーニ茸	150g (または乾燥品15g)
オリーブ油	大さじ3
新ジャガイモ	300g (洗って、皮つきのまま薄切りに)
ニンニク	小1片(つぶす)
赤トウガラシ	½本(種をとり、みじん切り)
生のイタリアンパセリ	大さじ2(刻む)
放し飼い鶏の卵	4個
卵白	4個分
挽きたての黒コショウ	

4人分

オーブンを180℃に予熱する。

乾燥ポルチーニ茸を使う場合、小さなボウルに入れ、ぬるま湯に45分浸けて戻す。取りだしてよく水気を切り、ふきんで拭く。生のものを使うときは、薄切りにする。

中型のテフロン加工のフライパンに半量のオリーブ油を熱し、ジャガイモを入れて、中まで火が通り、キツネ色に色づくまで焼く。フライパンから取りだす。

キノコと残りのオリーブ油をフライパンに入れ、キツネ色になるまで炒め、ニンニクとトウガラシを加えてさらに2分焼く。ジャガイモをフライパンに戻し、キノコとパセリとともに炒めあわせる。

1人用の小さなフライパンか浅い耐熱皿を4枚用意し、薄くオリーブ油を塗る。ジャガイモとキノコをそれぞれの皿の底に並べる。

ボウルに卵と卵白を入れ、黒コショウ少々を加えて泡立て器でよく撹拌する。卵を皿に4等分し、オーブンで40〜45分焼く。少し冷ましてからいただく。

4ポーション：244kcal、たんぱく質13g、脂質15g、飽和脂肪3g、炭水化物14g、糖類1.2g、食物繊維1.9g、塩分0.43g、ナトリウム168mg

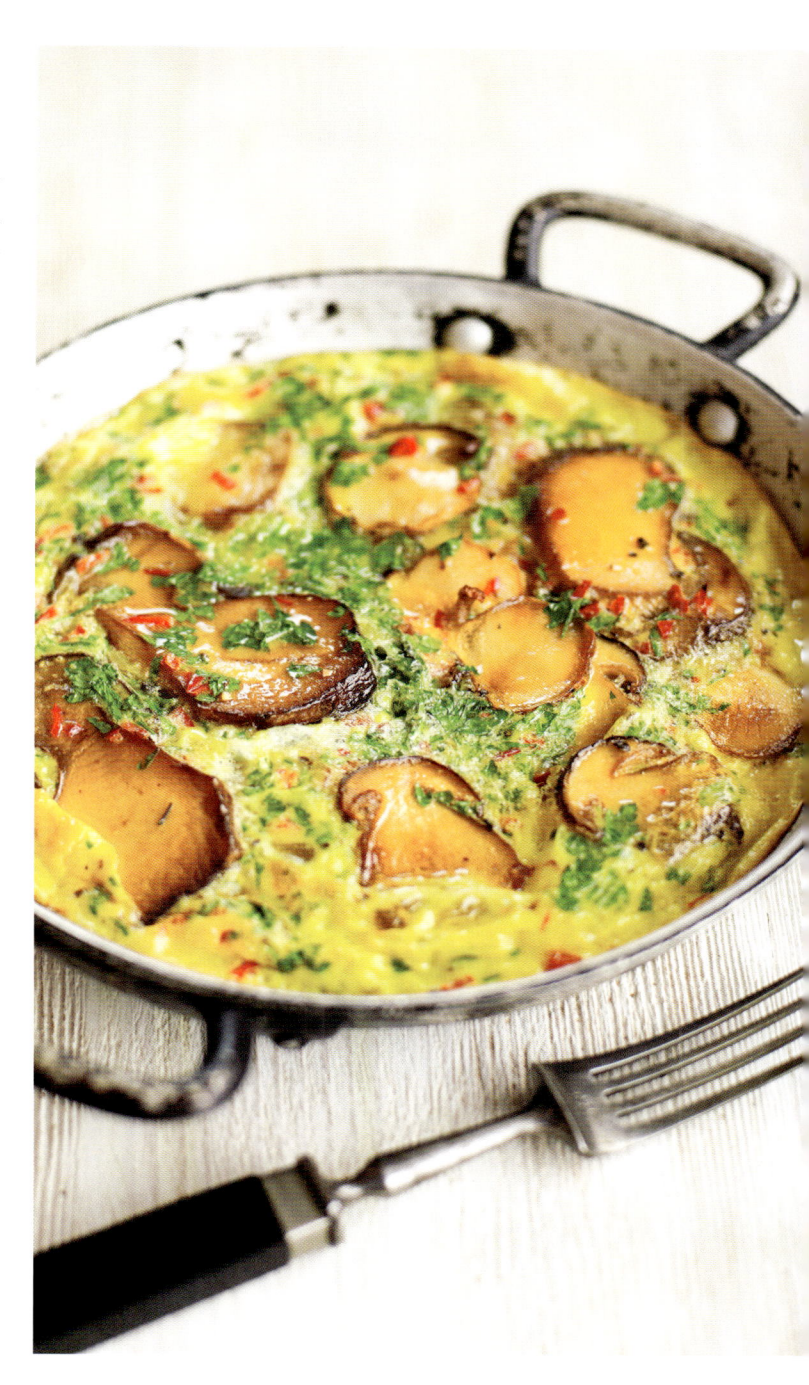

第1章　朝食&ブランチ　45

グラノーラ

このアメリカンスタイルの朝食シリアルは、イギリスでも大人気です。できあがったグラノーラにレーズンを100g加えてもいいですし、私のお気に入りの夏向きバージョンも試してみてください。生の果物やたっぷりのヨーグルトもよく合います。グラノーラは密閉容器で1か月ほど保存できます。

アーモンドフレーク	75g
押しオーツ麦	125g
小麦胚芽	50g
ヒマワリの種	60g
ゴマ	60g
ヒマワリ油	大さじ2
ハチミツまたは糖蜜	大さじ4
ブラウンシュガー	大さじ2
バニラエキストラクト	小さじ1と½
乾燥ココナッツまたはココナッツフレーク	100g

8人分

オーブンを180℃に予熱する。

ボウルにオーツ麦、アーモンド、小麦胚芽、ヒマワリの種、ゴマ、アーモンドフレークを入れて混ぜる。

鍋に油と100mlのぬるま湯を入れて熱し、ハチミツ、ブラウンシュガー、バニラエキストラクトを加え、沸騰する直前に火からおろす。中身をシリアルのボウルに移す。

材料をよくかき混ぜ、大型の天板にのせて薄く伸ばす。天板をオーブンに入れ、均等に焼き目がつくようにときどきかき混ぜながら、15分焼く。ココナッツを加えてよく混ぜ、さらに15分焼く。天板から取りだして冷ます。

4ポーション：646kcal、たんぱく質17g、脂質43g、飽和脂肪10g、炭水化物51g、糖類24.2g、食物繊維9.2g、塩分0.05g、ナトリウム18mg

夏向きのグラノーラ

夏が来ると、私のグラノーラは様変わりします。たわわに実ったイギリス産のベリーを加え、ラベンダーシュガーをふりかけます。

ラベンダーシュガーを作るには、キャスターシュガー大さじ3と、乾燥させたラベンダーの花小さじ1を混ぜあわせ、密閉容器に保管して香りをつけます。2週間ほどおくと理想的ですが、すぐに使ってもかまいません。

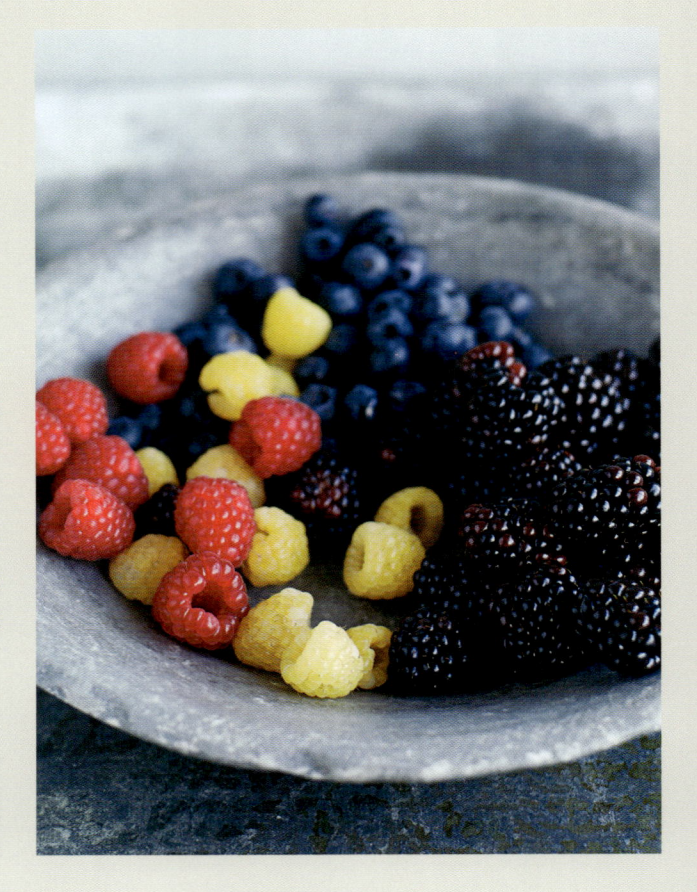

ポピーシードパンケーキ
ショウガ風味の果物とミントシロップ添え

近頃では、パンケーキと聞くと、メープルシロップがかかったアメリカ風の分厚いものを思い浮かべることが多いですよね。でもちょっと待って！ フランス風の薄いクレープも試してみてください。とっておきの朝食になりますよ。前もって焼いておく場合のヒントを参考にしてください。遅めのブランチにもぴったりです。最高の仕上がりにするには、焼く前に生地を30分寝かせます。こうすることでデンプンがふくらみ、軽いパンケーキになります。

生地の材料

全粒小麦粉	100g
低脂肪牛乳	300㎖
卵黄	1個分
卵	1個
ヒマワリ油	大さじ1＋焼き油にも少量
ポピーシード	大さじ1

フィリングの材料

ハチミツ	大さじ2
レモン果汁	½個分
シナモンスティック	1本
そのまま食べられるドライフルーツミックス	300g
（アプリコット、イチジク、ナツメヤシ、レーズンなど）	
ステムジンジャー（ショウガのシロップ漬け）	大さじ2（みじん切り）
松の実	25g（炒る）
生のミント	大さじ2（刻む）
粉砂糖	アイシング用

4人分（12枚分）

まず生地を作る。小麦粉をボウルに入れ、まんなかに穴をあけて卵と卵黄、油、少量の牛乳を注ぎいれる。小麦粉と液を泡立て器で撹拌し、残りの牛乳を少しずつ加えていき、生地がなめらかになり、だまがなくなるまでかき混ぜる。ポピーシードを混ぜいれ、覆いをして30分おく。

ドライフルーツを2cm角に切って鍋に入れ、ハチミツとレモン果汁とシナモンを加え、中火で10～12分加熱する。果物を取りだし、火を強めて残った液をさらに5分煮て、シロップを作る。

直径18cmの厚底のクレープパンか、テフロン加工のフライパンに、少量のヒマワリ油を熱する。生地をピッチャーに入れ（またはお玉を使う）、クレープパンの底に薄く流しいれる。表面に小さな穴が開きはじめるまで1分焼く。パレットナイフで裏返し（大胆に、フライパンをゆすってひっくり返しても）、さらに1分焼く。まな板の上に取りだす。

生地がなくなるまでこの手順をくりかえす（約12枚分）。焼きあがったパンケーキを皿に重ね、アルミホイルをかけて、グリルか低温のオーブンで保温する。前もって焼いておく場合は、焼けたパンケーキをひっくり返した皿にのせ、ラップをかけ、食べるときまで冷蔵庫で保存する。

それぞれのパンケーキの¼の部分にフルーツミックスを少量のせ、小さな袋ができるように、2つに折ってから、もう2つに折る。皿にのせ、ミントを浸したシロップを上からかけ、粉砂糖でアイシングをして、すぐにいただく。

4ポーション：514kcal、たんぱく質11.9g、脂質21.3g、飽和脂肪3.8g、炭水化物73.5g、糖類54.2g、食物繊維4.5g、塩分0.42g、ナトリウム167mg

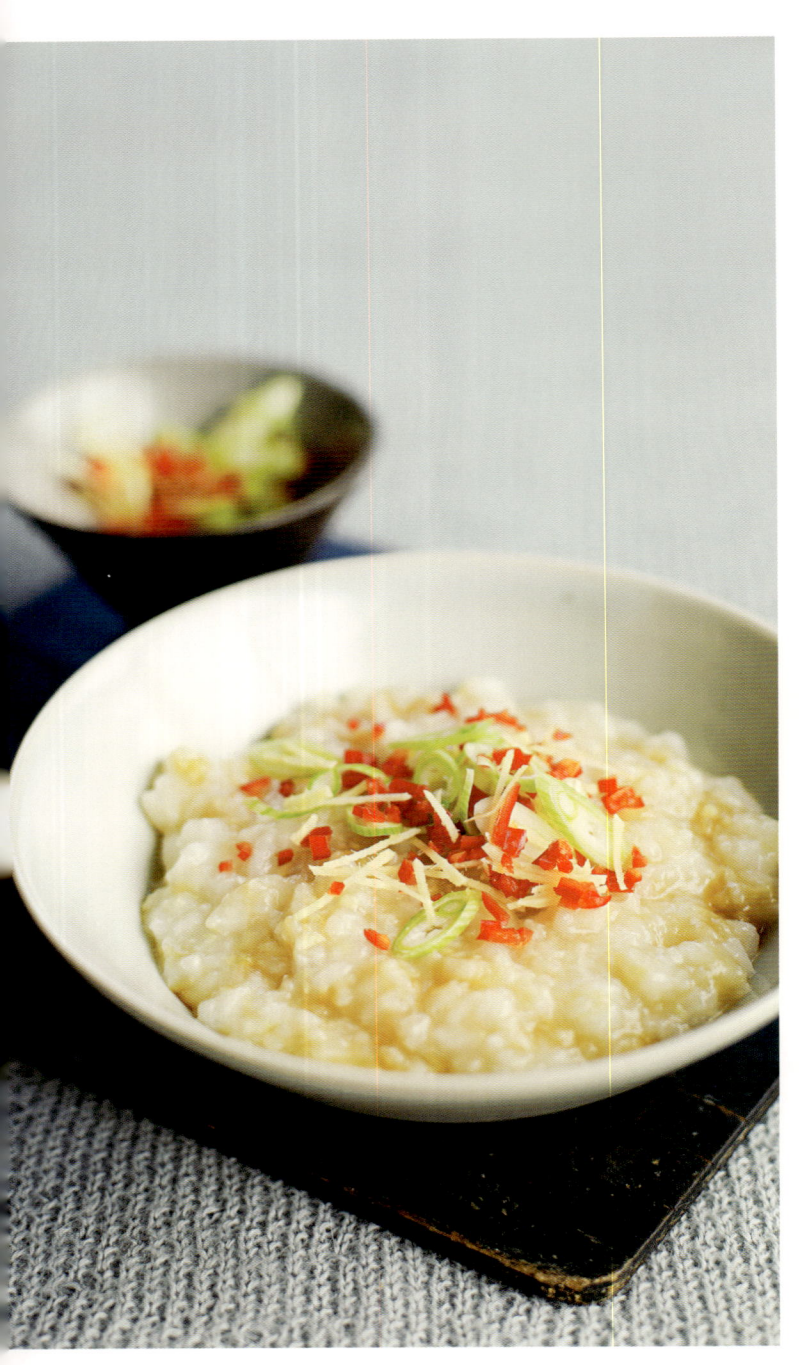

ワケギとショウガのお粥

最近、アジアンスタイルの朝食に興味をもっています。「ザ・レーンズボロ」では、点心や、葱油餅、蒸し饅頭とともに、お粥も出しています。私はシンプルにそのまま食べるのが好きですが、鶏肉や魚をトッピングすることもあります。伝統的には、"油条"と呼ばれる揚げパンやドーナッツのようなものが添えられ、アジア食材店で買うことができますが、それ以上にショウガは欠かせません。中国では刻んだトウガラシも好まれています。

ジャスミン米または短粒米	200g
ニンニク	1片(つぶす)
ショウガ	2cm(皮をむき、細かく刻む)
減塩しょうゆ	大さじ2
ワケギ	2本(薄切り)

4〜6人分

厚底鍋に2ℓの湯を沸かす。米とニンニク、ショウガ半量を加え、沸騰させる。

火を弱め、米が十分にやわらかくなり、ほぼピューレ状になるまで、とろ火でゆっくりと煮る。ポリッジと同じぐらいのやわらかさを目安に。

残りのショウガとしょうゆを加え、かき混ぜる。ボウルに4等分し、ワケギを散らしていただく。

4ポーション：172kcal、たんぱく質4g、脂質0g、飽和脂肪0g、炭水化物41g、糖類0.9g、食物繊維0.3g、塩分0.9g、ナトリウム356㎎

宝石をちりばめたポリッジ

歳をとるにつれ、とくに寒い朝などは、朝食にポリッジを食べるのが好きになってきました。体が温まり、おなかがふくれるだけでなく、作るのもかんたんです。このレシピは、どこかエキゾチックな魅力があり、とびきりおいしく、見た目にもとてもきれいです。ザクロの種を取りだすときには、水の入ったボウルのなかで皮から取りはずします。すると、白い皮は水に浮かび、種だけが沈みます。

乾燥アプリコット（缶詰でも）	50g（小さなさいの目切り）
レーズン	30g
ナツメヤシ	25g（小さなさいの目切り）
ピスタチオナッツ（またはアーモンドフレーク）	大さじ2
生のザクロ	1個
（半分に切り、種を取りだし、水気を切ってふきんで拭く：上記参照）	
押しオーツ麦	200g
低脂肪牛乳	1ℓ
オレンジフラワーウォーター	小さじ1（なくても可）
メープルシロップまたはハチミツ	大さじ3

6人分

ボウルのぬるま湯にアプリコット（乾燥品の場合のみ）とレーズンを入れ、水を吸ってふくらむまで1時間浸ける。水気を切る。

レーズンとナツメヤシ、アプリコット、ピスタチオナッツ、ザクロをボウルに入れ、混ぜあわせる。

オーツ麦と牛乳を鍋に入れ、かき混ぜながら沸騰させる。弱火にして3～4分煮つめ、オレンジフラワーウォーターを加える（使う場合）。

ポリッジをボウルに4等分し、それぞれにフルーツミックスをトッピングする。少量のメープルシロップをかけ、いただく。

6ポーション：296kcal、たんぱく質11g、脂質8g、飽和脂肪2.5g、炭水化物48g、糖類25.7g、食物繊維4g、塩分0.21g、ナトリウム84mg

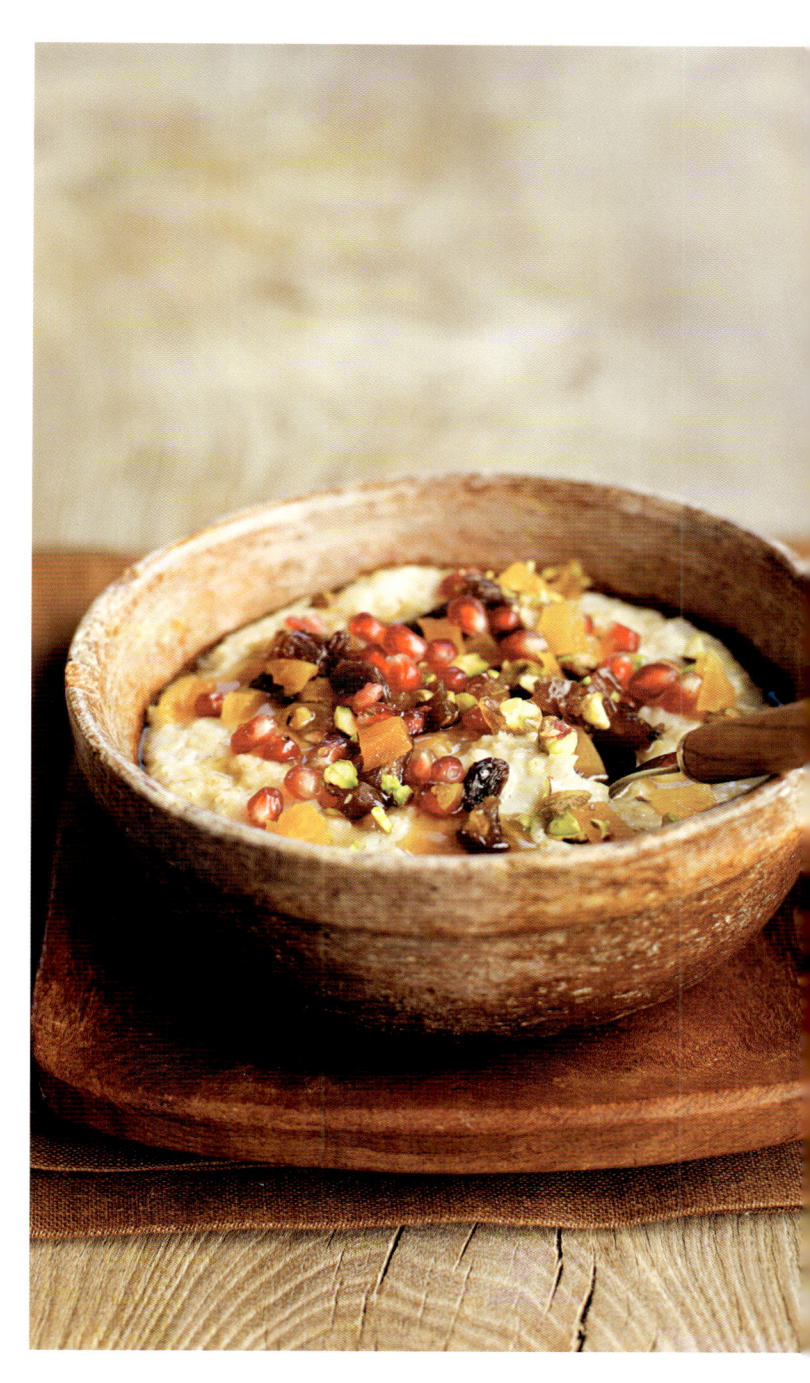

目覚まし用のおすすめシェークとジュース各種

朝食にはさわやかなジュースかスムージーさえあれば十分、という朝もありますよね。ホテルでは数多くの種類を用意していますが、ここでは朝の元気を引きだしてくれるものをいくつかご紹介します。

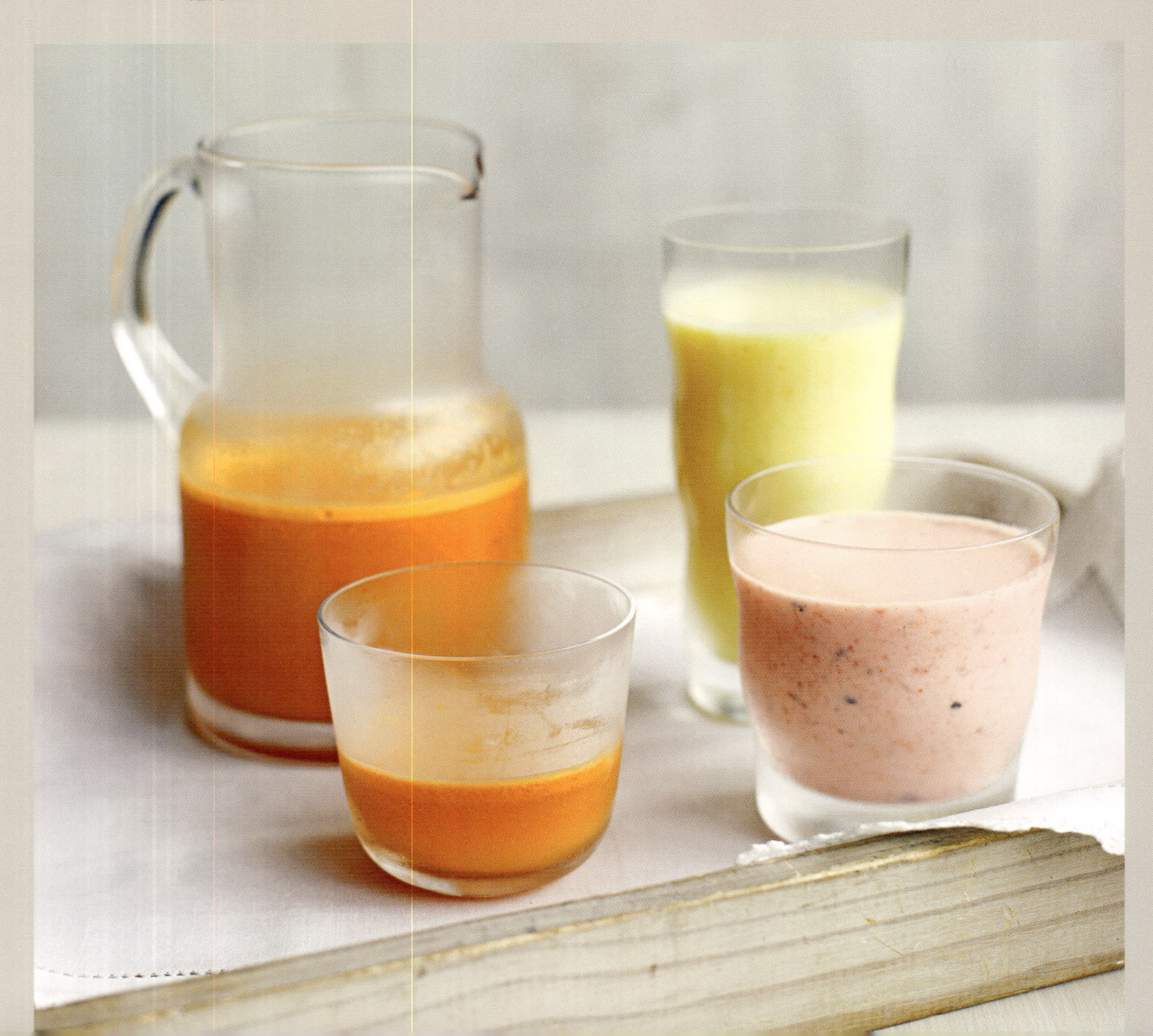

イチゴヨーグルトと
パッションフルーツのシェーク

パッションフルーツ	小4個（半分に切る）
生のイチゴ	100g（小さく切る）
低脂肪のイチゴヨーグルト	225㎖
小麦胚芽	大さじ1
低脂肪牛乳	300㎖（冷やす）
ハチミツ	お好みで

4人分

パッションフルーツの種と果肉をスプーンですくいだし、イチゴとともにミキサーに入れる。ヨーグルトと小麦胚芽、牛乳を加え、なめらかでクリーミーになるまで撹拌する。お好みでハチミツを加え、冷やしたグラスに注ぎ、すぐにいただく。

4ポーション：109kcal、たんぱく質6g、脂質2g、飽和脂肪1g、炭水化物17g、糖類15.4g、食物繊維1.4g、塩分0.18g、ナトリウム72㎎

パイナップルとココナッツと
バナナのラッシー

パイナップル	中1個
バナナ	1本
ココナッツミルク	150㎖
低脂肪牛乳	250㎖
レモン果汁	1個分
シナモンパウダー	1つまみ
ハチミツ	お好みで

4人分

パイナップルとバナナの皮をむき、小さく切る。ミキサーに入れ、ココナッツミルクとレモン果汁、シナモンを加えて、なめらかでクリーミーになるまで撹拌する。パイナップルの甘さに応じて、お好みでハチミツを加える。
できれば冷蔵庫で30分冷やし、グラスに注いでいただく。

4ポーション：190kcal、たんぱく質3.6g、脂質5.5g、飽和脂肪4g、炭水化物33.9g、糖類33g、食物繊維2.8g、塩分0.18g、ナトリウム73㎎

ラズベリーとオレンジのスムージー

生のラズベリー	250g
オレンジ	4個（半分に切る）
砂糖	お好みで

4人分

ラズベリーとしぼりたてのオレンジの果汁をミキサーに入れ、なめらかでクリーミーになるまで撹拌する。果物の甘さに応じて、お好みで砂糖を加える。冷やしたグラスに注いでいただく。

4ポーション：90kcal、たんぱく質3g、脂質0g、飽和脂肪0g、炭水化物20g、糖類20.4g、食物繊維4.3g、塩分0.03g、ナトリウム10㎎

スイカとザクロのジュース

果汁たっぷりの完熟スイカ	300g
ザクロジュース	250㎖（できれば糖分無添加のもの）
ライムの果汁と刻んだ皮	2個分
クラッシュアイス	

4人分

スイカの皮をむき、果肉を小さく切る。ミキサーに入れて、ザクロジュースとライムの果汁と皮を加え、なめらかになるまで撹拌する。冷やしたグラスに注ぎ、クラッシュアイスを加えていただく。

4ポーション：52kcal、たんぱく質0.6g、脂質0.2g、飽和脂肪0g、炭水化物12.8g、糖類12.8g、食物繊維0.1g、塩分0.00g、ナトリウム2㎎

ニンジンとリンゴと
ショウガのエネルギードリンク

ニンジン	大4本（皮をむき、小さく切る）
リンゴ（グラニー・スミス）	4個（芯を取り、小さく切る）
ショウガ	2.5cm（皮をむき、すりおろす）

4人分

材料をジューサーにかける。飲む前に冷蔵庫で30分ほど冷やし、味をなじませる。分離しやすいのでよく混ぜ、冷やしたグラスに4等分していただく。

4ポーション：143kcal、たんぱく質2g、脂質1g、飽和脂肪0g、炭水化物35g、糖類33.8g、食物繊維6.6g、塩分0.1g、ナトリウム39㎎

プルーンとオレンジの
コンポート オレンジペコ風味

オレンジペコとは、中等級の紅茶を指す言葉で、中国やスリランカにゆかりのある名称だとされています。かつてテレグラフ紙は、オレンジペコを、伝統的なイングリッシュ・ブレックファーストにもっともよく合う紅茶だと評したことがあります。私も同感です。ここでは、昔ながらのプルーンのコンポート用のおいしいシロップに使います。

プルーンジュース..300㎖（糖分無添加のもの）
オレンジペコのティーバッグ............................2袋（またはリーフティー）
プルーン..275g（加工済みのもの）
果汁たっぷりのオレンジ..2個
ヘーゼルナッツ..大さじ2（刻む）
低脂肪のナチュラルヨーグルト（なくても可）

4人分

小鍋にプルーンジュースを入れて、沸騰させる。火からおろし、紅茶を加えて、ふたをせずに10分抽出する。

目の細かい茶漉しを使ってボウルに注ぎ、プルーンを浸し、ラップをかけて冷蔵庫で1晩おく。

オレンジの皮とわたを切りとり、果汁をボウルに受けながら、果肉をスライスする（種が残らないように注意）。

プルーンを冷蔵庫から取りだし、ボウルに4等分して、オレンジのスライスをのせる。とっておいたオレンジの果汁をプルーンのシロップに加え、プルーンとオレンジの上からかける。ヘーゼルナッツを散らし、お好みで少量のヨーグルトを添える。

4ポーション：203kcal、たんぱく質3.7g、脂質3.6g、飽和脂肪0.2g、炭水化物41.4g、糖類41.3g、食物繊維5.6g、塩分0.05g、ナトリウム21㎎

バナナを詰めた
フレンチトースト

子供のころ、フレンチトーストを食べた記憶がありません。とくに、イーストエンド育ちの少年が好むようなものは、食べられませんでした。いまになって、週末の楽しみとして、しょっちゅう作っています。たいてい、色とりどりのベリーをちりばめるか、よく熟れたバナナをつぶして詰めます。

厚切りの全粒粉パン....................................4切れ（斜めに2つ切りに）
完熟バナナ...大1本
卵...2個（溶く）
シナモンパウダー..小さじ½
低脂肪牛乳..100㎖
低脂肪のクレーム・フレーシュ（発酵させた生クリーム）.........大さじ1
ソフトブラウンシュガー..大さじ1
オレンジの皮...大さじ1（すりおろす）
粉砂糖..大さじ2＋アイシング用にも少量
ヒマワリ油..小さじ2
温めたメープルシロップ.....................60㎖（おもてなし用に、お好みで）

4人分

よく切れるナイフで、それぞれのパンの断面に切り込みを入れる（切り離してしまわないように注意）。バナナの皮をむき、ボウルのなかでつぶす。スプーンを使って、つぶしたバナナをていねいに切れ目のなかに詰め、フィリングを安定させるために軽くおさえる。

卵とシナモン、牛乳、クレーム・フレーシュ、砂糖、オレンジの皮、粉砂糖をボウルに入れ、かき混ぜる。

テフロン加工のフライパンに、中火で油を熱する。バナナを詰めたパンをそっと卵液に浸し、両面を2〜3分ずつこんがりと焼く。

皿にのせ、おもてなし用の場合には、メープルシロップをかける。

4ポーション：255kcal、たんぱく質9g、脂質8g、飽和脂肪2g、炭水化物40g、糖類21.7g、食物繊維2.5g、塩分0.4g、ナトリウム159㎎

ポートベロ・マッシュルームのケジャリー

ポートベロ（ジャンボ）・マッシュルームは、ボタン・マッシュルームやクリミニなどと同様に、一般的なマッシュルームに分類されるキノコです。とてもおいしく、炒め物にもグリルにもぴったりで、肉のような風味があるので、朝食にもうってつけです。

オリーブ油	大さじ2
ポートベロ・マッシュルーム	大8個（厚くスライス）
タマネギ	小1個（みじん切り）
マイルドなカレーパウダー	小さじ1
ターメリックパウダー	小さじ1/4
莢入りカルダモン	4個（莢を外し、種を取りだす）
バスマティ米（またはブラウンバスマティ米）	250g
	（流水に5分ほどさらし、水気を切る）
熱々の野菜のストック	600～750ml
	（p.156を参照、市販の液体ストックや
	固形ストックを使う場合は、"低塩"タイプのものを）
コリアンダー	大さじ2（粗く刻む）
卵	2個
	（固茹でにして殻をむき、4つ切りに。なくても可）

4人分

厚底で底の深いテフロン加工の鍋に、油を熱する。マッシュルームを入れてキツネ色になるまで4～5分炒める。

タマネギ、カレーパウダー、ターメリック、カルダモンの種を加え、スパイスの香りがたつまでさらに2～3分炒める。

鍋に米を加え、よくかき混ぜる。熱いストックを注いでよくかき混ぜ、沸騰させる。ふたをして、米がやわらかくなり、汁気がなくなるまで、弱火で15～18分煮る。

大きめの皿に盛り、コリアンダーを散らし、お好みで固茹で卵を添える。

4ポーション：300kcal、たんぱく質9g、脂質7g、飽和脂肪1g、炭水化物53g、糖類1.3g、食物繊維3.5g、塩分0.08g、ナトリウム31mg

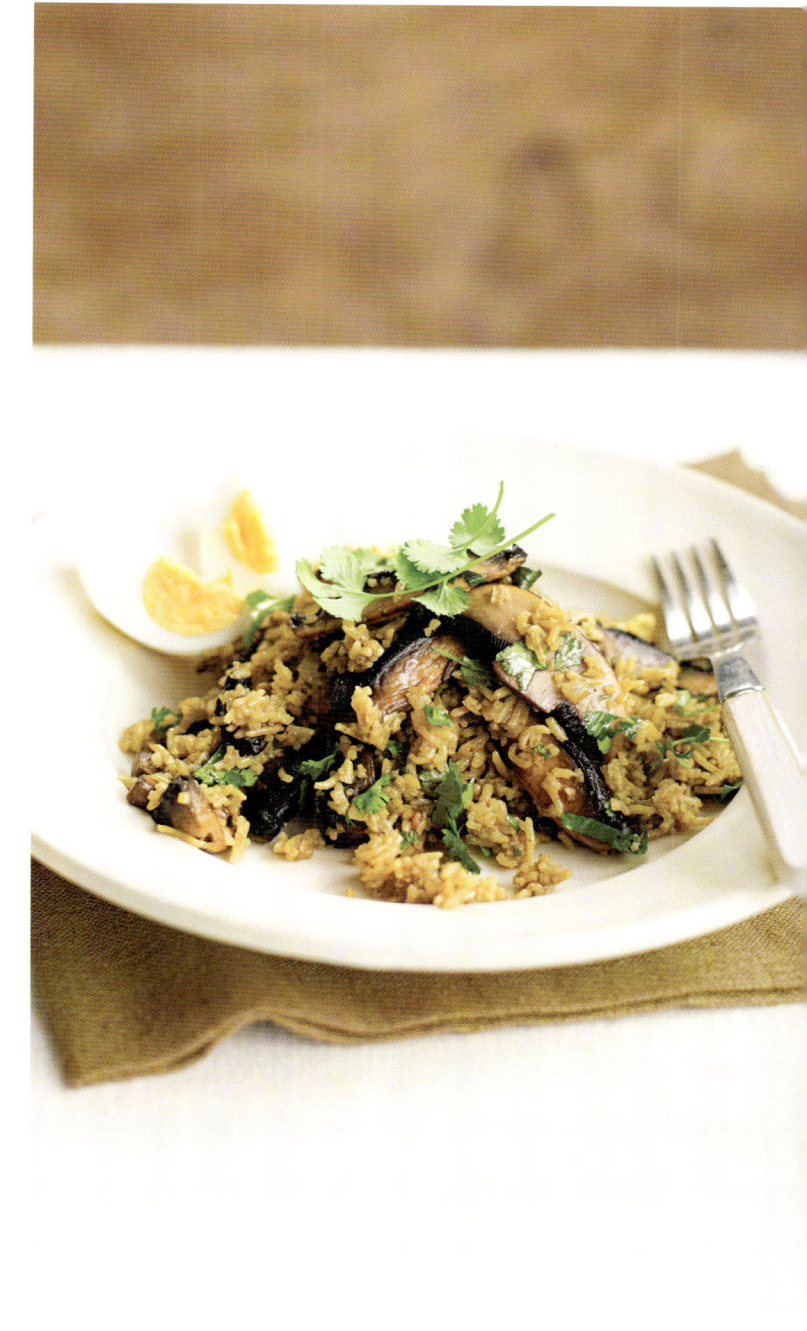

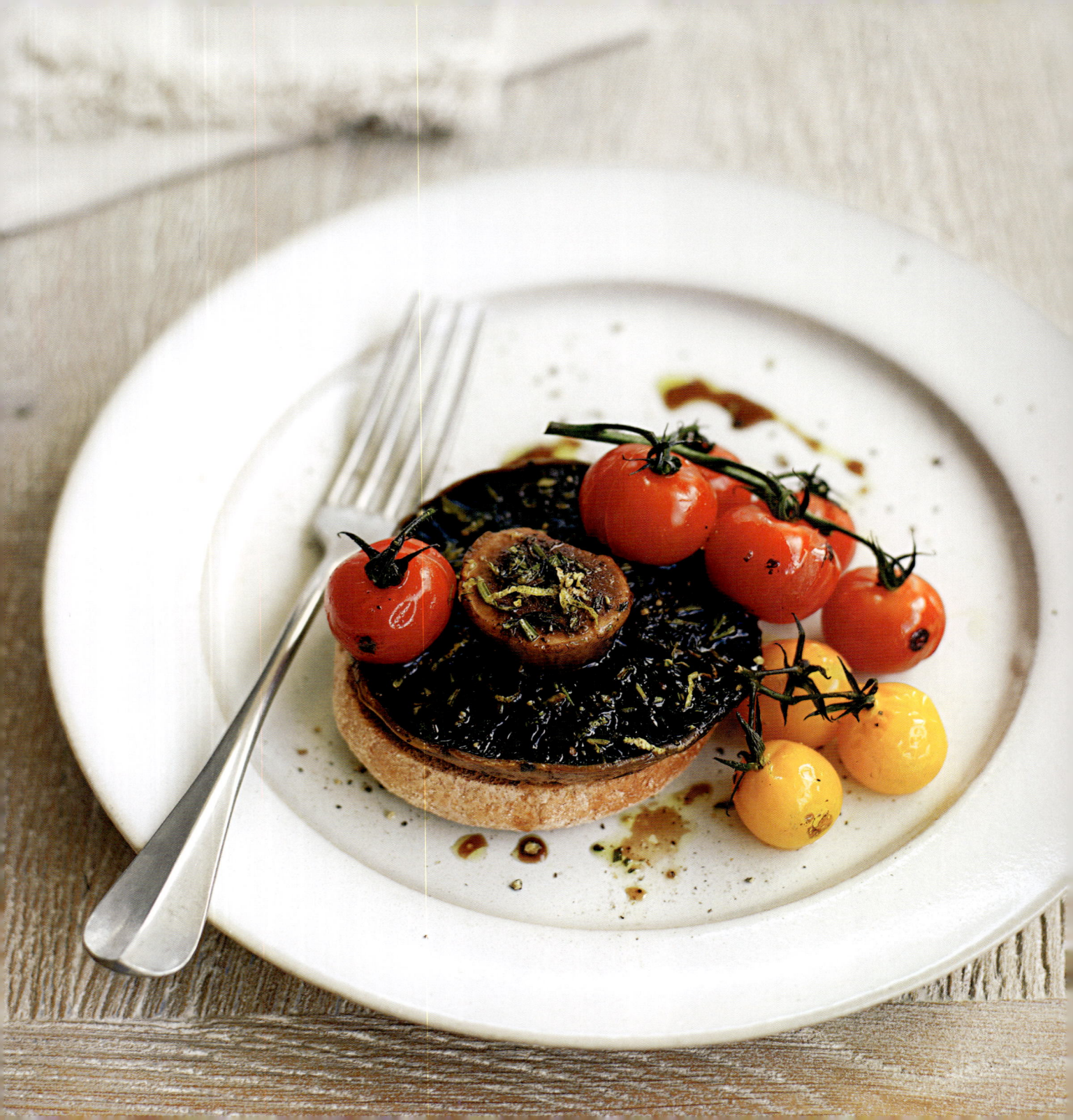

枝つきトマトの ハーブローストと マッシュルームをのせた トースト

トマトとマッシュルームと一緒に、ポーチドエッグを添えることもよくあります。卵を切ると、ハーブ風味のトマトの上にとろりと溶けだします。

ポートベロ・マッシュルーム	大4個（汚れを落とす）
オリーブ油	大さじ2
生のローズマリー	小さじ1（刻む）
レモンタイム（またはふつうのタイム）	小さじ1
レモンの皮	小さじ½（すりおろす）
バルサミコ酢	大さじ1
枝つきのチェリートマト	400g
全粒粉のイングリッシュマフィン	4個

4人分

オーブンを200℃に予熱する。

テフロン加工の焼き皿の片側にマッシュルームをのせ、半量のオリーブオイルをかけ、ハーブとレモンの皮、バルサミコ酢をふりかける。10分ローストする。皿の空いている部分にチェリートマトをのせ、材料がすべてやわらかくなるまで、さらに5分ローストする。

マフィンをグリルに入れ、両面をこんがりと焼く。マフィンの上にローストしたマッシュルームとチェリートマトの枝をのせる。

焼き皿に残った汁をトマトにかけて、いただく。

4ポーション：243kcal、たんぱく質10g、脂質8g、飽和脂肪1.1g、炭水化物35g、糖類4.5g、食物繊維2.1g、塩分1.13g、ナトリウム444mg

ルバーブとプラムの 朝食用トライフル

季節の果物は、いつでも最高の朝食となってくれます。おいしくて作りやすい、シンプルな朝食用のトライフルを考えてみました。お気に入りの果物を使って、いろいろな組みあわせを楽しんでみてください。

小麦胚芽	100g
糖分無添加のアップルジュース	150ml
ルバーブ	300g（2cm幅に切る）
プラム	250g（種を取り、大きめに切る）
キャスターシュガー	大さじ1
低脂肪のナチュラルヨーグルト	75ml+飾り用にも少量
ハチミツ	大さじ1
アーモンドフレーク	大さじ2（炒る）
小さなミントの葉	飾り用

4人分

小麦胚芽とリンゴジュースをボウルに入れ、ラップをして冷蔵庫で1晩おく。

ルバーブとプラムを鍋に入れ、砂糖と75mlの水を加え、ふたをして沸騰させる。弱火にして4～5分煮る。火からおろし、冷ましておく。

ハチミツとヨーグルトを、リンゴジュースに浸した小麦胚芽に加える。

小麦胚芽の半量をきれいなトライフル用のグラスに4等分し、ルバーブとプラムのコンポートを半量入れる。残りの小麦胚芽を上から加え、コンポートも入れる。少量のヨーグルトを上からかけ、炒ったアーモンドを散らし、お好みでミントを添える。

4ポーション：188kcal、たんぱく質9.8g、脂質5.5g、飽和脂肪0.3g、炭水化物26.5g、糖類19.1g、食物繊維6.3g、塩分0.05g、ナトリウム21mg

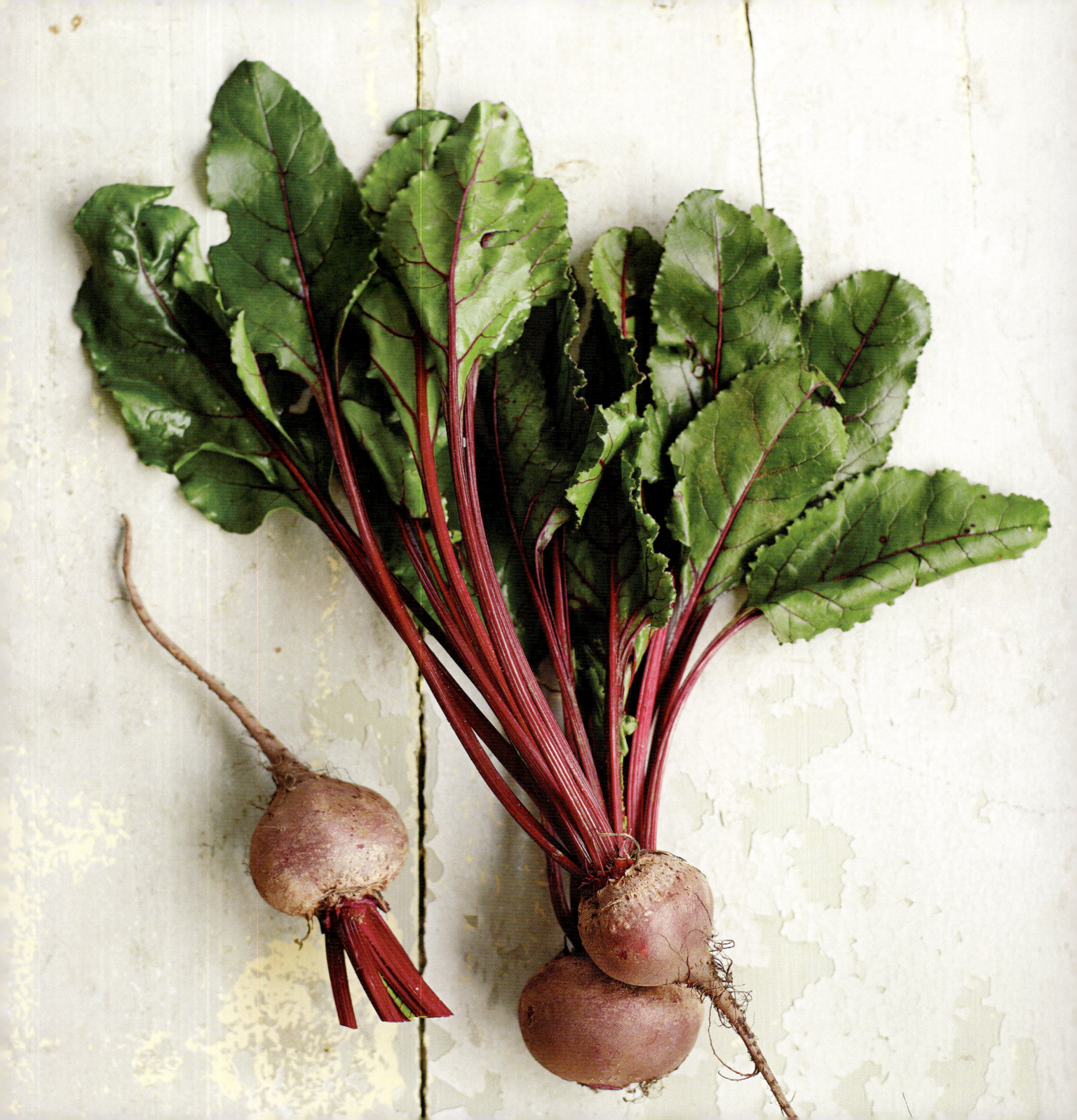

第 2 章

スープ＆サラダ

アボカドスープ 3種のネギのサルサ添え

クリーミーで、濃厚で、なめらかなアボカドスープは、蒸し暑い夏の夜にぴったりです。アボカドは、皮がつるりとしたフエルテ種よりも、ハス種のものを選びましょう。お店で買うときは、紫がかった濃緑色の、ごつごつとした皮で見分けることができます。

熟したハス種のアボカド	大2個
冷やした野菜のストック	300mℓ
(p.156を参照、市販の液体ストックや固形ストックを使う場合は、"低塩"タイプのものを)	
低脂肪牛乳	300mℓ
ワケギ	4本(刻む)
ライム果汁	2個分
クミンパウダー	1つまみ
挽きたての黒コショウ	

サルサの材料

ワケギ	2本(みじん切り)
チャイブ	大さじ1(刻む)
エシャロット	小1個(みじん切り)
ライム果汁	1個分
メープルシロップ	大さじ1

4人分

アボカドを縦2つに切り、種を取りのぞく。皮をむいてミキサーに入れ、ストック、牛乳、ワケギ、ライム果汁を加える。なめらかになるまで撹拌する。

クミンパウダーと黒コショウ、タバスコ(お好みで)で味をととのえ、ボウルに移し、ラップをかけて、飲む前に30分冷蔵庫で冷やす。

サルサを作る。ボウルにすべての材料を入れ、黒コショウ少々で味をととのえる。

冷やしたスープ皿にスープを4等分し、中央にサルサをのせる。

4ポーション：262kcal、たんぱく質5g、脂質23g、飽和脂肪3.3g、炭水化物9g、糖類7g、食物繊維4g、塩分0.11g、ナトリウム45mg

ジャガイモとワイルドガーリックとソレルのスープ

ワイルドガーリック(ラムソン、Allium ursinum)は、森のなかでブルーベルの咲く場所やその近くに生育していることが多く、ニンニクのような香りと長い葉で、すぐに見つけることができます。冬の終わり頃から伸びはじめますが、旬は春です。香りはニンニクに似ていますが、ややマイルドです。サラダにもよく合い、とくに旬の終わりに一斉に白い花を咲かせる前のものが最適です。

菜種油	大さじ2
リーキ	小2本(刻む)
タマネギ	1個(刻む)
ワイルドガーリックの葉	200g(刻む)
ジャガイモ	中2個(皮をむき、小さく切る)
ソレル(スイバ)の葉	50g(小さくちぎる)
野菜のストック	1ℓ
(p.156を参照、市販の液体ストックや固形ストックを使う場合は、"低塩"タイプのものを)	
低脂肪牛乳	150mℓ
挽きたての黒コショウ	

4人分

厚底鍋に油を熱し、リーキ、タマネギ、刻んだワイルドガーリックを入れ、野菜がしんなりするまで6〜8分炒める。

ジャガイモとストックを加え、沸騰させる。火を弱め、ジャガイモに火が通るまで、弱火で25〜30分煮る。

ミキサーに移し、なめらかなスープになるまで撹拌する。スープを鍋に戻して火にかけ、牛乳とソレルを加える。ソレルがしんなりするまでかき混ぜ、黒コショウで味をととのえていただく。

4ポーション：147kcal、たんぱく質6g、脂質7g、飽和脂肪0.8g、炭水化物16g、糖類5.2g、食物繊維3g、塩分0.13g、ナトリウム52mg

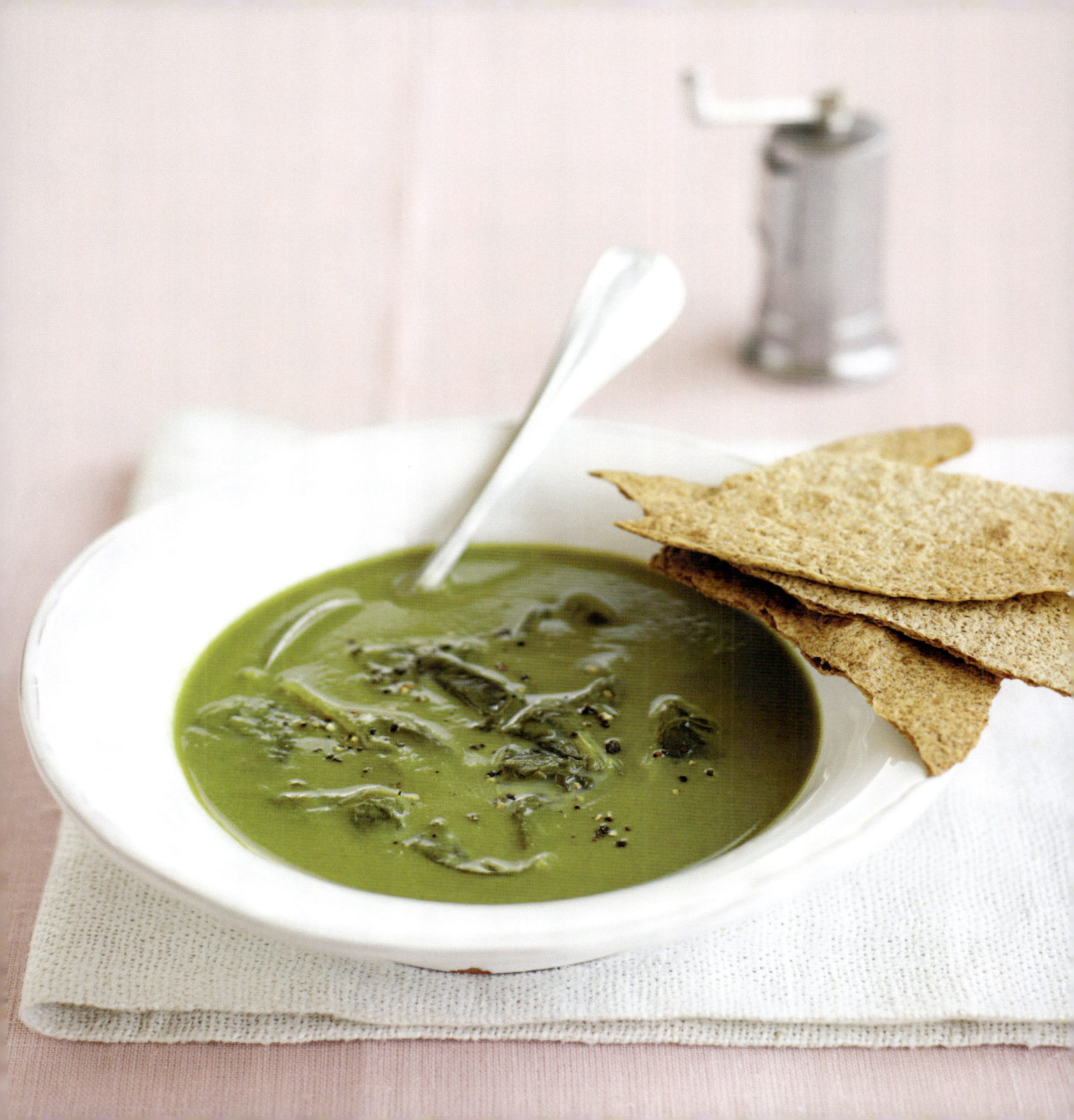

ビリビスープ
（スパイシーなムール貝のスープ）

このクラシックなフランスのスープは、ムール貝とサフランとカレースパイスで作るもので、とびきりおいしく、いくらでも飲みたくなります。最近では、イギリスで売られているムール貝は、大半が天然物ではなく養殖されたものです。ムール貝を買うときは、丸々とした大きなもので、殻がしっかりと閉じているものを選びましょう。買ったその日のうちに食べることをお勧めします。

魚のストック	750㎖
	(p.156を参照、市販の液体ストックや固形ストックを使う場合は、"低塩"タイプのものを)
サフラン	たっぷり1つまみ
オリーブ油	大さじ1
リーキ	小1本(みじん切り)
ニンニク	1片(つぶす)
マイルドなカレーパウダー	小さじ1
辛口の白ワイン	60㎖
生のムール貝	700g (汚れを落とす)
低脂肪牛乳	150㎖
コーンスターチ	小さじ2
	(小さじ2の冷水と混ぜる)
生のチャービル(またはイタリアンパセリ)	大さじ2 (刻む)
挽きたての黒コショウ	

4人分

鍋にストックとサフランを入れて沸騰させ、ごく弱いとろ火にして8〜10分加熱し、風味をつける。

大きな鍋に油を熱し、リーキとニンニクを入れて2分炒める。カレーパウダーを加えてさらに1分炒め、白ワインを加えて2分ほどさっと煮たてる。

ムール貝を加え、熱いサフラン風味のストックを注ぐ。ふたたび沸騰させ、ふたをして、ムール貝の殻が開くまで2〜3分煮る。

ムール貝をざるに上げ、ストックを濾してきれいな鍋に注ぐ。ムール貝の殻を外し、閉じたままのものは取りのぞく。

ストックをふたたび沸騰させ、牛乳を加え、水で溶いたコーンスターチを入れてとろみをつける。ハーブを加え、黒コショウで味をととのえる。

スープ皿にムール貝を4等分し、熱いスープを注ぐ。

4ポーション：111kcal、たんぱく質9g、脂質5g、飽和脂肪0.9g、炭水化物7g、糖類3.1g、食物繊維0.9g、塩分0.49g、ナトリウム195㎎

レンズマメとココナッツと ホウレンソウのスープ

このスープの素朴さが私は好きです。レンズマメはなんでもかまいませんが、有名なフランスのピュイ産のものが、手に入るもののなかで最高だと思います。

クミンシード	小さじ1
カルダモンシード	小さじ1
オリーブ油	大さじ1
タマネギ	1個(みじん切り)
ニンニク	1片(つぶす)
ニンジン	2本(皮をむき、細かいさいの目切り)
ピュイ産のレンズマメ	175g
野菜のストック	1ℓ

(p.156を参照、市販の液体ストックや固形ストックを使う場合は、"低塩"タイプのものを)

低脂肪のココナッツミルク	150㎖
ホウレンソウのベビーリーフ	1つかみ(軸を取りのぞく)
挽きたての黒コショウ	

4人分

テフロン加工のフライパンを火にかける。熱くなったら、クミンシードとカルダモンシードを入れ、フライパンをゆすりながら30秒ほどさっと炒る。

すり鉢に移し、すりこぎで細かい粉末にする。スパイスグラインダーを使ってもよい。

鍋に油を熱し、野菜を入れ、すったスパイスとともに弱火で4〜5分炒め、野菜を軽くしんなりさせる。レンズマメとストックを加えて沸騰させ、レンズマメがやわらかくなるまで、弱火で20分煮込む。火を止める5分前にココナッツミルクを加える。

皿に注ぐ直前にホウレンソウのベビーリーフを加えて混ぜる。黒コショウで味をととのえ、いただく。

4ポーション：234kcal、たんぱく質13g、脂質8g、飽和脂肪3.8g、炭水化物29g、糖類5.6g、食物繊維5.5g、塩分0.25g、ナトリウム99㎎

カンタロープメロンのスープ レモングラスとミントの風味

これは、私の初の著書『バーチャリー・ベジタリアン』のレシピの1つをアレンジしたものです。さわやかな冷製スープで、メロンの熟れ具合で味が決まります。オレンジ色の果肉のカンタロープメロンが手に入らなければ、どの品種のものでも代用がきき、スイカで作ってみても、ひとあじ違っていいでしょう。

完熟のカンタロープメロン	1個
ライム果汁	2個分
ドライシェリー	大さじ2
バルサミコ酢	大さじ1
キャスターシュガー	小さじ2
レモングラス	4本

(外皮を取りのぞき、内側の部分をみじん切り)

生のミントの葉	8枚

4人分

メロンを半分に切り、種を取りのぞき、皮をむいて大きめに切る。

ミキサーに入れ、ライム果汁、シェリー、バルサミコ酢、砂糖、レモングラス、冷水150㎖を加える。なめらかになるまで撹拌し、ミントの葉を半量加え、さらに撹拌する。濾し器で濾してボウルに移し、4時間以上冷やす(できるだけ長く)。

残りのミントの葉をちぎり、スープに加える。冷たいうちにいただく。

4ポーション：50kcal、たんぱく質1g、脂質0g、飽和脂肪0g、炭水化物11g、糖類9.8g、食物繊維1.7g、塩分0.04g、ナトリウム15㎎

カシューナッツとカリフラワーのスパイシースープ

カシューナッツはブラジル北東部沿岸が原産で、現在ではヴェトナム、インド、アフリカなどでも生産されています。多くのナッツと同様に、食物繊維とたんぱく質を多く含み、カリウムも豊富であるため、血圧を下げるのに役立ちます。ただし、脂肪分やカロリーも高いので、一度にたくさん食べすぎないようにしましょう。

オリーブ油	大さじ1
タマネギ	小1個（皮をむき、刻む）
カリフラワー	小1個（小房に分ける）
ジャガイモ	中1個（皮をむき、刻む）
塩分無添加のカシューナッツ	75g
クミンパウダー	小さじ½
ターメリックパウダー	1つまみ
野菜のストック	750㎖

（p.156を参照、市販の液体ストックや固形ストックを使う場合は、"低塩"タイプのものを）

低脂肪牛乳	150㎖
挽きたての黒コショウ	

4人分

厚底鍋に油を熱し、タマネギとカリフラワーを入れ、野菜がしんなりするまで、6〜8分炒める。ジャガイモを加え、さらに5分炒める。

カシューナッツ、クミン、ターメリック、ストックを加えて沸騰させ、火を弱めて、野菜がやわらかくなるまで弱火で15〜20分煮る。

牛乳を加え、ミキサーに移し、なめらかでクリーミーになるまで撹拌する。黒コショウで味をととのえていただく。

4ポーション：224kcal、たんぱく質11g、脂質14g、飽和脂肪1.7g、炭水化物15g、糖類6.7g、食物繊維3.4g、塩分0.13g、ナトリウム52㎎

ライマメのグラーシュスープ

このスープはベジタリアン用に考えたものですが、野菜だけでなく、脂肪の少ない牛ひき肉250gも加えると、より栄養たっぷりになります。私は、全粒粉のパンをオーブンかグリルでこんがりと焼いてオリーブ油をかけ、それをちぎってこのスープに添えるのがお気に入りです。

オリーブ油	大さじ1
タマネギ	1個（皮をむき、刻む）
ニンジン	2本（皮をむき、5mm角に切る）
セロリ	2本（皮をむき、薄切り）
ニンニク	1片（つぶす）
キャラウェイシード	小さじ2（粗く砕く）
ハンガリー産のスイートパプリカパウダー	大さじ1
塩分無添加のトマト缶	1缶（200g）
塩分無添加のトマトピューレ	大さじ1
砂糖	たっぷり1つまみ
煮たライマメ	300g
野菜のストック	800㎖

（p.156を参照、市販の液体ストックや固形ストックを使う場合は、"低塩"タイプのものを）

生のイタリアンパセリ	大さじ2（刻む）
挽きたての黒コショウ	

4人分

厚底鍋にオリーブ油を熱する。タマネギ、ニンジン、セロリ、ニンニク、キャラウェイシードを入れ、野菜が色づかない程度にしんなりするまで、4〜5分炒める。パプリカを加え、さらに2分炒める。

トマト、トマトピューレ、砂糖を加え、ライマメを加える。ストックを注いで沸騰させ、火を弱めて野菜がやわらかくなるまで、弱火で20〜25分煮る。刻んだパセリを加え、好みで黒コショウをふり、いただく。

4ポーション：143kcal、たんぱく質8g、脂質4g、飽和脂肪0.4g、炭水化物20g、糖類7.9g、食物繊維5.7g、塩分0.26g、ナトリウム104㎎

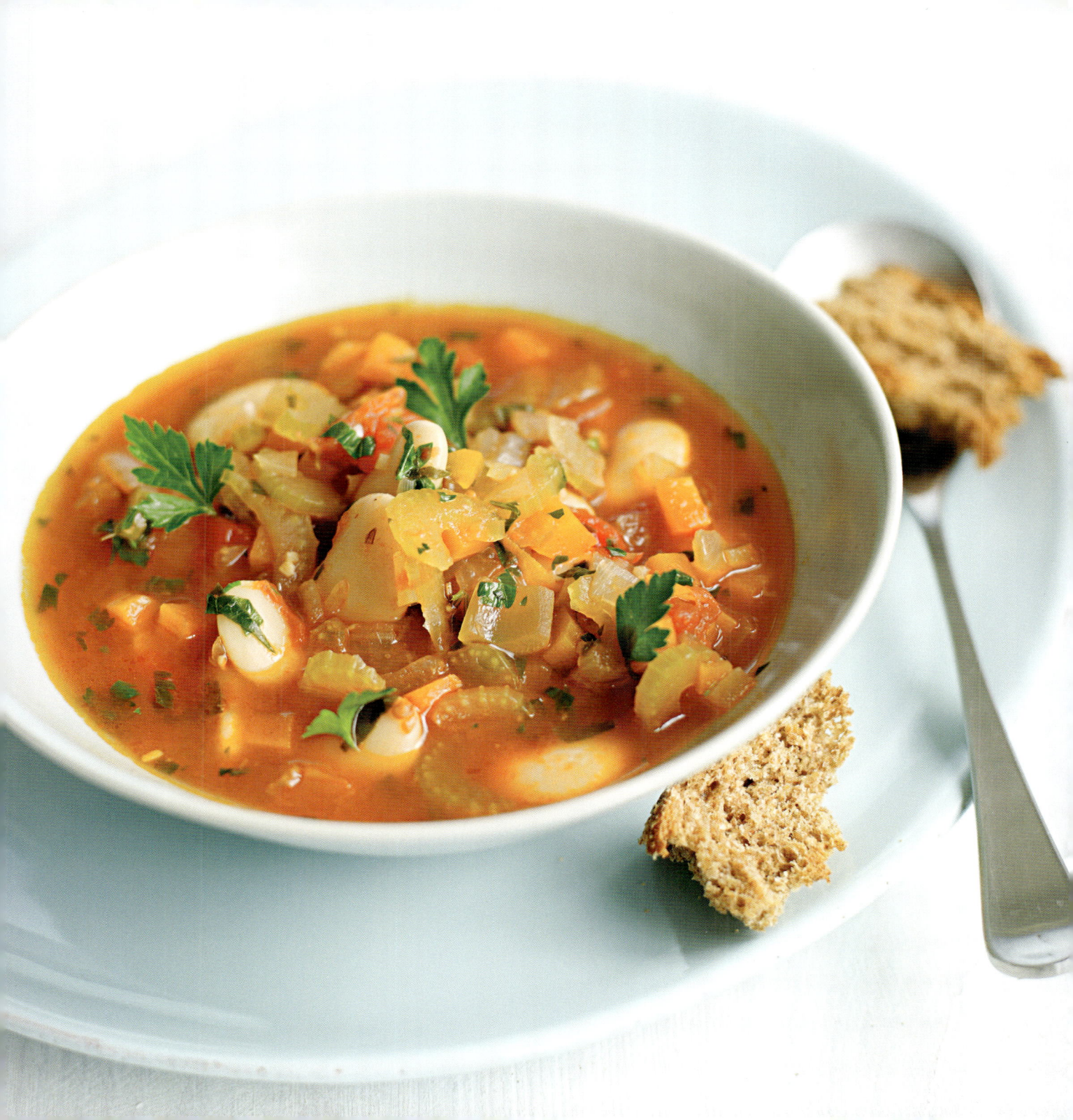

サツマイモとショウガとシナモンのスープ

サツマイモは、アメリカやその他の国々で大変好まれていますが、イギリスではそれほど人気ではありません。また試したことがなければ、このスープでぜひ味わってみてください。

オリーブ油	大さじ1
タマネギ	大1個（刻む）
中身がオレンジ色のサツマイモ	大2個（約600g、皮をむき、さいの目切り）
ショウガ	2.5cm（皮をむき、みじん切り）
野菜のストック	1ℓ（p.156を参照、市販の液体ストックや固形ストックを使う場合は、"低塩"タイプのものを）
玄米	100g（炊く）
シナモンパウダー	小さじ1
チャイブ	大さじ1（刻む）
挽きたての黒コショウ	
カリカリの全粒粉のクルトン（なくても可）	

4人分

大きな鍋に油を熱し、タマネギを入れてしんなりするまで弱火で5分炒める。

サツマイモ、ショウガ、シナモンを加え、さらに5分炒める。ストックと炊いた玄米を加え、沸騰させる。野菜がやわらかくなるまで、弱火で30分煮る。

ミキサーに移し、なめらかになるまで撹拌する。黒コショウで味をととのえ、刻んだチャイブとカリカリの全粒粉のクルトンを添えて、熱いうちにいただく。

4ポーション：221kcal、たんぱく質4g、脂質4g、飽和脂肪0.7g、炭水化物45g、糖類11.6g、食物繊維4.5g、塩分0.22g、ナトリウム88㎎

タイ風エビのスープ

上質で新鮮な魚のストックを使えば、おいしくて香り高いエビのスープができます。元気になれる、さわやかなスープです。

魚のストック	1ℓ（p.156を参照、市販の液体ストックや固形ストックを使う場合は、"低塩"タイプのものを）
ショウガ	5cm（皮をむき、薄切り）
赤トウガラシ	1本（ごく薄くスライス）
レモングラス	2本（外皮を取りのぞき、内側の部分をみじん切り）
ライムの葉	4枚（細かくちぎる）
ホウレンソウのベビーリーフ	50g
米麺	125g（短く折って、茹でる）
ワケギ	4本（刻む）
生のコリアンダーの葉	1つかみ
持続可能な漁法で収穫されたエビ	225g（茹でて、殻をむく）
挽きたての黒コショウ	
ライム果汁	½個分

4人分

ストックを沸騰させる。ショウガ、トウガラシ、レモングラス、ライムの葉を入れ、弱火で15分煮る。

ホウレンソウ、麺、ワケギを加え、さらに5分煮る。

最後にコリアンダーとエビを加え、黒コショウで味をととのえ、ライム半個分の果汁を加える。すぐにいただく。

4ポーション：175kcal、たんぱく質16g、脂質1g、飽和脂肪0.1g、炭水化物27g、糖類0.6g、食物繊維0.4g、塩分1.13g、ナトリウム443㎎

モロッコ風ラムのスープ（ハリーラ）

この古典的なモロッコ風スープは、昔から中東の多くの国々で、ラマダン明けに供されていたものです。栄養豊富でおいしく、これだけで1食分の食事になります。最後に加えるレモンが独特の風味をスープに与えます。

脂肪分の少ないラムの脚肉	225g（1cmのさいの目切り）
オリーブ油	大さじ1
ターメリック	小さじ1/4
シナモンパウダー	小さじ1/2
ショウガ	小さじ1/2（すりおろす）
タマネギ	2個（刻む）
生のコリアンダー	大さじ2（刻む）
塩分無添加のカットトマト	1缶（400g）
ハリッサ	小さじ1（または赤トウガラシ小1本、種を取り、みじん切り）
赤レンズマメ	125g
煮たヒヨコマメ	125g（缶詰の場合は、冷水で洗う）
バーミセリ	50g（2.5cmに折る）
卵	1個（レモン1/4個分の果汁を加えて溶く）
レモン少量	飾り用（なくても可）

4人分

鍋にさいの目切りのラム肉を入れ、油、スパイス、タマネギ、コリアンダーを加えて、焦がさないようにかき混ぜながら、弱火で10分炒める。

トマトを汁ごと加え、ハリッサを入れ、1.5lの冷水を注ぐ。沸騰させ、火を弱めて、レンズマメを加えてとろ火で2時間煮る。

できあがったら、煮たヒヨコマメと折ったバーミセリを加え、さらに5分煮る。

木のスプーンで卵とレモン果汁を溶きいれる。黒コショウで味をととのえ、お好みでレモンを添えて、すぐにいただく。

4ポーション：392kcal、たんぱく質31g、脂質13g、飽和脂肪4.1g、炭水化物41g、糖類6.7g、食物繊維4.7g、塩分0.56g、ナトリウム220mg

ザルーク（モロッコ風ナスのサラダ）

ザルークは、伝統的なモロッコのサラダで、ナスとトマトとズッキーニをピューレのようにしたものです。熱いままでも冷めてもおいしく、フォークでそのまま食べたり、ディップとして使ったりします。伝統的には、中東の平たいパンと一緒に食べますが、イタリアのブルスケッタ風に、ニンニクをこすりつけたトーストにのせるのもお勧めで、どちらもとてもおいしいですよ。

ナス	400g（2cm角に切る）
オリーブ油	大さじ3
ニンニク	2片（つぶす）
赤トウガラシ	1本（種を取り、みじん切り）
ズッキーニ	大1本（2cm角に切る）
ターメリックパウダー	小さじ1/4
クミンパウダー	小さじ1/2
パプリカパウダー	小さじ1/2
プラムトマト	300g（1cm角に切る）
生のイタリアンパセリ	大さじ3（粗く刻む）
生のコリアンダー	大さじ3（粗く刻む）
挽きたての黒コショウ	
レモン果汁	1/4個分

4人分

鍋に水を入れて沸騰させ、ナスを入れて弱火で15分煮る。よく水気を切り、ふきんで拭く。

大きなテフロン加工のフライパンにオリーブ油を熱し、ニンニク、トウガラシ、ズッキーニを入れ、ズッキーニがしんなりするまで弱火で炒める。煮たナスとスパイスを加えてさらに5分炒め、トマトを加える。さらに加熱しながら、スプーンで材料をつぶし、粗いパルプ状にする。

材料に十分火が通ったら、ハーブと黒コショウ、レモン果汁を加える。そのまま冷ます。室温でいただくと、とくにおいしい。

4ポーション：122kcal、たんぱく質3g、脂質9g、飽和脂肪1.2g、炭水化物7g、糖類5.6g、食物繊維3.5g、塩分0.03g、ナトリウム13mg

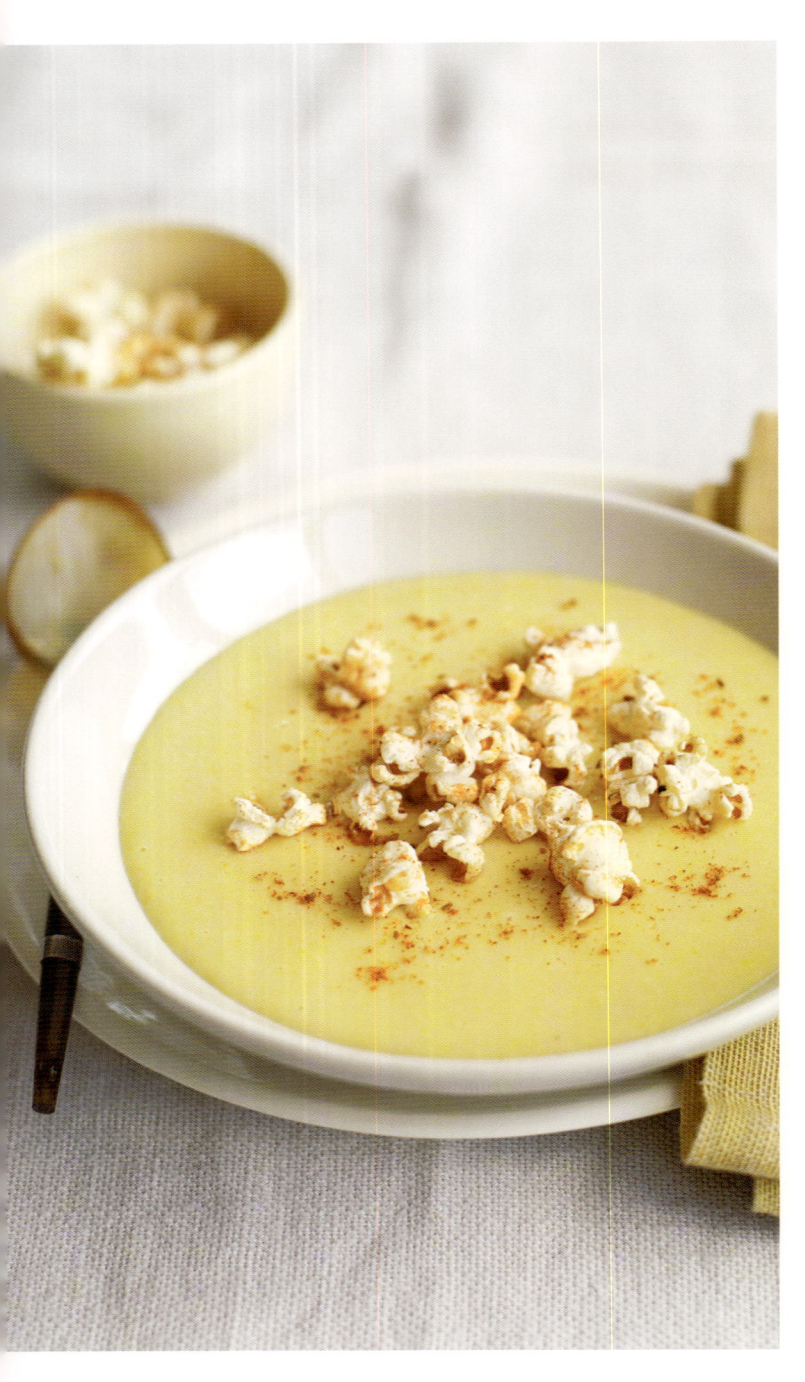

焼きトウモロコシのスープ チリ風味のポップコーン添え

このレシピには、軸つきの生のトウモロコシが必要です。軸を使うことで、ベースのストックの風味が増します。ポップコーンは塩分無添加のものを。

軸つきのトウモロコシ	大 2 本（皮つきのまま）
野菜のストック	1ℓ（p.156を参照、市販の液体ストックや固形ストックを使う場合は、"低塩"タイプのものを）
オリーブ油	大さじ 2
タマネギ	1個（皮をむき、刻む）
リーキ	小1本（白い部分を刻む）
トウモロコシのトルティーヤ	2枚（小さく切る）
低脂肪牛乳	150 mℓ

チリ風味のポップコーンの材料
- 塩分無添加のプレーンなポップコーン 100g
- チリパウダー 1つまみ
- クミンパウダー 1つまみ

4人分

オーブンを190℃に予熱する。

トウモロコシを皮つきのままロースト皿にのせ、オリーブ油大さじ1を上からかけ、オーブンで30分焼く。ときどきひっくり返しながら、全体に焦げ目をつける。完全に焼け焦げてしまわないように注意。オーブンから出して皮をむき、ナイフで穀粒を外して、とっておく。

軸を小さく切り、深鍋に入れて、ストックを注ぎ、沸騰させる。火を弱めて、弱火で45分煮る。ストックを濾して、軸を取りのぞく。

鍋に残りの油を熱し、タマネギとリーキを入れて中火で2〜3分炒める。小さく切ったトルティーヤとストック、トウモロコシの穀粒を加え、沸騰させる。弱火で30分煮る。ミキサーに移し、なめらかになるまで撹拌する。牛乳を加え、黒コショウで味をととのえる。保温しておく。

ポップコーンをボウルに入れ、チリパウダーとクミンを加え、よく混ぜあわせる。スープを温めた皿に注ぎわけ、チリ風味のポップコーンをトッピングする。

4ポーション：402kcal、たんぱく質10.2g、脂質20.4g、飽和脂肪2.7g、炭水化物47.3g、糖類6.6g、食物繊維2.9g、塩分0.81g、ナトリウム321mg

カニのカクテルサラダ

新鮮なカニを楽しめる、お気に入りの料理の1つです。フルーティーな風味の低脂肪のクレーム・フレーシュと、コリアンダー、果汁たっぷりの柑橘類であえます。私はマティーニグラスにエレガントに盛りつけるのが好きです。なるべく新鮮な生のカニの身を用意してください。

生のカニ身	350g
ライム果汁	2個分
メープルシロップ	大さじ2
シェリービネガー	小さじ1
パイナップル	100g (1cm角に切る)
オレンジ	大1個
ピンクグレープフルーツ	1個
生のコリアンダー	大さじ2+飾り用にも少量(刻む)
低脂肪のクレーム・フレーシュ	大さじ2
ゴールデンレーズン	50g
	(ぬるま湯に30分浸け、水気を切って拭く)
リトルジェムレタス(小さなロメインレタス)	2個
	(葉をはがし、ちぎる)

4人分

オレンジとグレープフルーツの皮をむき、わたをていねいに取りのぞく。よく切れるナイフで果肉に切りこみを入れ、薄皮から切りはなす。果汁はとっておく。果肉を小さなさいの目に切る。

切ったオレンジとグレープフルーツをボウルに入れ、さいの目にしたパイナップルとレーズンを加える。カニの身を加え、軽く混ぜあわせる。

別のボウルに、ライム果汁とメープルシロップ、ビネガー、果物から出た果汁を入れて泡立て器で撹拌する。クレーム・フレーシュとコリアンダーを加え、黒コショウをふってよく混ぜあわせる。できたドレッシングを果物とカニの身に加え、黒コショウで味をととのえ、かき混ぜてあえる。

ちぎったレタスを4つのマティーニグラスの底に敷き、あえたカニの身をのせ、コリアンダーを飾って、いただく。

4ポーション:176kcal、たんぱく質16g、脂質3g、飽和脂肪0.9g、炭水化物23g、糖類22.8g、食物繊維2g、塩分0.95g、ナトリウム376mg

タラと甲殻類のサラダ 焼きパプリカ添え

前菜やビュッフェ用のサラダにぴったりのメニューです。シーフードミックスは、余分な塩分を取りのぞくために、流水にさらしましょう。

魚のストック	150㎖
	(p.156を参照、市販の液体ストックや固形ストックを使う場合は、"低塩"タイプのものを)
ローレル	1枚
持続可能な漁法で収獲されたタラ(皮なし)	400g
焼きパプリカのオイル漬け	200g (油を切る)
ニンニク	2片(つぶす)
生のパセリ	大さじ2(粗く刻む)
調理済みのシーフードミックス(エビ、ムール貝、イカ)	250g
	(流水にさらし、水気を切る)
シェリービネガー	小さじ1
レモン果汁	½個分
オリーブ油	大さじ3
挽きたての黒コショウ	
スモークパプリカパウダー	1つまみ
レモンのくし切り	飾り用

6人分

小鍋に魚のストックとローレルを入れて火にかける。沸騰したら火を弱め、タラを加える。タラに火が通り、やわらかくなるまで、とろ火で4〜5分煮る。タラを取りだし、冷ましておく。

ストックからローレルを取りだし、ふたたび沸騰させて、半量になるまで煮つめる。ボウルに移し、冷ましておく。

パプリカを細切りにしてボウルに入れ、ニンニク、パセリ、シーフード、煮つめて冷ましたストック、シェリービネガー、レモン果汁、オリーブ油を加える。よく混ぜあわせる。

火を通したタラの身をほぐし入れ、挽いた黒コショウとスモークパプリカパウダーで味をととのえる。軽く混ぜあわせる。くし切りのレモンを飾って、いただく。

4ポーション:328kcal、たんぱく質34g、脂質17g、飽和脂肪2.3g、炭水化物10g、糖類5.5g、食物繊維4.4g、塩分2.81g、ナトリウム1107g

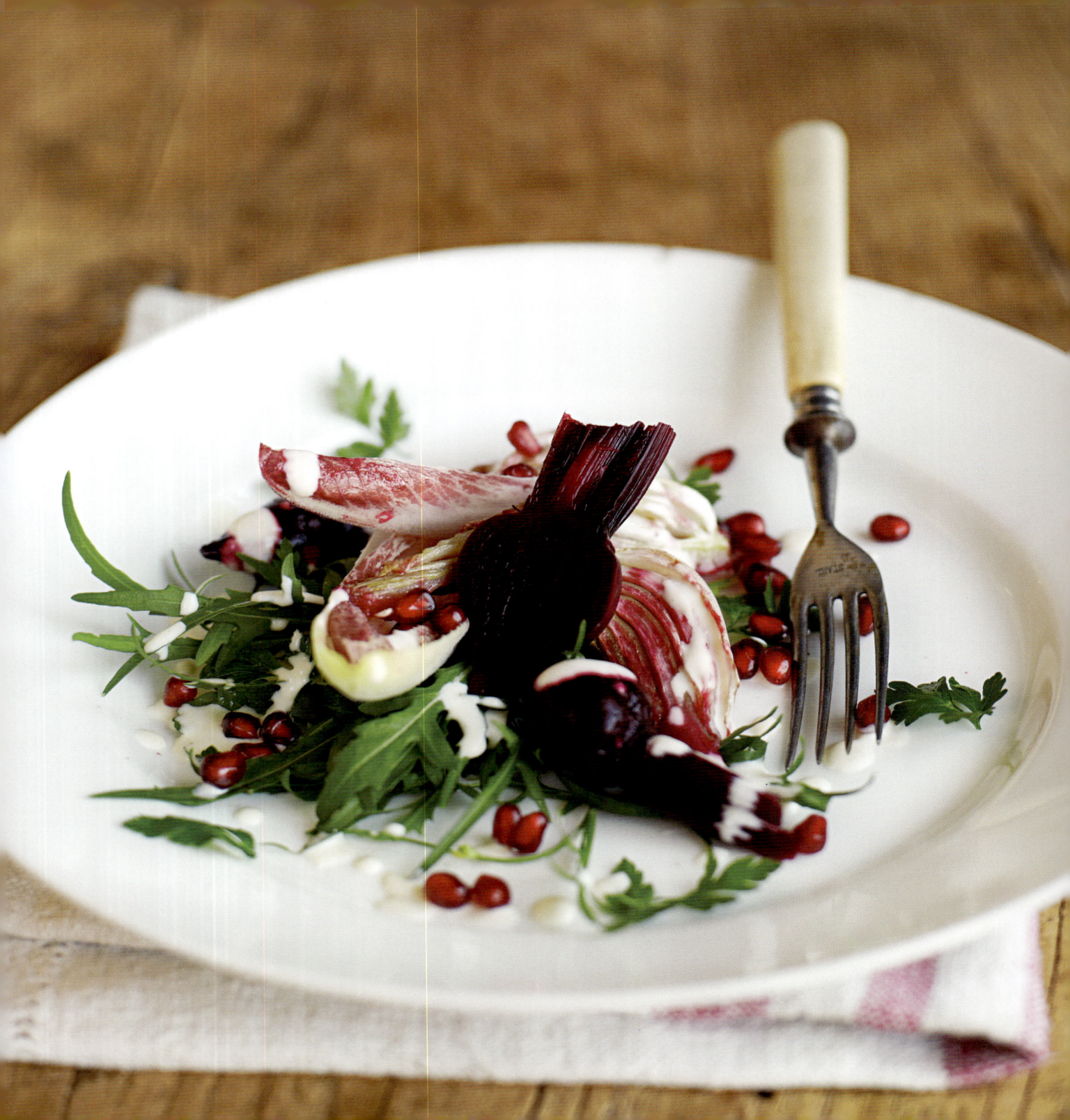

ビーツとフェンネルと ザクロのサラダ

自分でビーツを焼くのが面倒なら、調理済みのものを使ってもかまいません（ただし酢漬けはダメ！）。ザクロの種を取りだすときには、水のなかで掻きだします。すると、種だけが沈み、白い皮は水に浮きます。

小さいビーツ 600g
　　　（できれば茎つきのもの）
オリーブ油...........................大さじ2
フェンネルの株元.......................2個
　　　（皮をむき、くし形に切る）
ベルジアンエンダイブ（チコリ）...2株
　　　（葉をはがす）
ルッコラの葉 250g
生のイタリアンパセリの葉....大さじ2
ザクロ................................ 中1個
（種を取りだし、水気を切る。上記参照）

ドレッシングの材料
タヒニ（練りゴマ）........大さじ1
低脂肪のナチュラルヨーグルト
.... 100㎖
クミンパウダー 小さじ1
ニンニク .... 1片（つぶす）
レモン果汁 1個分
挽きたての黒コショウ

4人分

オーブンを180℃に予熱する。

ドレッシングを作る。タヒニ、ヨーグルト、クミン、ニンニクをボウルに入れ、レモン果汁を混ぜいれ、黒コショウで味をととのえる。しばらくおく。

ビーツの茎を少し残して、余分な部分を除く。アルミホイルにのせ、オリーブ油をかけ、フェンネルのくし切りを加え、ホイルを丸めてなかの野菜を固定する。焼き皿にのせ、やわらかくなるまで1～1.5時間ローストする。温かいうちにビーツの皮をむき、小さなくし切りにする。

ベルジアンエンダイブ、ルッコラ、パセリの葉を混ぜあわせ、皿に4等分する。ローストしたビーツとフェンネルをのせ、ドレッシングをかけ、ザクロの種を散らして、いただく。

4ポーション：220kcal、たんぱく質9g、脂質11g、飽和脂肪1.6g、炭水化物22g、糖類18.1g、食物繊維8.1g、塩分0.35g、ナトリウム138㎎

カボチャのローストと ココナッツのサラダ

夏カボチャと冬カボチャという呼び方がありますが、店にはたいてい年中同じ1、2種類の品種が並んでいるので、ピンときませんよね。いちばん一般的なものは、おそらくバターナッツとパンプキンでしょうが、このサラダには、たいていの品種が使えます。

バターナッツカボチャ........... 小1個
　　　（皮をむき、種を取って、
　　　　　大きめに切る）
オニオンスクオッシュ
（タマネギに似た小さなカボチャ）
　　　..................................1個
（皮をむき、種を取って、大きめに切る）
ズッキーニ 大2本
　　　（厚めの輪切り）
オリーブ油........................ 大さじ1
挽きたての黒コショウ

ドレッシングの材料
レッドタイカレー・ペースト
.... 小さじ1
低脂肪のココナッツミルク
.... 150㎖
ライム果汁 2個分
ショウガ...................... 2.5cm
　　　（皮をむき、すりおろす）
生のコリアンダー......... 大さじ2
　　　（刻む）
生のミント .... 大さじ1（刻む）

4人分

オーブンを200℃に予熱する。

カボチャとズッキーニをロースト皿に並べ、少量のオリーブ油をかけ、黒コショウで味をととのえる。オーブンに入れ、カボチャがやわらかくなり、カラメル色になるまで25～30分ローストする。焼けたら冷ましておく。

ボウルにドレッシングの材料を入れて泡立て器で撹拌する。

カラメル色になったカボチャとズッキーニをボウルに入れ、ドレッシングをかけて混ぜあわせる。ピーナッツを散らして、いただく。

4ポーション：194kcal、たんぱく質7g、脂質11g、飽和脂肪4.5g、炭水化物19g、糖類11.6g、食物繊維4.9g、塩分0.19g、ナトリウム76㎎

第2章　スープ&サラダ

コショウ風味のマグロ、スイカ、グレープフルーツのサラダ

この料理には、ごく新鮮なマグロを使うことが肝心です。外側をさっと焼き、なかは半生の状態で食べるためです。果物とマグロがとてもよく合い、どんな食卓にもふさわしい、すばらしいサラダです。

持続可能な漁法で収穫された
ごく新鮮なマグロの切り身 ....150g×4切れ（血と筋を取りのぞく）
オリーブ油..大さじ4
黒コショウの粒..小さじ4（砕く）
皮をむいたスイカ .... 100g（角切り）
アボカド .... 1個（半分に切って種を取り、薄切り）
グレープフルーツ..1個
　　　　　　（皮をむき、小房に切りわける。果汁はとっておく）
ワケギ...3本（みじん切り）
赤トウガラシ.. 1本（種を取り、みじん切り）
レモン果汁 1個分
コンチネンタルサラダミックス（クレソン入りのもの） 250g
コリアンダークレス（マイクログリーンの一種）.........飾り用（なくても可）

4人分

炭火焼き グリルかグリルパンを、煙が出るぐらいに予熱する。マグロの切り身に大さじ1のオリーブ油を塗り、砕いた黒コショウにマグロを押しつける。

熱したグリルで両面を30秒ほど焼いて旨みをとじこめ、火からおろす。

スイカ、アボカド、グレープフルーツ、ワケギをボウルに入れ、トウガラシ、残りの油、レモン果汁、グレープフルーツ果汁を加える。よく混ぜあわせ、サラダミックスを加える。

マグロの身をそれぞれきれいに3等分する。サラダを皿に4等分し、コショウのついたマグロをのせ、好みでコリアンダークレスを散らして、いただく。

4ポーション： 413kcal、たんぱく質38g、脂質25g、飽和脂肪3.9g、炭水化物10g、糖類7.1g、食物繊維2.5g、塩分0.2g、ナトリウム79mg

パンツァネッラサラダ ネクタリンのグリル添え

パンツァネッラは、トスカーナ地方生まれのサラダで、ありとあらゆる食材が使われるので、よく"残り物のサラダ"と呼ばれます。伝統的には、パンをドレッシングに浸しますが、私はトーストのカリカリした食感のほうが好きです。このレシピには、ネクタリンのグリルも加えてあります。旬の季節には、ジューシーでさわやかな風味を添えてくれます。

実の詰まった完熟ネクタリン ....4個（種を取り、くし形に6等分する）
オリーブ油...大さじ4
食パン ....小1斤（1cm角に切り、トーストする）
チェリートマト...300g（半分に切る）
赤タマネギ..1個（薄切り）
種を取ったグリーンオリーブ .... 50g（流水にさらす）
低脂肪のモッツァレラチーズ ....1個（125g、大きめの角切り）
ルッコラの葉 300g
小さなバジルの葉（またはマイクログリーンのバジル） 20枚
白バルサミコ酢（または白ワインビネガー）................................大さじ1
ニンニク .... 1片（つぶす）

4人分

炭火焼き グリルかグリルパンを、煙が出るぐらいに予熱する。ネクタリンに大さじ1のオリーブ油をまんべんなく塗る。グリルに入れ、ときどきひっくり返しながら、全体に軽く焦げ目がつくまで4〜5分焼く。グリルから取りだして冷まし、黒コショウで味をととのえる。

ボウルにトマト、タマネギ、グリーンオリーブ、モッツァレラ、ルッコラ、バジルを入れて混ぜあわせる。

ビネグレットを用意する。別のボウルに、酢と残りの油、ニンニクを入れ、泡立て器で撹拌する。黒コショウで味をととのえる。トマトにビネグレットをかけて混ぜあわせ、切ってトーストしたパンを加える。20分マリネする。

サラダを皿に4等分し、ネクタリンのグリルをのせる。

4ポーション： 485kcal、たんぱく質21g、脂質27g、飽和脂肪9.9g、炭水化物43g、糖類17.1g、食物繊維5g、塩分2.03g、ナトリウム798mg

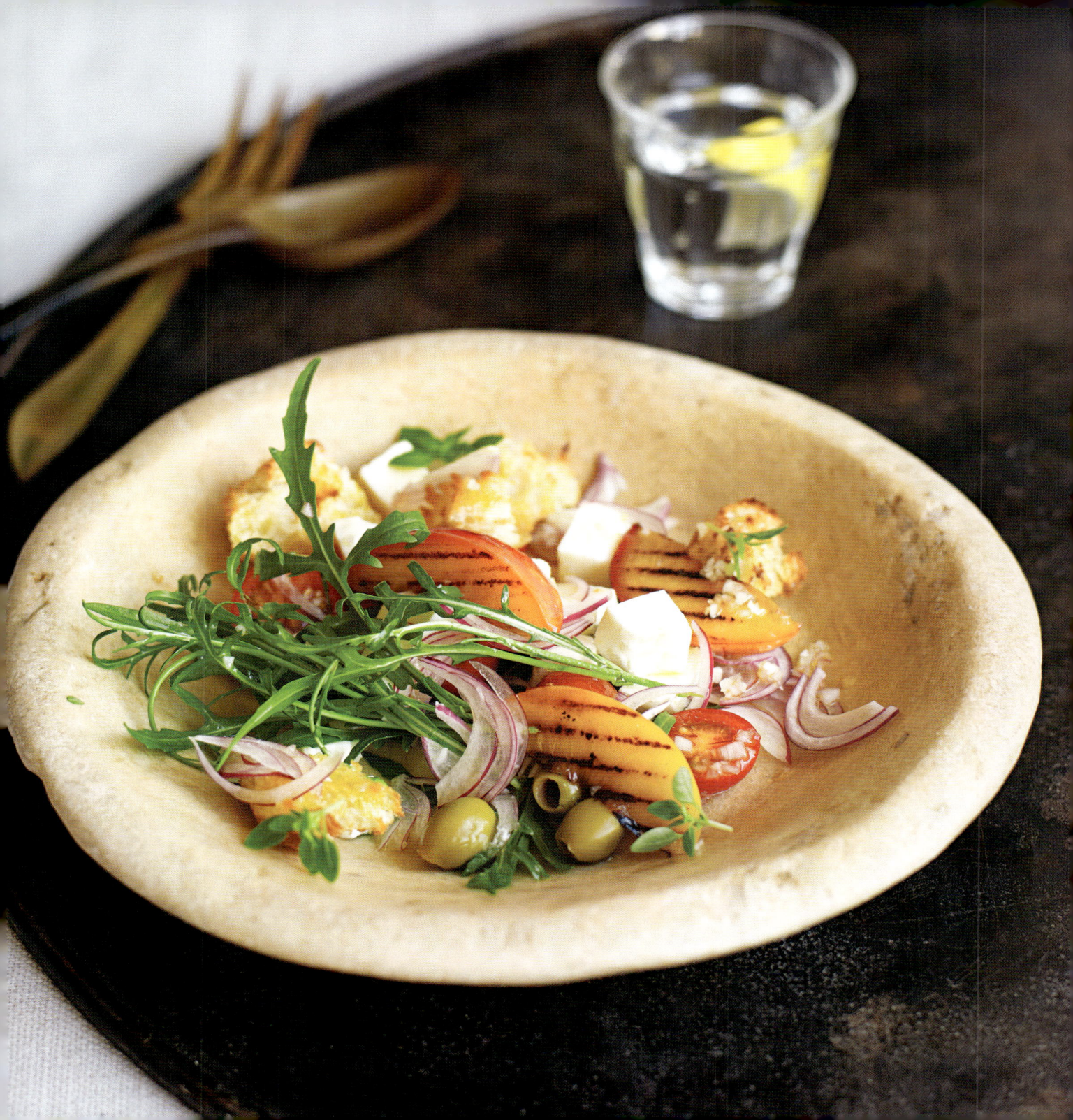

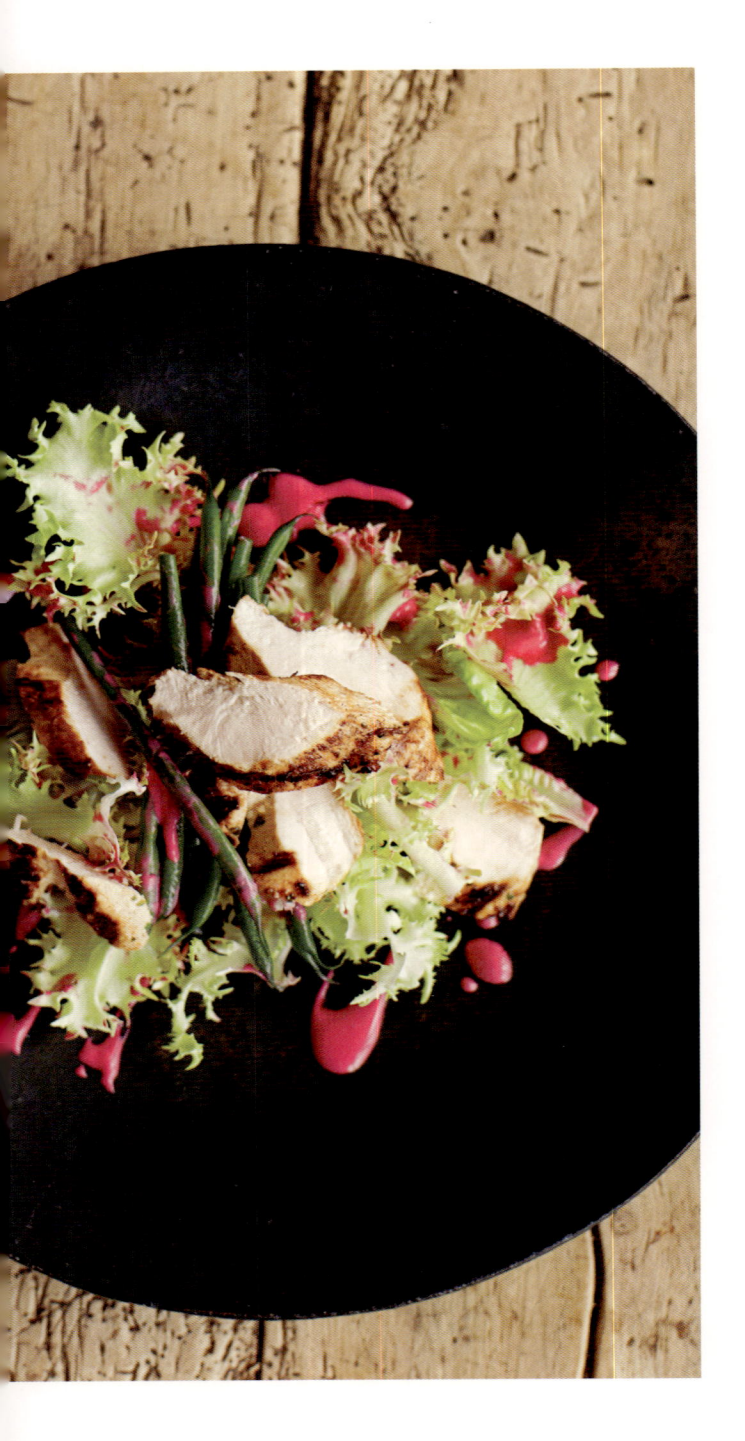

パンジャブ風チキンサラダ

インドのパンジャブ風のスパイシーなチキンサラダ。低脂肪で、ビーツとヨーグルトのドレッシングがとてもおいしいので、アジア料理が好きな人はきっと気に入るはずです。

鶏胸肉	170g×4切れ
	(骨と皮を取りのぞいたもの)
リトルジェムレタス	2個
フリゼレタス	200g
茹でたインゲンマメ	200g
ミント	小さじ2 (刻む)

マリネ液の材料

レモン果汁	1個分
低脂肪のナチュラルヨーグルト	100mℓ
コリアンダー	大さじ2 (刻む)
ショウガ	2.5cm (皮をむく)
ニンニク	2片 (つぶす)
ガラムマサラ	大さじ1
カイエンペッパー	小さじ½
ヒマワリ油	大さじ1

ドレッシングの材料

生のビーツ	大1個
	(皮をむき、大きめに切る)
ニンニク	1片 (つぶす)
低脂肪のナチュラルヨーグルト	100mℓ
クミンパウダー	1つまみ
レモン果汁	½個分

4人分

鶏胸肉を耐食性の容器に入れる。

マリネ液の材料をボウルに入れて混ぜ、鶏肉にかける。ラップをかけ、冷蔵庫に入れて1晩マリネする。

ビーツをジューサーにかけ、できたジュースを小鍋に移し、シロップのように少しとろみがつくまで、半分に煮つめる。ボウルに移して冷ます。

冷めたら、ヨーグルト、レモン果汁、クミン、ニンニクを加え、黒コショウで味をととのえて、しばらくおく。

炭火焼き グリルかグリルパンを熱し、鶏肉をマリネ液から出し、油を塗って、まんべんなくこんがりと焼け、軽く焦げ目がつくまで6〜8分焼く。

レタス、インゲンマメ、ミントをボウルに入れ、ビーツのドレッシングをかけて混ぜあわせる。皿に4等分する。焼いた鶏肉をスライスし、サラダの上にのせる。ミントの葉を散らしていただく。

4ポーション：289kcal、たんぱく質47g、脂質6g、飽和脂肪1.3g、炭水化物11g、糖類8.2g、食物繊維3.3g、塩分0.53g、ナトリウム209mg

レモン風味のキヌアタブレ 野菜のグリル添え

伝統的にはひき割り小麦を使いますが、このレシピでは、かわりにナッツのような風味をもつ南米原産の穀物、キヌアを使っています。

キヌア 175g	オリーブ油 大さじ2
沸騰した湯 .... 450㎖	挽きたての黒コショウ
レモンの果汁と刻んだ皮 2個分	ミントの葉 12枚
ナス .... 小2個(厚くスライス)	(粗く刻む)
ズッキーニ......... 2個(厚くスライス)	極上のケイパー 大さじ2
赤パプリカ 1個	(水で洗い、水気を拭く)
(種を取り、4つに切り、大きめの角切り)	クルミの実 .... 50g (刻む)
黄パプリカ 1個	生のイタリアンパセリ
(種を取り、4つに切り、大きめの角切り)	.... 大さじ2 (粗く刻む)
フェンネルの株元 1個	
(2cm幅にスライスする)	

4人分

キヌアを鍋に入れ、沸騰した湯を注ぎ、ふたをする。キヌアの粒がやわらかくなるまで弱火で20分ほど煮る。ざるに上げ、ボウルに移して冷ます。

ナス、ズッキーニ、パプリカ、フェンネルにたっぷりとオリーブ油を塗り、黒コショウで味をととのえる。

炭火焼きグリルかグリルパンを予熱し、十分に熱くなったら野菜を入れて、軽く焦げ目がつくまでグリルする(何度かに分ける必要がある場合も)。野菜が全部焼けたら、キヌアに加える。

レモンの果汁と皮、ケイパー、クルミ、刻んだハーブをキヌアに加える。よく混ぜあわせ、味をととのえ、いただく。

4ポーション：330kcal、たんぱく質12g、脂質17g、飽和脂肪1.7g、炭水化物34g、糖類11.4g、食物繊維5.5g、塩分0.49g、ナトリウム191㎎

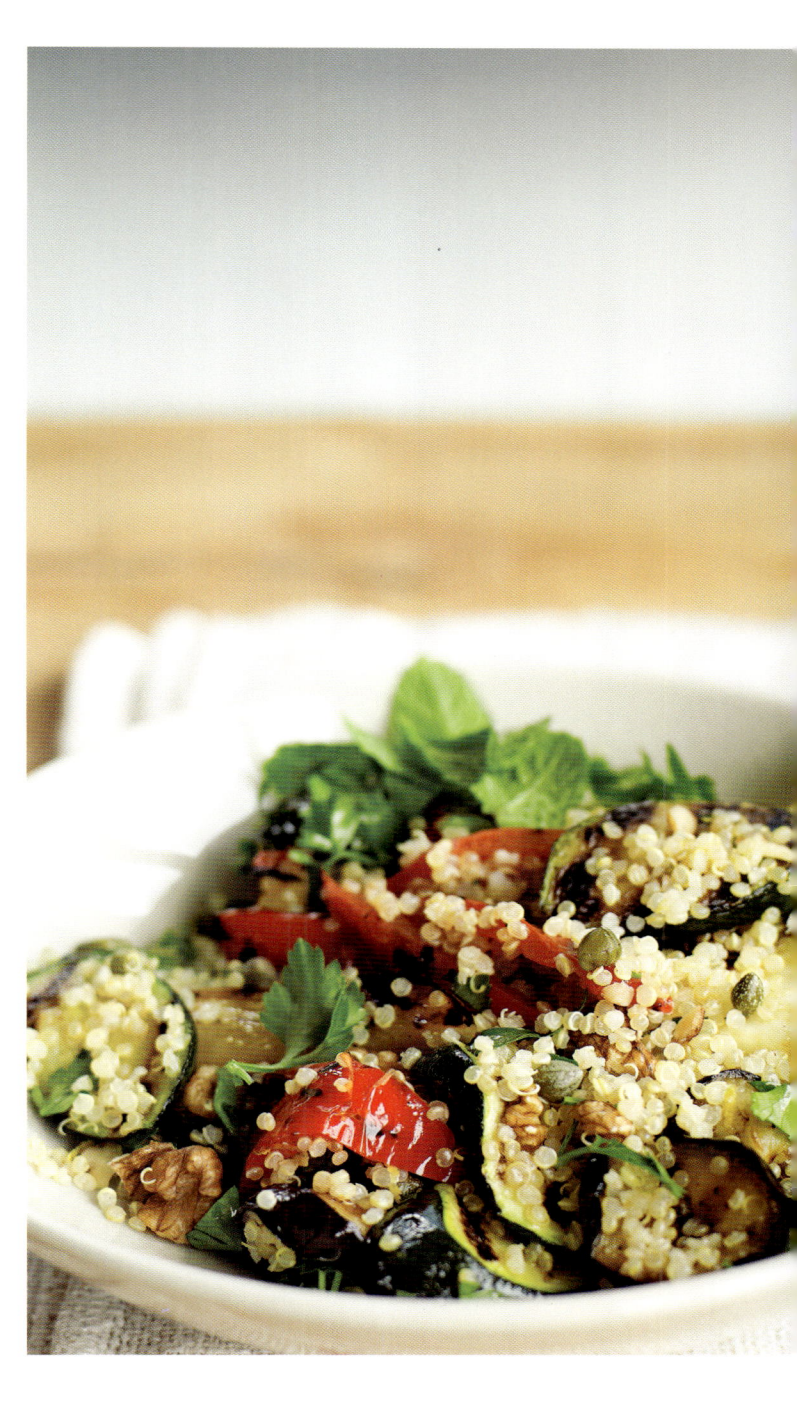

スモークチキンと
トルティーヤのサラダ

かつて、テキサスの「ザ・マンション・オン・タートル・クリーク」でシェフをつとめていた友人のディーン・フィアリングが作ってくれて以来、このサラダは私のお気に入りです。ここでは、そのアイデアを私流にアレンジしてみました。

ニンジン	1本
（皮をむき、みじん切り）	
赤パプリカ	1個
（種を取り、みじん切り）	
緑パプリカ	1個
（種を取り、みじん切り）	
黄パプリカ	1個
（種を取り、みじん切り）	
ヒマワリ油	大さじ2
トウモロコシのトルティーヤ	2枚
生のコリアンダーの葉	1つかみ
スイートコーンの粒	225g
（塩分無添加の缶詰でも可。流水にさらし、水気を拭く）	
煮たブラックビーン	200g
スモークチキン	400g
（細く切る）	

ドレッシングの材料
生のコリアンダーの葉	1つかみ
エシャロット	1個（刻む）
赤トウガラシ	1本
（種を取り、刻む）	
ハチミツ	大さじ2
ライム果汁	4個分

4人分

ドレッシングを作る。コリアンダー、エシャロット、赤トウガラシを100mlの水とともにミキサーに入れ、撹拌してピューレ状にする。ハチミツとライム果汁を混ぜいれる。

ニンジンとパプリカをボウルに入れ、ドレッシングを加えてよく混ぜあわせる。そのまま20分おき、野菜をドレッシングになじませる。

テフロン加工のフライパンに油を熱し、トウモロコシのトルティーヤを入れて、こんがりと焼き色がついてカリカリになるまで、両面を約1分ずつ焼く。トルティーヤを取りだし、キッチンペーパーで拭き、冷ます。

トルティーヤを小さく割り、手早く野菜と混ぜあわせる。コリアンダー、スイートコーン、ブラックビーン、チキンを加え、ふたたび混ぜあわせる。皿にこんもりと盛る。

4ポーション：437kcal、たんぱく質27g、脂質19g、飽和脂肪4.5g、炭水化物43g、糖類14.7g、食物繊維6.2g、塩分3g、ナトリウム1182mg

スペイン風焼きトマトの
サラダ

オーブンでローストしたトマトを、シェリービネガーのドレッシングであえ、クミンとハーブで繊細に味つけしたレシピです。甘いトマトも、歯触りのよいソラマメも、夏に旬を迎えるので、その時期にはとくにおいしいサラダです。

実の詰まった完熟プラムトマト	
	中12個（縦半分に切る）
ニンニク	1片（つぶす）
キャスターシュガー	小さじ2
挽きたての黒コショウ	
クミンパウダー	1つまみ
オリーブ油	大さじ3
莢つきのソラマメ	275g
生のミント	大さじ2（粗く刻む）
ワケギ	4本（みじん切り）
固茹で卵	2個（殻をむき、刻む）

ドレッシングの材料
ニンニク	1片（つぶす）
赤トウガラシ	1本
（種を取り、みじん切り）	
クミンパウダー	小さじ1/4
オリーブ油	大さじ4
シェリービネガー	小さじ2
スペイン産のパプリカパウダー	小さじ1/4

4人分

オーブンを165℃に予熱する。

トマトをベーキングシートにのせ、ニンニク、砂糖、黒コショウ、クミンをふりかける。オリーブオイルを回しかける。オーブンに入れ、トマトの端が丸まり、皺が寄ってくるまで1時間焼く。冷ましておく。この手順は、数時間前にすませておいてもよい。

ソラマメを莢から外し、沸騰した湯で3分茹で、水気を切って冷水にさらす。ふきんで拭き、固い外皮をむく。

ドレッシングを作る。材料をボウルに入れて混ぜあわせる。別のボウルにソラマメ、ミント、ワケギ、トマトを入れ、ドレッシングを好みに合わせてたっぷりとかける。

皿に盛りつけ、刻んだ卵を散らして、いただく。

4ポーション：318kcal、たんぱく質10g、脂質24g、飽和脂肪3.7g、炭水化物16g、糖類11.2g、食物繊維6.9g、塩分0.17g、ナトリウム68mg

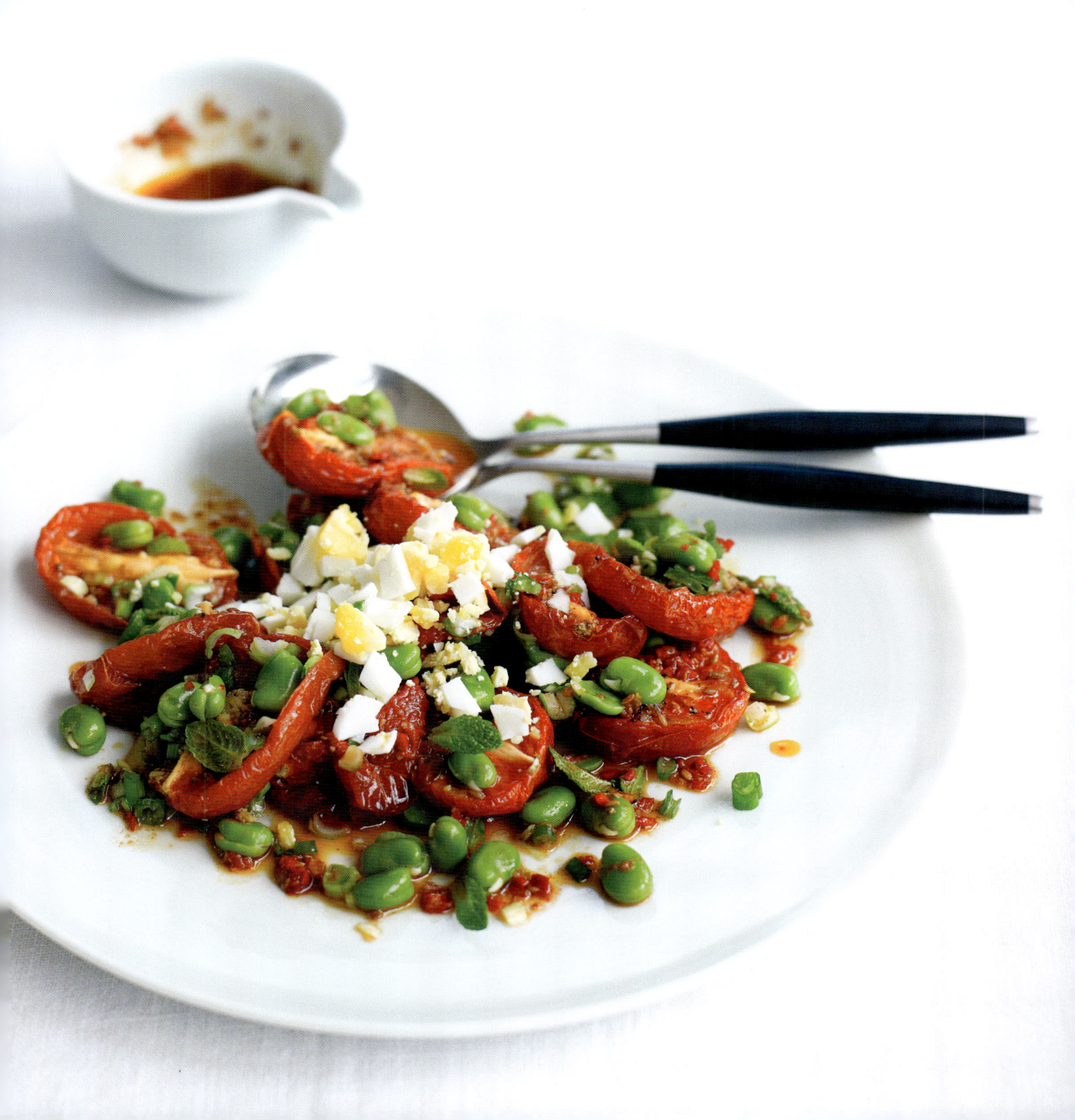

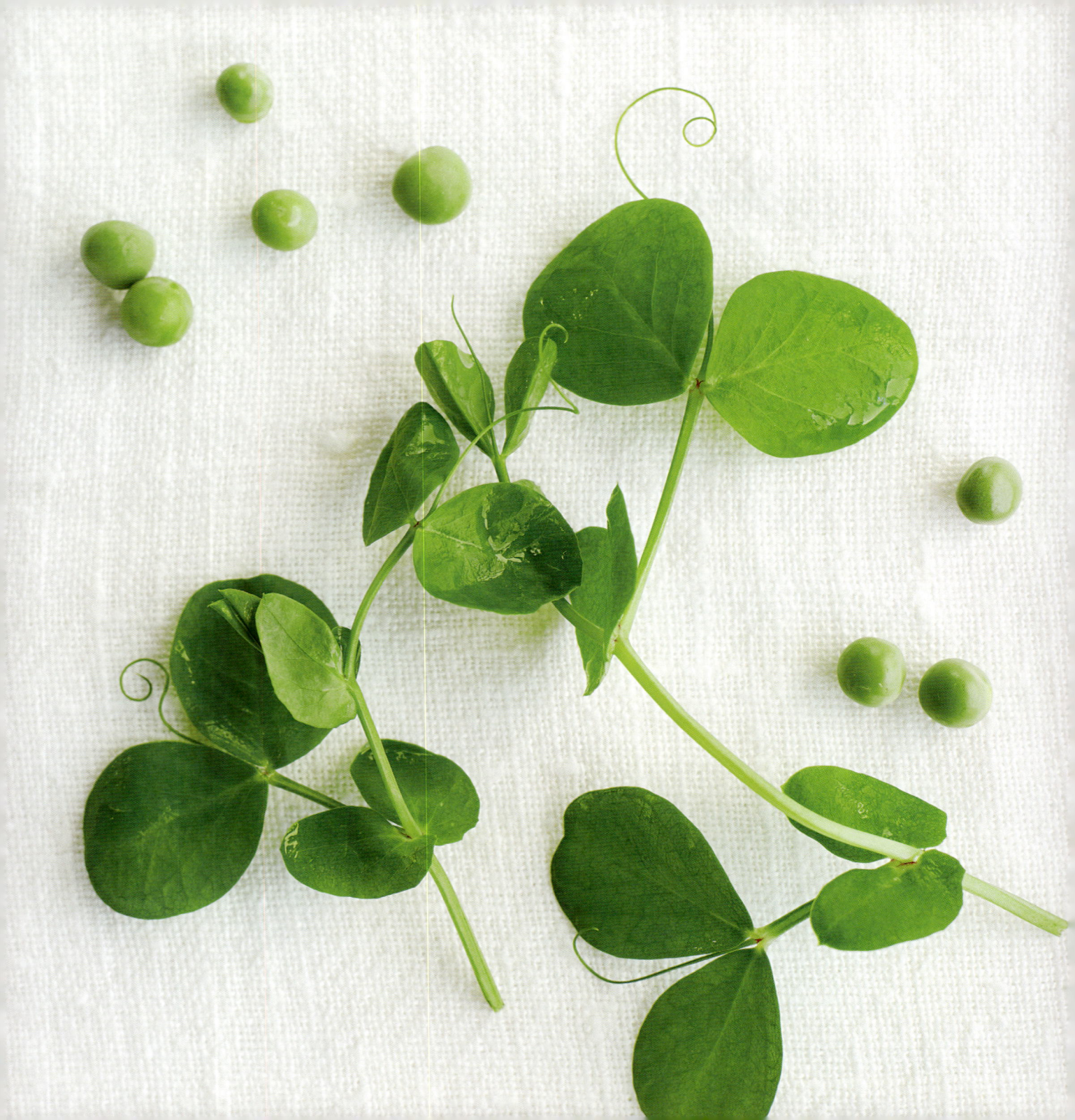

第 3 章

前菜 &
軽食

クラブケーキ（カニ団子）
エビとハリッサ&マンゴーのサルサを添えて

肉や魚のすり身を使ったケーキ（団子）は、多くの国で昔から作られてきました。作り方はかんたんで、とてもおいしい料理です。私のレシピも、例外ではありません。

ヒマワリ油	大さじ1
小さなマイクロクレス（またクレソン）の葉	飾り用
持続可能な漁法で収獲された茹でエビ	大12匹
	（殻をむき、背わたを抜く）

クラブケーキの材料

生のカニの身	475g
全粒粉のパン粉	100㎖
クミンパウダー	小さじ1
ターメリックパウダー	小さじ1/4
パプリカパウダー	小さじ1/4
低脂肪のマヨネーズ	大さじ4
生のコリアンダー	大さじ2（刻む）
乾燥トウガラシフレーク	小さじ1/2
レモン果汁	1/2個分
挽きたての黒コショウ	

マンゴーサルサの材料

赤パプリカ	1個
	（種を取り、小さなさいの目切り）
マンゴー	小1個
	（皮をむき、小さなさいの目切り）
生のコリアンダー	大さじ2（刻む）
メープルシロップ	大さじ2
ハリッサ	小さじ1/4
	（または赤トウガラシ小1本、みじん切り）
ショウガ	2.5cm（皮をむき、すりおろす）
ライム果汁	2個分
挽きたての黒コショウ	

6人分

クラブケーキを作る。ボウルにすべての材料を入れて混ぜあわせる。黒コショウで味をととのえ、冷蔵庫で4時間ほどタネを休ませる。

タネを6等分して、直径7.5cmほどの大きさに丸め、冷蔵庫に戻す。

サルサを作る。すべての材料をボウルに入れ、黒コショウで好みの味にととのえる。食べる前に、1時間ほど味をなじませておく。

テフロン加工の大きなフライパンに油を熱し、クラブケーキを入れ、両面を3〜4分ずつ焼く。

皿にクラブケーキを盛り、エビを2匹ずつのせ、スプーンでサルサをかける。マイクロクレスを飾り、いただく。

6ポーション：228kcal、たんぱく質23.5g、脂質7g、飽和脂肪1g、炭水化物18.9g、糖類10.9g、食物繊維2.2g、塩分1.76g、ナトリウム696㎎

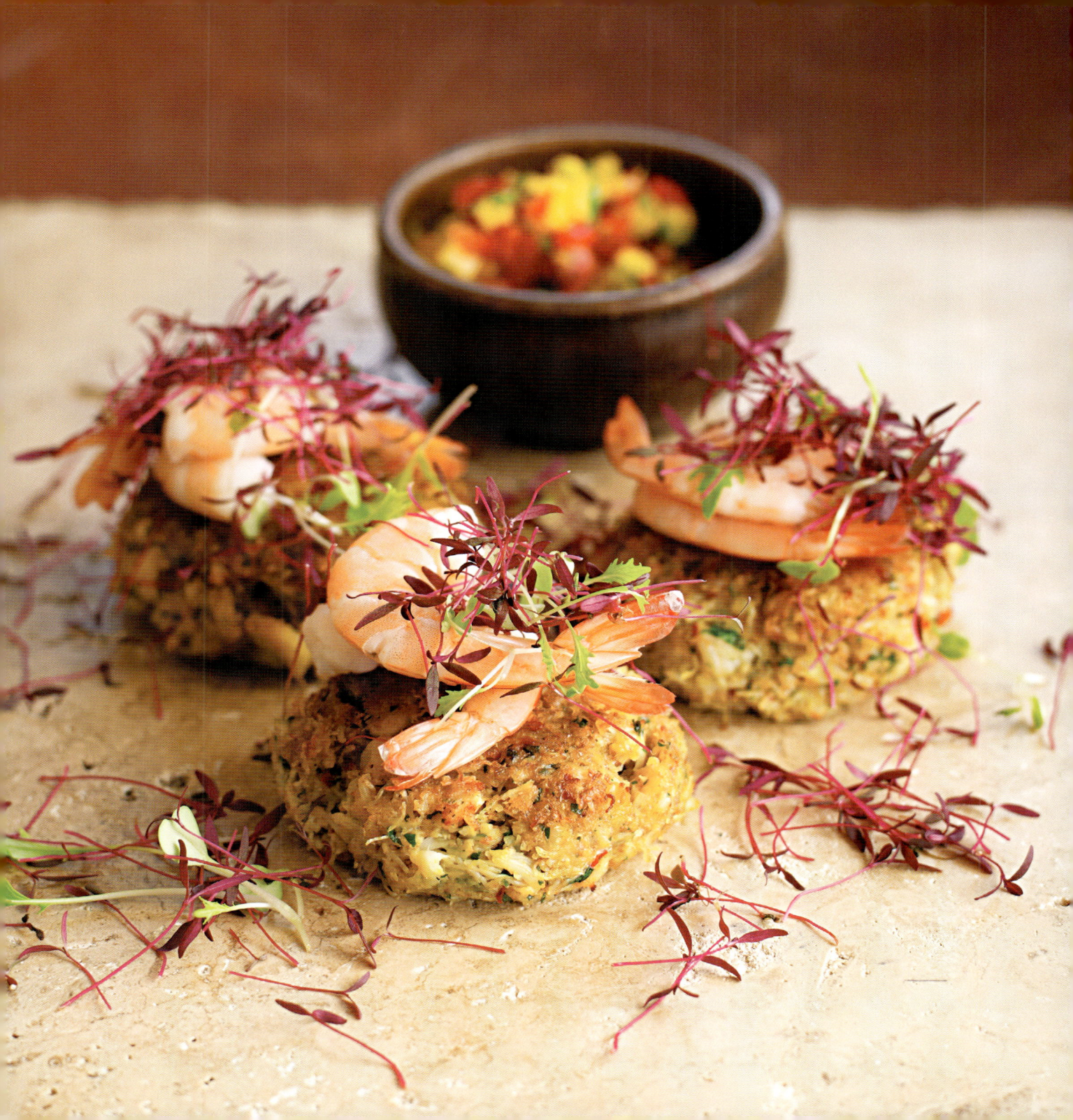

イタリアンパセリのリゾット レモンとエビを添えて

パセリの強い香味が、このリゾットにとてもよく合います。あざやかな彩りもみごとな一品です。

生のイタリアンパセリ	125g（洗う）
オリーブ油	大さじ1
エシャロット	2個（みじん切り）
リゾット用の米（アルボリオ米、カルナローリ米など）	300g
野菜のストック	1ℓ
（p.156を参照、市販の液体ストックや固形ストックを使う場合は、"低塩"タイプのものを）	
持続可能な漁法で収獲された生のブラックタイガー	425g
（殻をむき、背わたを抜き、3つに切る）	
レモンの果汁と刻んだ皮	¼個分
辛口の白ワイン	大さじ2
挽きたての黒コショウ	

4人分

小鍋で沸騰させた湯にパセリを入れ、1分茹でて水気を切る。小さなミキサーにパセリと野菜のストック100mlを入れ、ピューレ状に撹拌して、しばらくおく。

厚底鍋にオリーブオイルを熱し、エシャロットを入れ、ふたをしてやわらかくなるまで弱火で火を通す。米を加え、半透明になるまで1分加熱する。白ワインを加え、1分煮る。

残りのストックを鍋に入れて沸騰させる。このストックを少量米に加え、米が水分を吸ったら、さらに少しストックを加える。ストックがすべて吸収されるまでくりかえし、米がほぼやわらかくなり、少し歯ごたえが残った状態（アルデンテ）で止める。

エビ、パセリのピューレ、レモンの皮と果汁を加え、2分加熱する。黒コショウで味をととのえる。ボウルに4等分していただく。

4ポーション：377kcal、たんぱく質27g、脂質5g、飽和脂肪0.7g、炭水化物60g、糖類1.1g、食物繊維2.8g、塩分0.64g、ナトリウム254mg

イワシのグリル タイ風の薬味を添えて

近頃は、生のイワシがどこでも手に入ります。このレシピでは、タイ風のスパイスをきかせてグリルし、さわやかな薬味を添えていただきます。

生のイワシ	12〜16匹（下処理をする）
ニンニク	2片（つぶす）
乾燥赤トウガラシフレーク	小さじ½
ショウガ	2.5cm（すりおろす）
ライム果汁	1個分
オリーブ油	大さじ2
砂糖	1つまみ

薬味の材料
ライム果汁	2個分
塩分無添加のローストピーナッツ	75g（刻む）
赤トウガラシ	1本（みじん切り）
スイートチリソース	大さじ1
生のコリアンダー	大さじ2（刻む）
赤パプリカ	小1個（種を取り、みじん切り）

4人分

イワシの両面に2〜3箇所切り目を入れる。

ニンニク、トウガラシフレーク、ショウガ、ライム果汁、油、砂糖をボウルに入れて混ぜあわせ、それをイワシの表面にまんべんなく塗りつける。1時間おいて風味をなじませる。

薬味を作る。すべての材料をボウルに入れて、混ぜあわせる。

炭火焼き グリルかグリルパンを、煙が立つぐらいに予熱する。イワシをグリルに入れ、なかまで火が通るまで両面を2〜3分ずつ焼く。薬味をかけ、すぐにいただく。

4ポーション：442kcal、たんぱく質37g、脂質29g、飽和脂肪5.5g、炭水化物8g、糖類5.5g、食物繊維1.5g、塩分0.63g、ナトリウム247mg

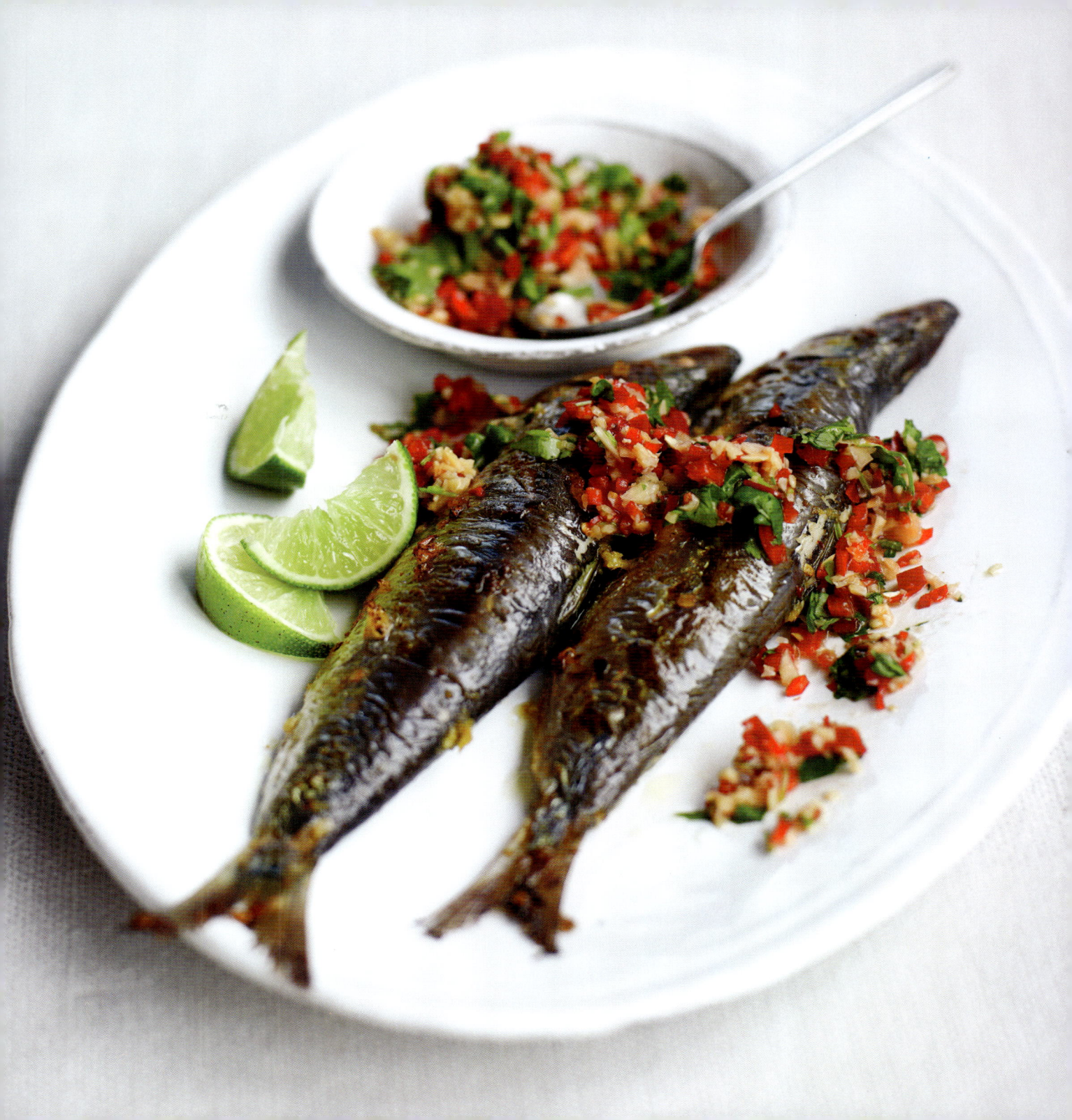

サバとインゲンマメ
ホースラディッシュのアイオリ添え

生のホースラディッシュを売っている食料品店やスーパーマーケットは、あまり多くありません。それで、手に入りやすいペースト状のものを使うことにしました。ただし、塩気の強い製品もあるので、成分表示をチェックしましょう。パプリカは自分で焼いてもいいですが、近頃では瓶詰めのおいしい市販品も出回っています。

ディジョンマスタード	小さじ1
レモン果汁	¼個分
オリーブ油	大さじ3
煮た白インゲンマメ	450g（温める）
焼いた赤パプリカ	2個（皮をむき、小さなさいの目切り）
赤タマネギ	1個（薄切り）
新ジャガイモ	350g（茹でて皮をむき、スライスする）
挽きたての黒コショウ	
持続可能な漁法で収穫された生のサバの切り身	120g×4切れ（骨を取りのぞいたもの）
ルッコラの葉	たっぷり1つかみ
レモンのくし切り	飾り用

アイオリの材料

低脂肪のマヨネーズ	100㎖
ホースラディッシュのペースト	大さじ1
ニンニク	1片（つぶす）

4人分

はじめに、マスタード、レモン果汁、オリーブ油大さじ2を泡立て器で撹拌して、レモンのビネグレットを作る。温めたインゲンマメ、焼いたパプリカ、タマネギ、ジャガイモを加え、黒コショウで味をととのえる。保温しておく。

テフロン加工のフライパンに残りの油を熱し、黒コショウで味つけしたサバの切り身を、皮目を下にして2～3分焼く。皮がカリっとしたら、ひっくり返してさらに2分焼く。

アイオリの材料を混ぜあわせ、黒コショウで味をととのえる。

皿にルッコラの葉を盛りつけ、サバの切り身をのせる。スプーンで少量のアイオリをサバの横に添え、いただく。

4ポーション：645kcal、たんぱく質33.8g、脂質40.6g、飽和脂肪6.7g、炭水化物38.6g、糖類8g、食物繊維11.9g、塩分2.12g、ナトリウム837㎎

サーモンのマリネ
西洋ナシとフェンネルを添えて

特別な日の食卓にぴったりの前菜レシピです。生のサーモンの切り身を、黒コショウ、八角、生のバニラで香りをつけた低温のオリーブ油のなかで調理します。繊細な風味がつき、ほとんど生のままのような見た目に仕上がります。

バニラビーンズ	1本（またはバニラエキストラクト小さじ½）
マイルドなオリーブ油	450㎖
黒コショウの粒	小さじ1（砕く）
八角	3個
持続可能な漁法で獲された、新鮮なサーモンの切り身	150g×4切れ（皮と骨を取りのぞいたもの）
フェンネルの株元	大1個（余分な部分を除き、皮をむき、半分に切る）
レモン果汁	1個分
ディル	大さじ2（粗く刻む）
オリーブ油	大さじ4
実の詰まった完熟の西洋ナシ	小2個（芯を除き、半分に切る）

4人分

バニラビーンズを縦半分に裂く。小さなナイフを使ってなかの黒い種を取りだし、ボウルに入れる。莢を刻み、オリーブ油とともに浅い鍋に入れる。砕いたコショウと八角を加え、油を2分ほど弱火で加熱して、火からおろし、風味を油になじませる。油を濾して鍋に戻し、温度計を使って55℃に加熱する。

温度を一定に保ちながら、サーモンの切り身を、なかまで火が通るまで12〜15分煮る（低温で加熱するため、見た目は半透明になる）。サーモンを皿に移し、キッチンペーパーで余分な油を拭きとり、そのまま冷ます。

半分に切ったフェンネルをスライサーでごく薄切りにし、バニラの種が入ったボウルに加える。レモン果汁、ディル、オリーブ油を加える。西洋ナシも薄切りにし、フェンネルに加える。黒コショウで味をととのえ、混ぜあわせる。

サーモンを4枚の皿に盛りつけ、フェンネルと西洋ナシをのせ、ディルを飾る。室温でいただく。

4ポーション：633kcal、たんぱく質31.3g、脂質53.4g、飽和脂肪8.5g、炭水化物7.4g、糖類6.6g、食物繊維2.7g、塩分0.19g、ナトリウム77mg

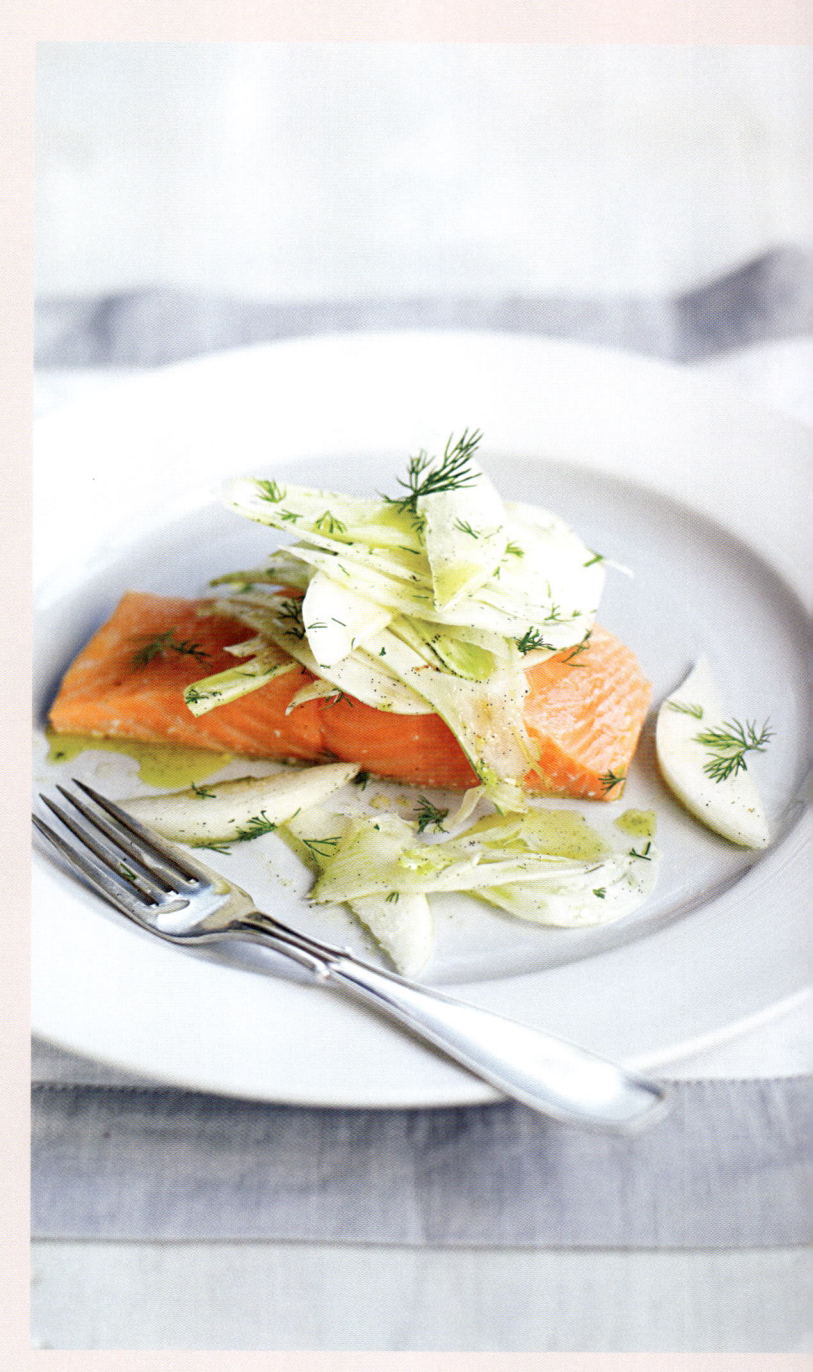

全粒粉のスパゲッティ イワシとレーズンを添えて

このレシピでは、ヴェネツィアの名物料理"サルデ・イン・サオール(酢漬けのイワシ)"とスパゲッティを組みあわせ、レーズンで少し甘味をつけました。とても相性のよい組みあわせです。

生のイワシ	12匹(骨を取り、3枚におろす)
全粒小麦粉	少量
オリーブ油	大さじ2
タマネギ	小1個(薄切り)
キャスターシュガー	小さじ2
白ワインビネガー	60㎖
サフランパウダー	1つまみ
辛口の白ワイン	60㎖
全粒粉のスパゲッティ	450g
レーズン	40g(ぬるま湯に30分浸け、水気を切る)
松の実	大さじ3(軽く炒る)

4人分

イワシの切り身に少量の全粒小麦粉を軽くまぶす。テフロン加工のフライパンに、オリーブ油大さじ1を熱し、イワシを加え、両面を30秒ずつこんがりと焼く。フライパンから取りだし、キッチンペーパーの上で油を切る。

フライパンをふたたび熱し、残りの油を入れる。タマネギと砂糖を加え、キツネ色になるまで5～6分炒める。ワインビネガーを注ぎいれ、サフランと白ワインを加えて2～3分加熱する。フライパンから取りだし、少しおく。

イワシを容器に入れ、タマネギを重ねる。2時間おく。

大鍋に湯を沸かし、スパゲッティをアルデンテに茹で、ざるにあげる。鍋に戻し、イワシとタマネギを加え、さらにレーズンと松の実も加える。混ぜあわせ、黒コショウで味をととのえて、いただく。

4ポーション：795kcal、たんぱく質51g、脂質29g、飽和脂肪4.9g、炭水化物87g、糖類15.2g、食物繊維10.2g、塩分0.9g、ナトリウム355㎎

ムール貝のブイヤベース

ムール貝はどんなふうに料理してもおいしいですが、これはフランス風の一品です。暖かい色合いのソースには、アニスの風味をきかせています。フランスパンのガーリックトーストを添えましょう。

オリーブ油	大さじ1
タマネギ	1個(みじん切り)
ニンニク	1片(つぶす)
フェンネルの株元	小1個(皮をむき、みじん切り)
塩分無添加のカットトマト	1缶(400g)
タイムの葉	小さじ½
ローレル	小1枚
オレンジの果汁と刻んだ皮	½個分
魚のストック	700㎖
(p.156を参照、市販の液体ストックや固形ストックを使う場合は、"低塩"タイプのものを)	
サフラン	1つまみ
ペルノー	大さじ3
ムール貝	1kg(汚れを落とす)
生のイタリアンパセリ	大さじ1(刻む)
バゲット	4切れ
(トーストして、ニンニクとオリーブ油をこすりつける。なくても可)	

4人分

大きな鍋にオリーブ油を熱する。タマネギ、ニンニク、フェンネルを入れ、野菜がやわらかくなり、色づきはじめるまで、10～12分炒める。

トマト、タイム、ローレル、オレンジの皮と果汁を加え、5分間加熱する。

魚のストック、サフラン、ペルノーを加え、沸騰させる。汚れを落としたムール貝を入れ、ふたをして、貝の殻が開くまで3～4分煮る。閉じたままのものは取りのぞく。貝を皿に移し、ソースを注ぎ、刻んだパセリを散らして、バゲットのトーストを添えていただく。

4ポーション：199kcal、たんぱく質14g、脂質5g、飽和脂肪0.7グラム、炭水化物20g、糖類5.9g、食物繊維2.9g、塩分1.05g、ナトリウム414㎎

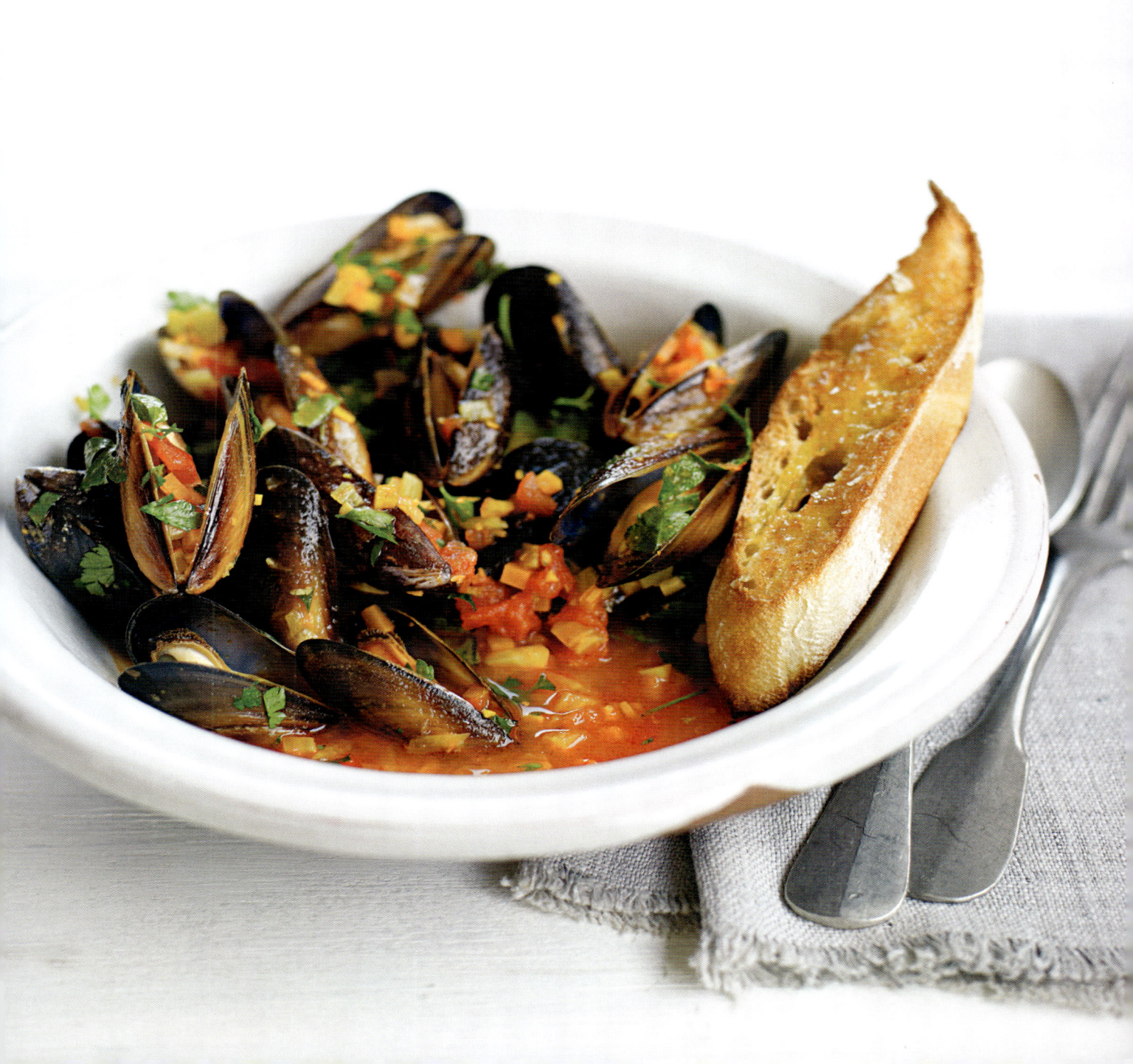

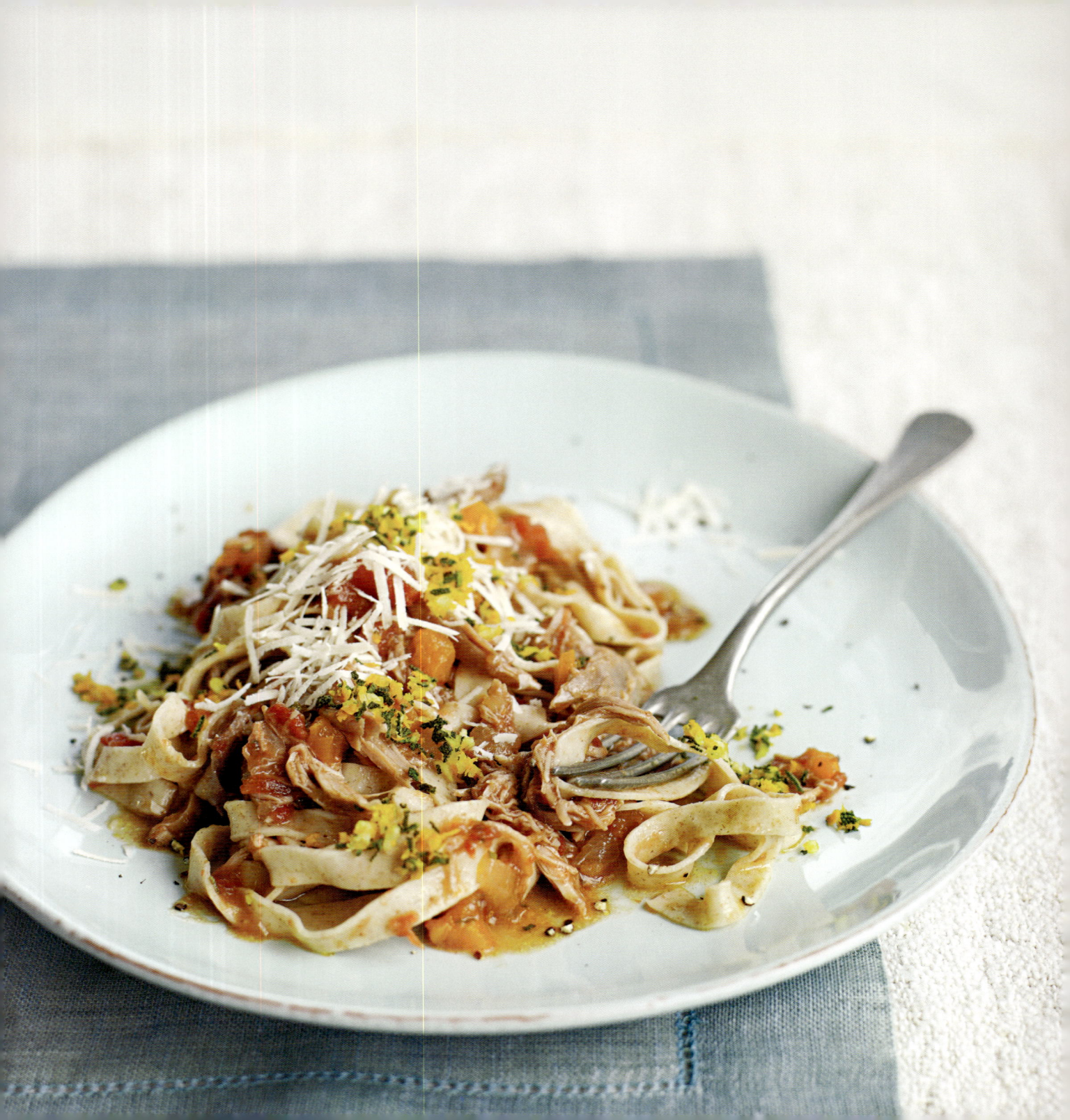

鴨のラグーのパスタ オレンジとセージの グレモラータ風味

全粒粉のパスタのざらざらとした食感が、濃厚で素朴なソースとよく合います。

全粒粉の乾燥パスタ(タリアテッレまたはペンネ) 450g

ラグーの材料
オリーブ油..................... 大さじ3
生の鴨の脚肉 .... 4本(皮をむく)
挽きたての黒コショウ
タマネギ .... 1個(皮をむき、刻む)
ニンジン .... 1個(皮をむき、刻む)
ニンニク .... 2片(つぶす)
セージの葉 .... 4枚(刻む)
赤ワイン 100mℓ
鶏のストック 300mℓ
　(p.156を参照、市販の液体ストックや固形ストックを使う場合は、"低塩"タイプのものを)
カットトマト .... 1缶(200g)
おろしたての
　パルメザンチーズ 大さじ2

グレモラータの材料
セージの葉 .... 4枚(みじん切り)
オレンジの皮..................... 1個分
ニンニク .... ½片(つぶす)
オリーブ油..................... 大さじ2

6人分

鴨のラグーを作る。直火対応のキャセロールか、鍋に油を熱する。鴨の脚肉に黒コショウで味をつけ、鍋に入れて全体に焼き色がつくまで返しながら焼く。皿に移す。鍋に残った肉汁にタマネギ、ニンジン、ニンニクを入れ、淡いキツネ色になるまで炒める。ワイン、ストック、トマトを加え、沸騰させる。セージを加えて火を弱め、鴨肉を鍋に戻す。ふたをして、弱火で1時間煮る。

鴨肉を皿に移して冷まし、骨を外して、肉を鍋のソースに戻し、さらに10分煮る。味をととのえ、保温しておく。

グレモラータを作る。すべての材料をボウルに入れて混ぜあわせる。沸騰した湯でパスタをアルデンテに茹で、ざるにあげる。

鴨のラグーをパスタにからめ、皿に4等分する。少量のパルメザンチーズを散らし、オレンジとセージのグレモラータをかける。

4ポーション：511kcal、たんぱく質31g、脂肪17g、飽和脂肪酸3.6g、炭水化物61g、砂糖5g、食物繊維5.6g、塩分1.73g、ナトリウム682㎎

チュニジア風鶏レバーのケバブ レモンマヨネーズ添え

私と同じく臓物が好きな人なら、かんたんに作れるこの鶏のレバーがきっと気に入るはずです。バーベキューにもぴったりです。

生または冷凍の鶏レバー..... 20個(約450g、緑色の胆汁を取りのぞく)
オリーブ油... 大さじ1
クミンパウダー... 小さじ1
スモークパプリカパウダー... 小さじ1
白ワインビネガー... 大さじ2
挽きたての黒コショウ

レモンマヨネーズの材料
低脂肪のマヨネーズ 150mℓ
レモンの果汁と刻んだ皮... 1個分
ワケギ... 2本(みじん切り)
生のコリアンダー... 大さじ1(刻む)

4人分

キッチンペーパーで鶏レバーの余分な水分を拭きとる。ボウルに油とスパイス、ビネガーを混ぜあわせる。鶏レバーを加え、1時間マリネする。木串4本を水に浸けておく。

鶏レバーをていねいに5つずつ串に刺す。マリネ液を塗る。

炭火焼きグリルかグリルパンをごく高温に熱し、串をのせて、火が通り、まんべんなく軽い焦げ目がつくまで両面を3〜4分焼く。

ボウルにレモンマヨネーズの材料を混ぜあわせ、黒コショウで味をととのえる。

ケバブとマヨネーズを、新鮮なサラダとピタパンの細切りとともにいただく。

4ポーション：242kcal、たんぱく質20g、脂質17g、飽和脂肪2.8g、炭水化物4g、糖類1.2g、食物繊維0.1g、塩分1.07g、ナトリウム422㎎

第3章　前菜&軽食

ポートベロ・マッシュルーム アルフォルノ

"アルフォルノ"とは、イタリア料理の用語で、オーブンで焼いた食べ物という意味です。

ポートベロ・マッシュルーム	大8個(軸を切りとり、とっておく)
オリーブ油	小さじ2
タマネギ	1個(みじん切り)
茹でたホウレンソウ	200g(刻む)
乾燥トマト(油漬けではないもの)	75g(刻む)
低脂肪のモッツァレラチーズ	175g(小さな角切り)
卵黄	1個分
挽きたての黒コショウ	
全粒粉のパン粉	50g
ペストソース	大さじ2

4人分

オーブンを200℃に予熱する。

マッシュルームの軸をみじん切りにする。半量のオリーブ油をテフロン加工の鍋に熱し、タマネギと刻んだマッシュルームの軸を入れ、弱火でやわらかくなるまで炒める。

ホウレンソウとトマトを加え、よく混ぜあわせる。ボウルに移し、冷ます。

モッツァレラを加えてよく混ぜあわせ、卵黄を溶きいれる。黒コショウで味をととのえる。

マッシュルームの傘の部分に、残りのオリーブ油をたっぷりと塗り、それぞれにフィリングを詰める。詰めおわったら、オーブン対応の皿に重ならないように並べる。

ボウルにパン粉と残ったオリーブ油、ペストソースを入れて混ぜあわせ、マッシュルームの上にたっぷりとふりかける。マッシュルームがしんなりとして、パン粉にこんがりと焼き色がつくまで、8～10分オーブンで焼く。

4ポーション：236kcal、たんぱく質18.3g、脂質12.1g、飽和脂肪4.4g、炭水化物14.3g、糖類5.1g、食物繊維4.3g、塩分0.94g、ナトリウム370mg

卵、豆腐、ヒヨコマメのゴア風カレー

私は卵好きなので、卵とヒヨコマメと木綿豆腐で作るこのカレーが大好きです。ベジタリアンフードとしてもすばらしい一品です。炊いたバスマティ米とともにいただきましょう。タマリンドペーストには塩分が含まれていることが多いので、成分表示をチェックしてください。

固茹で卵	6個(茹で時間8分がお勧め、殻をむく)
タマネギ	1個(薄切り)
レッドチリパウダー	小さじ½
ターメリックパウダー	小さじ¼
コリアンダーパウダー	小さじ1
クミンパウダー	小さじ¼
タマリンドペースト	大さじ1
ホウレンソウのベビーリーフ	たっぷり2つかみ(軸を取りのぞく)
プラムトマト	4個(1cm角に切る)
低脂肪のココナッツミルク	1缶(400㎖)
ヒマワリ油	大さじ1
木綿豆腐	300g(1cm角に切る)
茹でたヒヨコマメ	150g
生のコリアンダーの葉	大さじ2(刻む)

4人分

鍋に油を熱し、タマネギを入れて、やわらかくなるまで5分炒める。豆腐を加え、2分炒める。スパイスを加え、弱火でさらに5分炒める。

ホウレンソウとコリアンダーを加え、しんなりするまで2分ほど炒める。トマト、ココナッツミルク、タマリンドペーストを加え、弱火で5分煮る。

固茹で卵を半分に切り、ヒヨコマメとともにカレーに加える。黒コショウで味をととのえ、静かに火を通す。炊いた米と一緒にいただく。

4ポーション：385kcal、たんぱく質21.7g、脂質26.0g、飽和脂肪12.4g、炭水化物17.9g、糖類8.5g、食物繊維4.1g、塩分0.82g、ナトリウム325mg

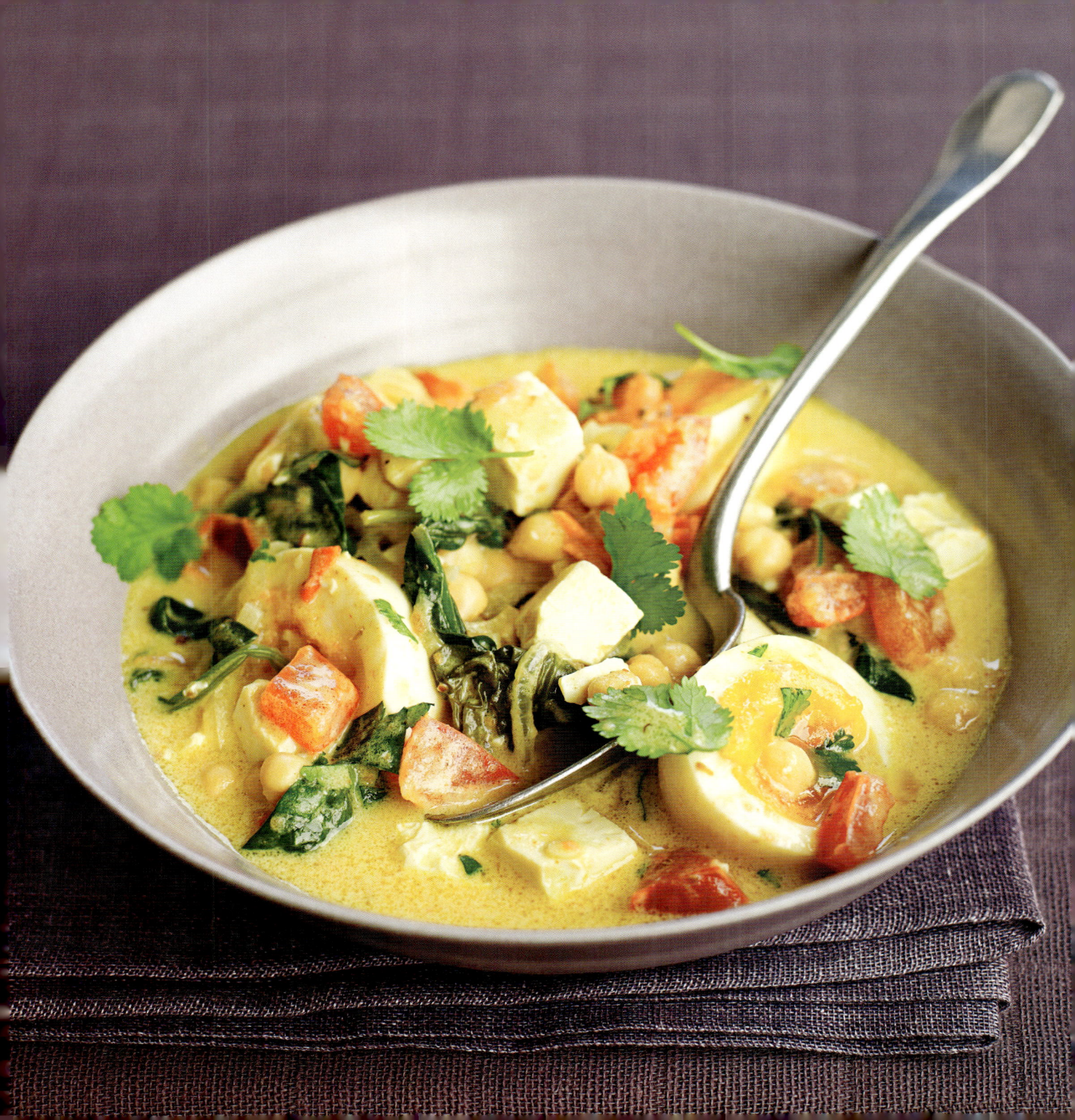

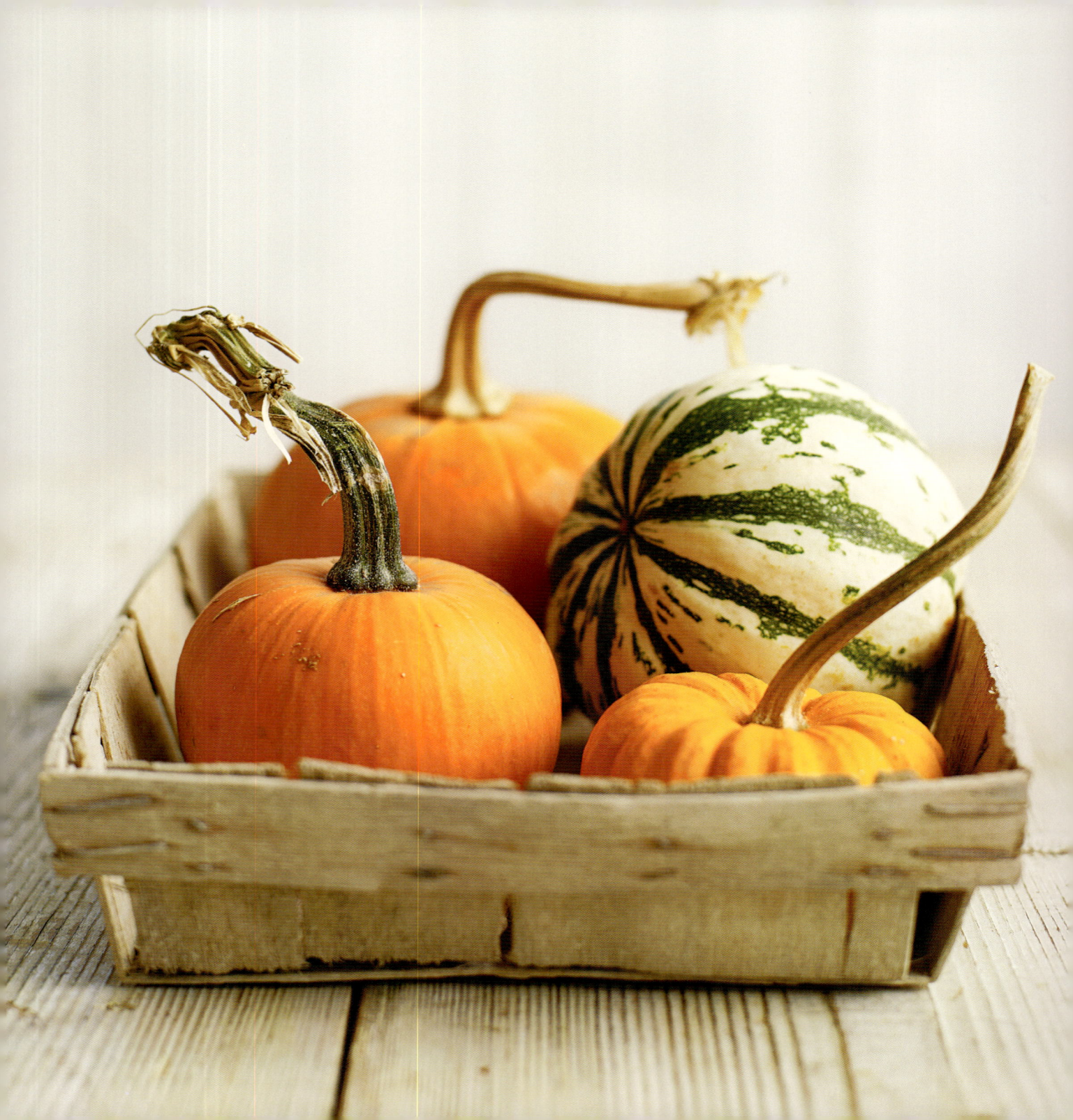

第4章

メイン
ディッシュ

カボチャ、マッシュルーム、パセリのニョッキ

イタリア人は、なにひとつ無駄にはしません。そしてなんでもないものから、じつにすばらしい料理を生みだします。ここでは、古くなった全粒粉のパン粉が、ふんわりと軽いニョッキに生まれかわります。すばらしいベジタリアンフードです。

全粒小麦粉	500g
全粒粉のパン粉	100g
おろしたての パルメザンチーズ	大さじ1
オリーブ油	大さじ2
カボチャ	小1/2個
（皮と種を取りのぞき、さいの目切り）	
ブラウンマッシュルーム	300g
（薄切り）	
ニンニク	2片（つぶす）
生のパセリ	大さじ2
（粗く刻む）	
挽きたての黒コショウ	
ナツメグパウダー	

4人分

小麦粉とパン粉をボウルに入れ、ぬるま湯を加えて、やわらかくもっちりとした弾力のある生地を作る。パルメザンチーズを加え、打ち粉をした台の上に生地をのせる。やわらかくなるまで、4〜5分こねる。

生地を直径2.5cmの棒状にのばし、2cm幅に切る。それぞれを丸めて、親指で押さえ、小さなニョッキの形にする。

大鍋に湯を沸騰させ、ニョッキを入れて、浮かんでくるまで15〜20分茹でる。穴のあいたお玉ですくい、水気を切る。

茹で時間のあいだに、テフロン加工の鍋にオリーブ油を熱し、カボチャを入れ、やわらかくなりかけるまで中火で4〜5分焼く。マッシュルームとニンニクを加え、カボチャと混ぜあわせて火を通し、キツネ色になるまで5分炒める。パセリと水気を切ったニョッキを加え、よく混ぜあわせる。黒コショウとナツメグでしっかりと味をつけ、深めのパスタ皿に盛りつける。

4ポーション：524kcal、たんぱく質21g、脂質10g、飽和脂肪1.8g、炭水化物93g、糖類4.9g、食物繊維14.3g、塩分0.21g、ナトリウム84mg

タンドリー風野菜のグリル

夏には、これらの野菜を炭火のバーベキューで焼くと最高です。伝統的なミント風味のヨーグルトソースを添えていただきます。

クミンパウダー	小さじ1
ガラムマサラ	小さじ1
コリアンダーパウダー	小さじ1
ターメリックパウダー	小さじ1/4
レッドチリパウダー	小さじ1/2
ニンニク	2片（つぶす）
レモン果汁	1個分
赤色着色料	少量（なくても可）
低脂肪のナチュラルヨーグルト	150ml
タマネギ	小4個
（皮をむき、半分に切る）	
根セロリ	1本
（皮をむき、大きめに切る）	
バターナッツカボチャ	小1個
（皮をむき、くし切り）	
ベビーキャロット	400g
（皮をむく）	
小ナス	8個（半分に切る）
赤パプリカ	大1個
（種を取りのぞき、大きめの細切り）	
オリーブ油	大さじ2
レモンのくし切り	飾り用
低脂肪のヨーグルト	100ml
生のミント	大さじ2
（刻む、飾り用）	

4人分

スパイス、ニンニク、レモン果汁、着色料（使う場合）をボウルに入れ、ヨーグルトを加えて混ぜあわせ、ペースト状にする。

タマネギと根セロリを沸騰した湯で5分茹で、冷水にさらし、よく水気を切って乾かす。残りの野菜とともに、ヨーグルトのマリネ液に加え、マリネ液を野菜によくもみこむ。ラップをかけ、冷蔵庫で24時間（できれば48時間）冷やして風味をなじませる。

炭火焼きグリルかグリルパンを熱する。熱くなったら、マリネ液から野菜を取りだし、油を塗り、グリルにのせて焼く。ときどき返しながら、まんべんなく火を通し、焦げ目をつける。20〜25分ほどで野菜がやわらかくなり、火が通る。

レモンのくし切りと、ミントを加えたヨーグルトのライタ（ソース）を添えて、いただく。

4ポーション：254kcal、たんぱく質10g、脂質9g、飽和脂肪1.2g、炭水化物35g、糖類25.1g、食物繊維13.2g、塩分0.62g、ナトリウム242mg

スプリットピーと アプリコットのワダ

この小さなワダのいいところは、作りおきして冷凍保存できることです。ワダはインド南部で食べられている、風味豊かな軽食です。形やサイズはさまざまですが、円盤型のものが一般的です。各種のマメ類と、ヒヨコマメ粉を混ぜたもので、インドの家庭でよく作られるほか、インド亜大陸全域で、軽食として売られています。ヒヨコマメ粉は健康食品店で手に入ります。タマリンドのチャツネを添えていただきます。

イエロースプリットピー (乾燥エンドウマメの半割り) 225g (たっぷりの水に1晩浸ける)	カレーパウダー .... 小さじ½
	フェンネルシード .... 小さじ½ (軽く炒る)
乾燥アプリコット .... 75g (ぬるま湯に浸け、水気を切って拭く)	青トウガラシ .... 小1個 (種を取りのぞき、みじん切り)
ヒヨコマメ粉 大さじ2	タマネギ .... 小1個 (みじん切り)
クミンシード .... 小さじ1 (軽く炒る)	ヒマワリ油 .... 揚げ油用
	低脂肪のナチュラルヨーグルト .... 100mℓ (飾り用)
	タマリンドのチャツネ .... 飾り用

4人分

スプリットピーとアプリコットをミキサーに入れ、"パルス"ボタンで素早く撹拌し、材料を粗くつぶす。ボウルに移し、ヒヨコマメ粉、スパイス、トウガラシ、タマネギを加え、よく混ぜあわせる。冷蔵庫で30分冷やす。

濡れた手で生地を24等分して丸め、少し平らにつぶす。

テフロン加工のフライパンに2.5cmの深さまでヒマワリ油を入れて熱し、ワダを2、3個ずつ入れて、キツネ色になるまでカリッと揚げる。キッチンペーパーの上で油を切る。

ワダを皿に盛り、ヨーグルトをかけ、タマリンドのチャツネをかけていただく。

4ポーション：293kcal、たんぱく質15g、脂質7g、飽和脂肪1.3g、炭水化物45g、糖類10.2g、食物繊維5.8g、塩分0.1g、ナトリウム39mg

プロヴァンス風 夏野菜のオーブン焼き

プロヴァンス料理にヒントを得たシンプルなオーブン焼き(グラタン)です。ベジタリアンフードのメインディッシュとしても、肉調理や魚料理の付けあわせの野菜としても最高です。お好みで、パン粉をふるまえに、低脂肪のモッツァレラチーズを加えてもいいでしょう。

赤タマネギ	1個(皮をむき、くし切り)
ズッキーニ	中2本(厚めにスライス)
ナス	2個(2cm角に切る)
フェンネルの株元	2個 (余分な部分を除き、くし切り)
サンブラッシュトマト(半生の乾燥トマトの油漬け)	240g
ニンニク	2片(つぶす)
全粒粉のパン粉	100g
ペストソース	大さじ1
生のイタリアンパセリ	大さじ1(刻む)
挽きたての黒コショウ	

4人分

オーブンを200度に予熱する。

ボウルにタマネギ、ズッキーニ、ナス、フェンネル、サンブラッシュトマト(油ごと)を入れ、ニンニクを加え、黒コショウで味をととのえる。

大きなグラタン皿に、すべての野菜を重ならないように並べる。オーブンに入れて、野菜にこんがりと焼き色がつくまで、ときどき汁をかけながら30分焼く。

別のボウルに、パン粉、ペストソース、パセリを入れて混ぜあわせる。混ぜたものをスプーンで野菜にかけ、グラタン皿をオーブンに戻して、パン粉にこんがりと焼き色がつくまで5分焼く。

4ポーション：435kcal、たんぱく質10g、脂質34g、飽和脂肪4.9g、炭水化物24g、糖類10.8g、食物繊維7.9g、塩分1.75g、ナトリウム690mg

キャラウェイ風味の野菜のロースト 栗のポレンタ添え

クリスマスには、この料理にクランベリーソースを添えて出すのがお気に入りです。野菜はお好みで変えてもかまいません。市販のポレンタには塩分が含まれているものがあるので、かならず成分表示をチェックしましょう。

赤タマネギ .... 2個（4つ切り）	**ポレンタの材料**
ニンジン .... 4本（縦半分に切る）	調理済みの真空包装の栗
パースニップ 4本（斜めに薄切り）	.... 100g
芽キャベツ .... 275g（半分に切る）	ニンニク .... 1片（つぶす）
オリーブ油 大さじ3	タイムの枝 2本
挽きたての黒コショウ	低脂肪牛乳 600mℓ
キャラウェイシード 小さじ1	インスタントのポレンタ 125g
	ナツメグ .... 少量（砕く）

4人分

オーブンを200℃に予熱する。

ロースト皿に野菜を入れ、オリーブオイル大さじ2をかけ、黒コショウとキャラウェイで味をつけて、混ぜあわせる。野菜がやわらかくなり、カラメル色に色づくまで、45分ほどローストする。そのあいだに、栗を少量の水とともにミキサーに入れ、ゆるめのペースト状にする。

牛乳、ニンニク、タイムを鍋で沸騰させ、弱火で5分煮る。タイムを取りだす。

牛乳にポレンタを少しずつ加えながら、泡立て器でかき混ぜる。水気が少なくなってきたら、木のスプーンでかき混ぜる。栗のピューレを加え、ナツメグと黒コショウで味をととのえる。ポレンタは、ゆるめのマッシュポテトほどのやわらかさで、軽くとろみが残る程度に仕上げる。

ポレンタを皿に4等分し、野菜を上にのせ、残りのオリーブ油をかけていただく。

4ポーション：459kcal、たんぱく質14g、脂質15g、飽和脂肪3g、炭水化物71g、糖類29.5g、食物繊維13.5g、塩分0.27g、ナトリウム108mg

イカの甘酢風味 キュウリとヨーグルトライス添え

イカならいくらでも食べられる、というほど私はイカが大好きです。このレシピは、我が家で大人気の一品です。カニを使ってもおいしいでしょう。

さばいたイカ（足も含む）..... 650g	レーズン 40g
マイルドな	（水に30分浸け、
カレーパウダー .... 小さじ½	水気を切って拭く）
コリアンダーパウダー .. 小さじ½	生のミント .... 大さじ1（刻む）
ヒマワリ油 大さじ1	生のコリアンダー大さじ1（刻む）
ニンニク .... 1片（つぶす）	キュウリ .... ¼本
ワケギ .... 4本（粗く刻む）	（皮をむき、半分に切り、
米酢 大さじ2	厚めにスライス）
マンゴーチャツネ 大さじ1	ライム果汁 2個分
（みじん切り）	バスマティ米 .... 300g（炊く）
スイートチリソース 大さじ2	低脂肪のナチュラル
	ヨーグルト 大さじ3
	ライムのくし切り .... 飾り用

4人分

イカを縦に1cm幅に切る。ボウルに入れ、カレーパウダーとコリアンダーパウダーをもみこんで、しばらくおく。

テフロン加工の中華鍋またはフライパンに油を熱し、イカ、ニンニク、ワケギを入れ、強火でさっと1分炒める。皿に移す。

鍋に米酢、チャツネ、スイートチリソース、レーズン、ハーブを入れ、強火で1分加熱する。イカをソースに戻し、キュウリとライム果汁を加え、混ぜあわせる。

ヨーグルトを熱々のバスマティ米に加え、黒コショウで味をととのえる。

ヨーグルトライスを皿に盛り、イカをのせ、ライムのくし切りを飾る。

4ポーション：474kcal、たんぱく質32g、脂質6g、飽和脂肪0.5g、炭水化物77g、糖類14.4g、食物繊維1.8g、塩分0.95g、ナトリウム376mg

サーモンのグリル 数種のエンドウマメとクレソンを添えて

夏の昼食用にぴったりの一品です。さまざまな食感と、ごく繊細な風味が楽しめます。もし手に入れば、マメの巻きひげを飾り、ジャージー島の新ジャガを蒸したものを添えるといいでしょう。マメは、お好みで茹でるかわりに蒸してもおいしいです。

持続可能な漁法で収穫された
　サーモンの切り身
　　................... 175g×4切れ
　　（皮と骨を取りのぞいたもの）
オリーブ油..................... 大さじ3
挽きたての黒コショウ
サヤエンドウ..................300g
　　（両端を切り、筋を取る）
スナップエンドウ...............300g
エンドウマメ.....................250g
　　（莢をむいた重量。冷凍品でも）
ニンニク .... 1片（つぶす）
レモン果汁 .... ½個分
サンブラッシュトマト（半生の乾燥
　トマトの油漬け）............... 100g
　　（油を切り、粗く刻む）
コリアンダー ....大さじ1（砕く）
生のコリアンダーの葉.... 大さじ2
　　（粗く刻む）
クレソン 1束
新鮮なエンドウマメの
　巻きひげ.......... 飾り用（あれば）

4人分

炭火焼き グリルかグリルパンを予熱する。サーモンにオリーブ油大さじ1を軽く塗り、黒コショウで味をととのえる。グリルで両面を2〜3分ずつ焼く。

そのあいだに、鍋に少量の湯を沸かし、サヤエンドウ、スナップエンドウ、エンドウマメ（生のものの場合）を1分茹でる。よく水気を切り、黒コショウで味をととのえる。

鍋に残りの油を熱し、ニンニク、レモン果汁、トマト、コリアンダーシード、コリアンダーの葉を入れる。弱火で5分加熱し、風味をなじませる。

マメを皿に4等分し、グリルしたサーモンの切り身をのせ、トマトのドレッシングを少しずつかけ、クレソンとエンドウマメの巻きひげ（あれば）を飾る。すぐにいただく。

4ポーション：509kcal、たんぱく質46g、脂質29g、飽和脂肪5.4g、炭水化物16g、糖類8.5g、食物繊維6.7g、塩分0.26g、ナトリウム102mg

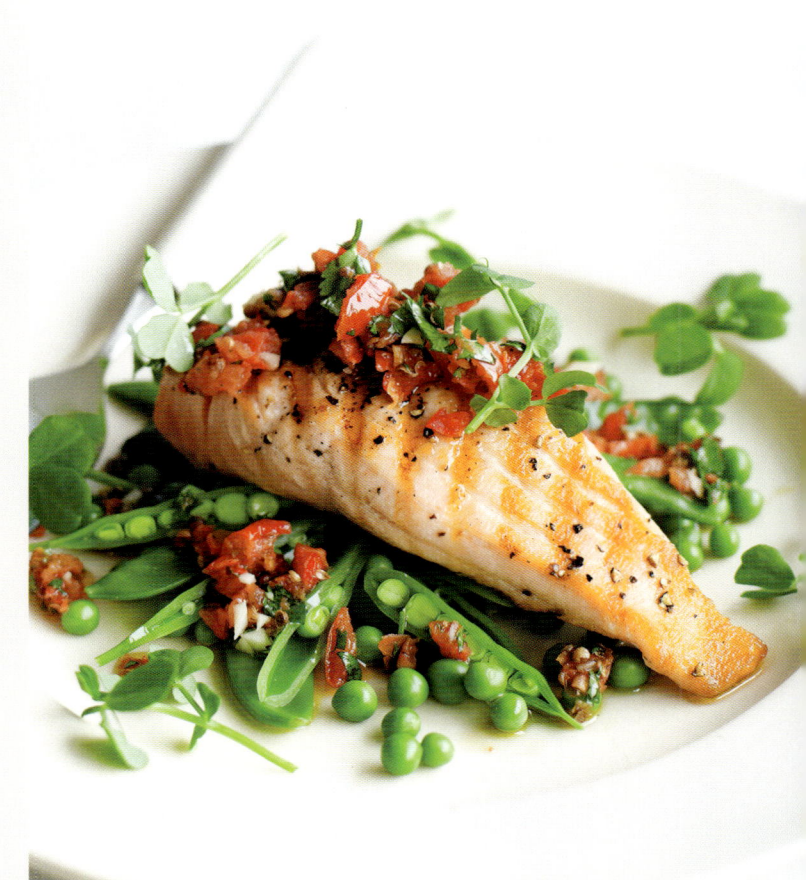

第4章　メインディッシュ

カタルーニャ風マグロのステーキ

マグロはスペイン全域でよく食べられていますが、カタルーニャ地方ではとくに好まれています。ここでは、マグロに"サンファイナ"をかけます。これはスペイン風のラタトゥイユの一種で、油ののったマグロの旨みを完璧に引きたててくれます。サンファイナにスパイシーなドレッシングを加えることで、ソースにぴりっとした辛みが生まれます。この料理に、蒸したての新ジャガを添えて出すのが私のお気に入りです。

持続可能な漁法で漁獲された
　新鮮なマグロの切り身
　.................................. 180g×4切れ
挽きたての黒コショウ
オリーブ油 大さじ2
タマネギ 1個
　（大きめのさいの目切り）
ニンニク .... 2片（つぶす）
緑パプリカ .... 2個（半分に
　切って種を取り、縦に細切り）
赤パプリカ .... 1個（半分に
　切って種を取り、縦に細切り）
サフラン たっぷり1つまみ
実の詰まった完熟トマト 4個
　（大きめのさいの目切り）
ズッキーニ 1本
　（大きめのさいの目切り）
キャスターシュガー 小さじ1

スパイシーなドレッシングの材料
シェリービネガー 大さじ1
パプリカパウダー 小さじ1
赤トウガラシフレーク
　（またはハリッサ）........ 小さじ1/4
オリーブ油 大さじ1

4人分

マグロの切り身に黒コショウで味をつける。テフロン加工の大きなフライパンに、半量のオリーブ油を熱し、マグロを入れて両面を1分ずつ焼く。皿に移し、保温しておく。

残りの油を鍋に入れ、タマネギ、ニンニク、パプリカを加え、少ししんなりするまで5分炒める。サフラン、さいの目切りのトマト、ズッキーニ、砂糖、150mlの水を加える。

ふたたび沸騰させ、マグロのステーキを入れ、ふたをしてごく弱火で2～3分煮る。

ドレッシングの材料を混ぜあわせ、ソースに加えて混ぜる。皿に移し、すぐにいただく。

4ポーション：381kcal、たんぱく質45g、脂質17g、飽和脂肪3.1g、炭水化物11g、糖類9.5g、食物繊維3.2g、塩分0.25g、ナトリウム99mg

メルルーサのオーブン焼き エンドウマメ、レタス、アサリを添えて

シンプルでおいしいので、作るのが大好きな料理です。アサリのかわりにムール貝を使っても、同じように作れます。良質のオリーブ油を加えてふわりとやわらかく仕上げたマッシュポテトを添えてもいいでしょう。

卵 4個
オリーブ油 大さじ2
タマネギ .... 1個（みじん切り）
ニンニク .... 2片（つぶす）
持続可能な漁法で漁獲された
　メルルーサの切り身
　.................................. 200g×4切れ
生の小ぶりのアサリ 600g
生のエンドウマメ 125g
　（莢をむいた重量。冷凍品でも）
リトルジェムレタス ...1個（ちぎる）
生のイタリアンパセリ 大さじ3
　（粗く刻む）
辛口の白ワイン 150ml
魚のストック 100ml
　（p.156を参照、
　市販の液体ストックや
　固形ストックを使う場合は、
　"低塩"タイプのものを）

4人分

オーブンを190℃に予熱する。

小鍋に湯を沸かし、卵をそっと沈め、半熟になるまで弱火で5分茹でる。卵を取りだし、殻をむいて、保温しておく。

そのあいだに、オーブン対応のキャセロールにオリーブ油を入れてコンロにかけ、タマネギとニンニクを加えて1～2分炒める。メルルーサを入れ、こんがりと焼き色がつくまで両面を1～2分ずつ焼く。

アサリ、エンドウマメ、レタス、パセリ、白ワイン、ストックを加え、沸騰させる。ふたをしてオーブンに入れ、やわらかくなるまで6～8分ブレゼ（蒸し煮）する。

メルルーサを皿に盛りつけ、アサリと煮汁をかける。半分に切った卵を飾りつける。すぐにいただく。

4ポーション：401kcal、たんぱく質50g、脂質18g、飽和脂肪3.7g、炭水化物8g、糖類4.1g、食物繊維2.2g、塩分0.78g、ナトリウム307mg

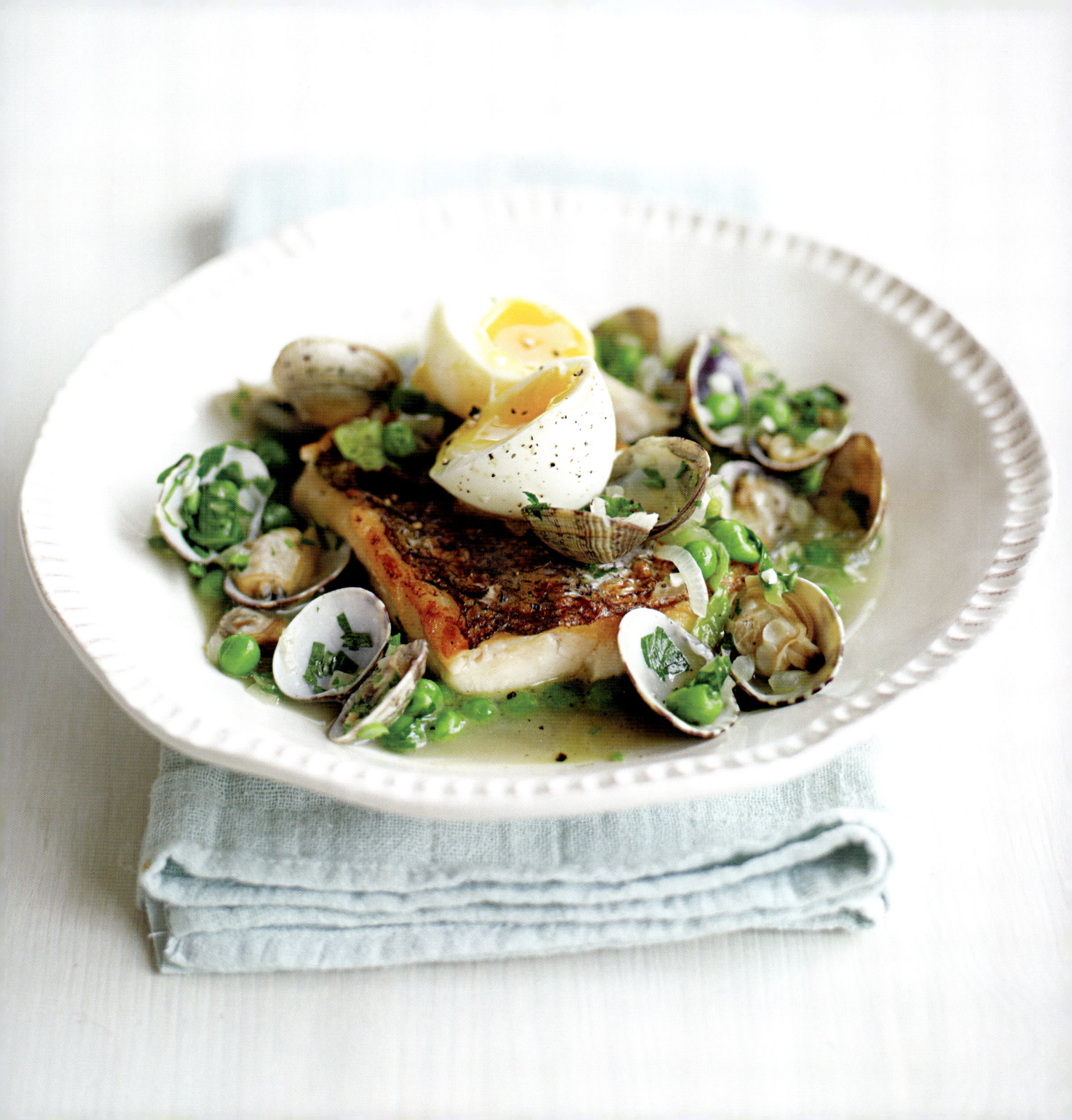

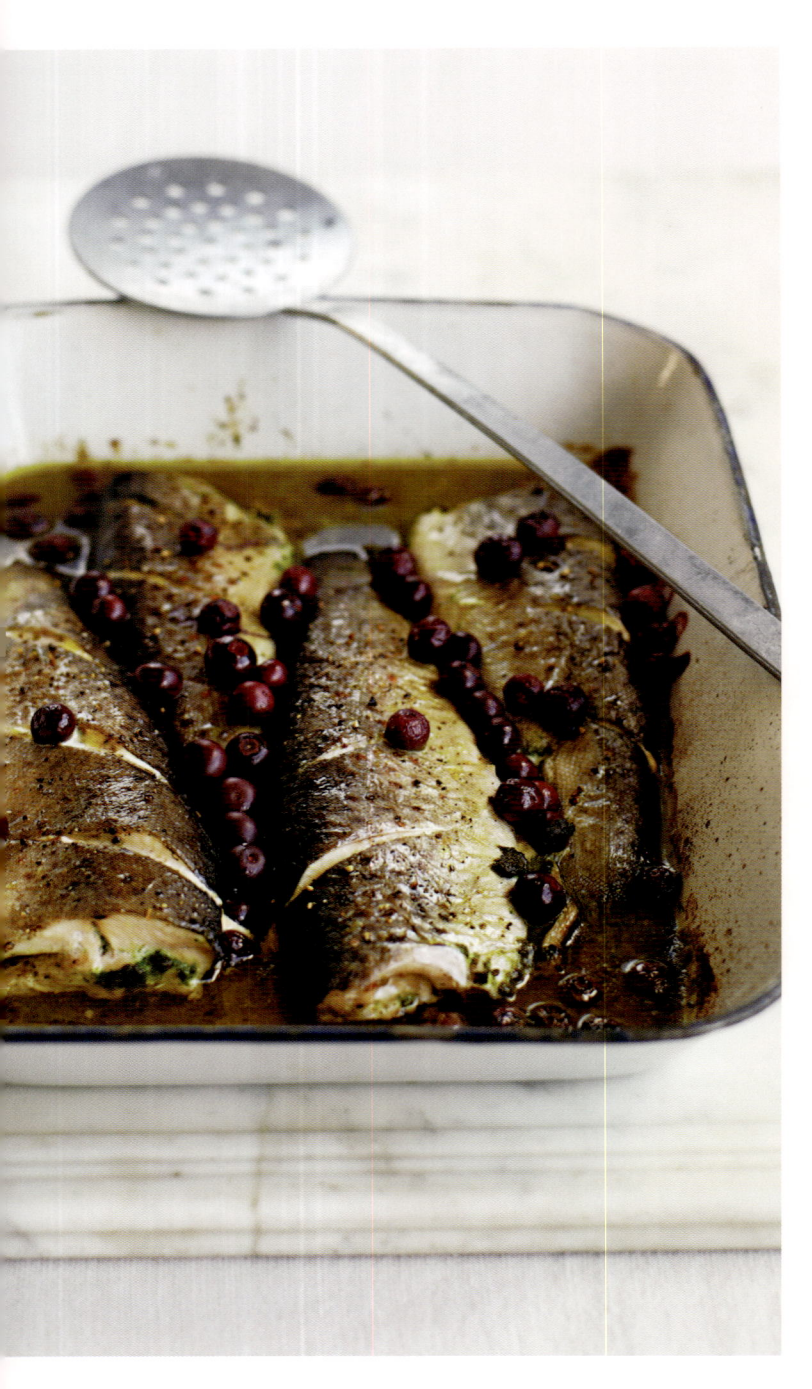

マスのオーブン焼き ソレルとブルーベリー添え

ソレル（スイバ）の酸味がブルーベリーの甘味とみごとにマッチした一品です。私は蒸したベビーキャロットを添えます。

持続可能な漁法で収穫された
　新鮮なブラウントラウト
　（マスの一種）........ 225g×4匹
　（わたを取り、洗う）
ソレルの葉 30g
生のイタリアンパセリの葉.... 25g
ブルーベリー 175g
ニンニク .... 1片（つぶす）
バルサミコ酢.................... 大さじ1
ディジョンマスタード.....小さじ½

4人分

オーブンを190℃に予熱する。

よく切れるナイフで魚の頭を落とす。両面に3か所ずつ切れ目を入れる。背中の皮目を上にして台の上に開いて置き、やさしく背骨を押さえて外れやすくする。ひっくり返して、手を使って背骨を身から外す。

できるだけしっかりと小骨を取り、魚を元の形に閉じる。ソレルと残りの材料（ブルーベリー以外）をミキサーかフードプロセッサーに入れて撹拌し、なめらかで濃いソースを作る。マスに黒コショウで味をつける。

軽く油を塗った大きな焼き皿にマスを入れ、身を開いてソレルのソースをなかに詰め、身を閉じてソースを閉じこめる。元の形にととのえ、ブルーベリーを散らす。

魚にアルミホイルをかけて15分焼き、ホイルを外してマスに火が通るまでさらに10分焼く。

フライ返しでそっと魚を取りだし、皿に盛りつける。焼き皿に残った汁をスプーンですくってかけ、お好みで蒸したベビーキャロットを添えていただく。

4ポーション：324kcal、たんぱく質44g、脂質14g、飽和脂肪2.9g、炭水化物5g、糖類3.9g、食物繊維1.2g、塩分0.38g、ナトリウム149mg

フエダイのアクアパッツァ

イタリア・ナポリの漁師たちが生みだした、おもしろい響きの料理です。"アクアパッツァ"とは狂った水を意味します。これまでさまざまな種類のものを食べてきましたが、このレシピは私流のアレンジです。魚のほかに、小さなアサリやムール貝をスープに加えると、さらにおいしくなります。軽く炒めたホウレンソウとヒヨコマメのオリーブ油煮を皿に敷き、その上にフエダイをのせてもいいでしょう。

オリーブ油	大さじ2
赤トウガラシフレーク	小さじ1/4
ローレル	小2枚
ニンニク	2片(皮をむき、薄切り)
辛口の白ワイン	50ml
レモン	1個(薄切り)
アンチョビフィレ	1枚(水に10分浸け、刻む)
極上の小粒のケイパー	大さじ2(洗って、水気を切る)
実の詰まった完熟トマト	300g(刻む)
持続可能な漁法で収穫されたフエダイの切り身	175g×4切れ(汚れを落とす)
生のイタリアンパセリ	大さじ3(粗く刻む)

4人分

浅いキャセロールタイプの鍋に、オリーブ油、トウガラシフレーク、ローレル、ニンニクを入れ、ワインと400mlの水を注ぎ、沸騰させる。レモンの薄切り、アンチョビ、ケイパー、トマトを加え、弱火にする。

魚に黒コショウで味をつけ、パセリとともにスープに加える。スープが魚に半分かぶるぐらいの高さになるようにする。ふたをして、火を弱め、フエダイがやわらかくなるまで3〜4分ポーチする(茹でる)。

魚を深めの皿に移し、スープを注ぎ、見た目をととのえて、いただく。

4ポーション：239kcal、たんぱく質35.7g、脂質8.3g、飽和脂肪1.3g、炭水化物4.6g、糖類4.1g、食物繊維1.2g、塩分0.86g、ナトリウム339mg

タイのキンカンとアーティチョーク添え

この料理は、フランス・パリの有名レストランの1つ「レ・ブキニスト」で食べたものをアレンジしたものです。キンカンが手に入らなければ、オレンジの小房かスライスでも代用できます。

新ジャガイモ	大450g(洗って、縦半分に切る)
オリーブ油	大さじ3
持続可能な漁法で収穫されたタイの切り身	175g×4切れ(汚れを落とす)
エシャロット	1個(皮をむき、みじん切り)
辛口の白ワイン	60ml
鶏の濃縮ストック	200ml(p.156を参照、市販の液体ストックや固形ストックを使う場合は、"低塩"タイプのものを)
バルサミコ酢	大さじ1
挽きたての黒コショウ	
茹でたアーティチョーク	300g
生のコリアンダー	大さじ2(刻む)
松の実	大さじ2(炒る)
キンカン	125g(スライス)

4人分

オーブンを190℃に予熱する。

半量のオリーブ油を天板に入れて熱し、ジャガイモを入れてよく混ぜあわせ、黒コショウで味をつける。オーブンに入れ、ひんぱんにひっくり返しながら、こんがりと焼き色がつくまで30〜40分焼く。焼きあがる10分前にアーティチョークを加える。オーブンから出し、コリアンダーと松の実を加えて、保温しておく。

テフロン加工のフライパンを熱し、残りの油を入れる。魚に黒コショウで味をつけ、皮がカリッとするまで焼き、裏返してさらに2分焼く。フライパンから取りだし、保温しておく。

エシャロットとキンカンをフライパンに入れ、色づきかけるまで弱火で炒める。白ワイン、鶏の濃縮ストック、酢を注ぎいれ、ソースが1/3量になるまで、3〜4分煮つめる。

野菜を皿に盛りつけ、タイの切り身をのせ、少量のソースをかけて、いただく。

4ポーション：414kcal、たんぱく質35g、脂質17g、飽和脂肪2.5g、炭水化物30g、糖類6.1g、食物繊維4.6g、塩分0.56g、ナトリウム220mg

マグロとオニオンスクオッシュの炭火焼き
タマネギのキャラメリゼとミントのビネグレットを添えて

夏のバーベキューにぴったりの料理です。ビネグレットは前もって用意しておけますし、残りは手早く準備ができます。私はよく、蒸したクスクスや新ジャガを添えて出します。アスパラガスは、その他の野菜と同様にカリウムが豊富で、血圧を下げてくれます。オニオンスクオッシュとは、鮮やかなオレンジ色のカボチャで、形がタマネギに似ています。手に入らなければ、より一般的なバターナッツカボチャで代用してください。

オニオンスクオッシュ	1個
アスパラガス	16本（根元を切る）
オリーブ油	大さじ1
ニンニク	1片（つぶす）
赤トウガラシ	1本（種を取り、みじん切り）
持続可能な漁法で収獲された マグロの切り身	175g×4切れ
挽きたての黒コショウ	

ビネグレットの材料

オリーブ油	大さじ3
赤タマネギ	小2個（みじん切り）
ハチミツ	大さじ1
バルサミコ酢	大さじ2
生のミント	大さじ2（刻む）

4人分

オニオンスクオッシュを12個のくし切りにし、種を取り、小さなナイフで外皮をむく。

アスパラガスを沸騰した湯で2～3分茹で、穴のあいたお玉ですくい、しばらくおく。

ビネグレットを作る。鍋に大さじ1のオリーブ油を熱し、タマネギを入れて、軽く色づき、やわらかくなるまで4～5分炒める。ハチミツを加え、鍋のなかでさらに15分火を通して、軽くキャラメリゼする。ボウルに移し、冷ます。バルサミコ酢、残りの油、刻んだミントを加え、黒コショウで味をととのえておく。

炭火焼き グリルかグリルパンを熱する。オニオンスクオッシュのくし切りとアスパラガス、少量の油、ニンニク、トウガラシを混ぜあわせ、スクオッシュをグリルに入れて10～12分焼く。アスパラガスを加え、キツネ色に色づき、表面が少しカラメル状になるまで、さらに5分焼く。グリルから取りだし、保温しておく。

マグロの切り身に味をつけ、少量のオリーブ油を塗る。グリルで2～3分、レアの状態に焼きあげる（ウェルダンが好みなら、もう少し長めに）。

焼いたスクオッシュとアスパラガスの上にマグロのステーキをのせ、上からスプーンでタマネギとミントのビネグレットをかけ、いただく。

4ポーション：407kcal、たんぱく質44g、脂質19g、飽和脂肪3.4g、炭水化物15g、糖類10.1g、食物繊維2.5g、塩分0.22g、ナトリウム89mg

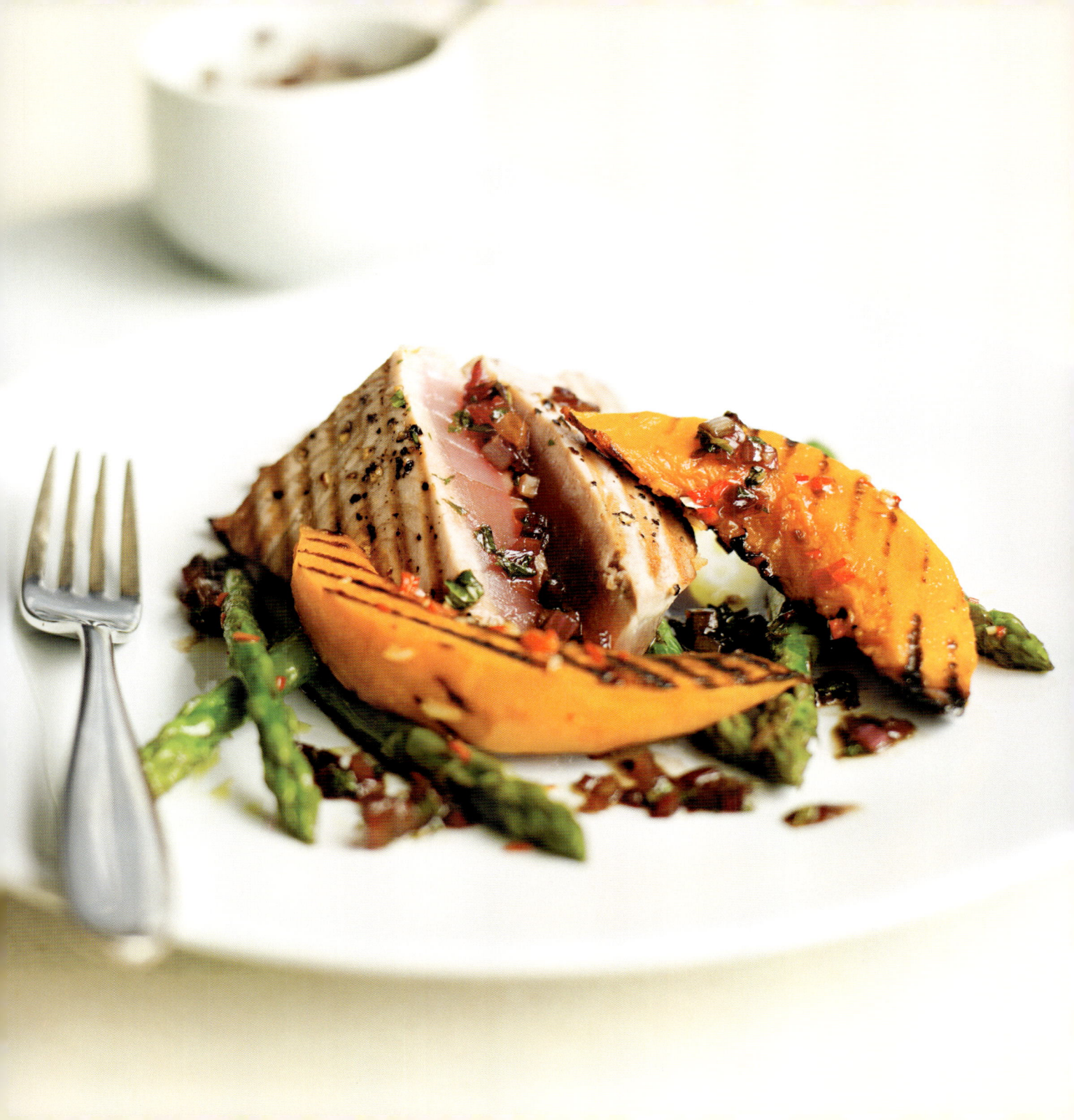

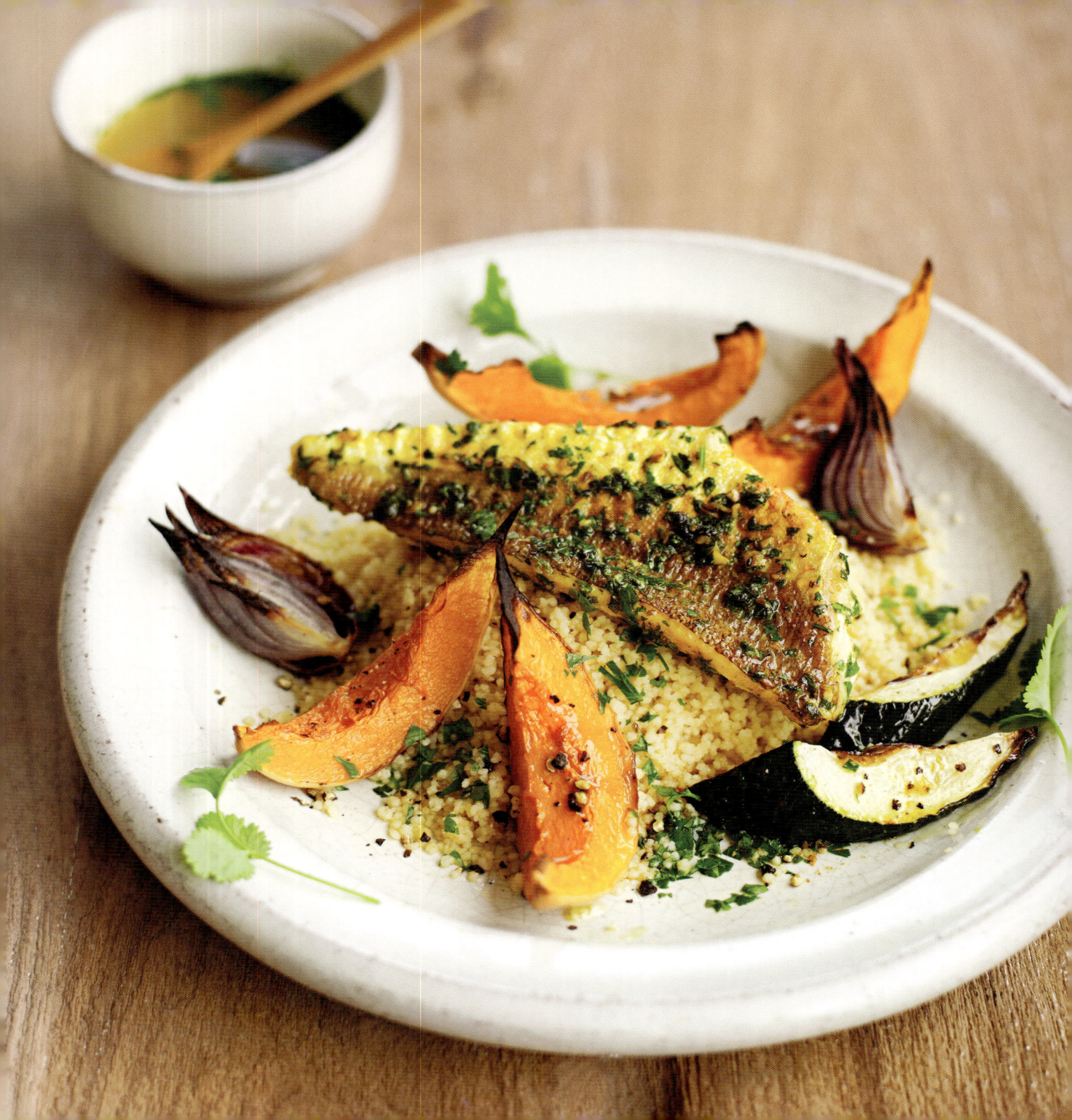

魚のクスクス

クスクスはモロッコの国民食です。セモリナ小麦が原料なので、デンプン質を多く含み、エネルギー、食物繊維、ビタミン、ミネラルも豊富です。スパイシーなスープで煮込んだ肉や野菜を合わせることもできます。このレシピは、魅惑的で神秘的なマラケシュの街を訪れたときのすばらしい記憶を思いだしながら、自宅でよく作る一品です。少量のオリーブ油をかけ、クミンパウダーで味つけした野菜をローストして、クスクスに添えます。

持続可能な漁法で収穫された
　マスの切り身 .... 175g×4切れ
　　　　　　　　　　　　　　（骨を取りのぞいたもの）
インスタントのクスクス 450g
沸騰した湯または鶏のストック .... 500㎖
乾燥トウガラシフレーク .... 小さじ½
ヒマワリ油 大さじ2
ロースト用の野菜
　（ニンジン200g、カボチャ200g、ズッキーニ200g
　　　　　　　　　　など。大きめに切りそろえる）

マリネ液の材料
ニンニク .... 1片（つぶす）
生のコリアンダー .... 大さじ2＋飾り用にも少量（刻む）
生のイタリアンパセリ .... 大さじ2（刻む）
オリーブ油 大さじ3
クミンパウダー .... 小さじ½
スイートパプリカパウダー .... 小さじ½
カイエンペッパー .... 小さじ¼
ターメリックパウダー .... 小さじ¼
鶏のストック .... 150㎖
　（p.156を参照、市販の液体ストックや固形ストックを
　　　　　　　使う場合は、"低塩"タイプのものを）
レモン果汁 小1個分

4人分

容器に鶏のストック以外のマリネ液の材料をすべて入れ、マスの切り身を加えてよく混ぜあわせる。ラップをかけ、冷蔵庫で1晩マリネする。

オーブンを200℃に予熱し、切ったニンジンとカボチャに少量のオリーブ油をかけて25分ローストする。ズッキーニを加え、野菜にすべて火が通り、こんがりと焼き色がつくまでさらに10分焼く。

ボウルにクスクスを入れ、沸騰した湯、チリフレーク、油を加え、よくかき混ぜる。ラップをかけて5分蒸らす。ラップを外し、フォークでクスクスをかき混ぜてふんわりとさせ、ふたたびラップをかけてさらに2分蒸す。保温しておく。

魚をマリネ液から出し、天板にのせ、火が通るまで6〜8分焼く。

そのあいだにストックを温め、マリネ液を加えて泡立て器でかき混ぜ、沸騰させる。

皿にクスクスをこんもりと盛る。ローストした野菜をのせ、マスの切り身をのせる。マリネ液入りのストックをかけ、コリアンダーの葉を飾り、いただく。

4ポーション：600kcal、たんぱく質42g、脂質22g、飽和脂肪3.7g、炭水化物62g、糖類4g、食物繊維1g、塩分0.31g、ナトリウム122㎎

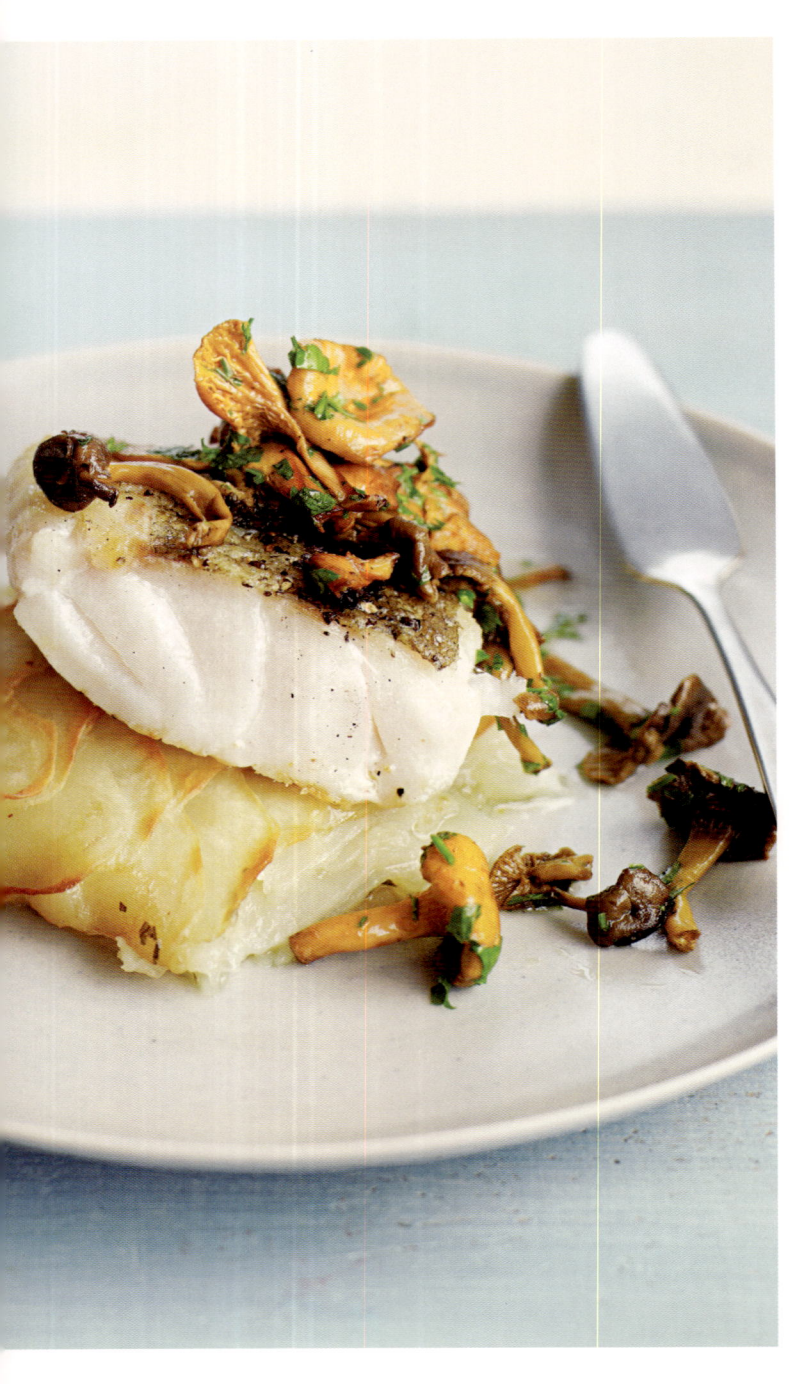

タラのオーブン焼き ブーランジェール風

この料理のいいところは、焼いているあいだにタラの旨みがジャガイモに染みこんで、とてもおいしくなることです。ブーランジェール（パン屋）・ポテトの名前は、フランスの田舎のパン職人たちが、1日の終わりに、空いたパン焼き釜でゆっくりとジャガイモを焼いたことにちなんだものです。

ジャガイモ（デジレ種、
　マリスパイパー種など）......1kg
　　　（皮をむき、薄切り）
オリーブ油......................大さじ3
　　　（容器に塗るものと、
　　　　材料にかけるもの）
タマネギ .... 2個（薄切り）
挽きたての黒コショウ
生のローズマリー 小さじ1
　　　（刻む）

熱した鶏のストック 375g
　　　（p.156を参照、市販の液体
　　　ストックや固形ストックを使う
　　　場合は、"低塩"タイプのものを）
持続可能な漁法で収穫された
　タラの切り身（皮つき）
　　.......................... 175g×4切れ
オリーブ油...................... 大さじ2
アンズタケ.......................... 225g
生のイタリアンパセリ 大さじ2
　　　（粗く刻む）

4人分

オーブンを180℃に予熱する。

オーブン対応の容器に少量のオリーブ油をひく。ジャガイモとオニオンを交互に重ねて並べ、各層に黒コショウと少量のローズマリーで味をつける。

一番上の層は、重なりあうぐらいにきっちりとジャガイモを並べる。上からジャガイモをぎゅっと押さえる。熱いストックをジャガイモがかぶるくらいに注ぎ、アルミホイルをかけ、オーブンで40分焼く。ホイルを外し、オーブンに戻してジャガイモが色づくまでさらに20分焼く。

タラに黒コショウで味をつける。タラをジャガイモの上にのせ、少量のオリーブ油をかけ、容器をオーブンに戻して10〜12分焼き、タラに火を通す。

仕上げに、残りの油をテフロン加工のフライパンに熱し、アンズタケを入れて、キツネ色になるまで2〜3分炒める。黒コショウで味をととのえ、イタリアンパセリを加え、よく混ぜあわせる。

タラとブーランジェール・ポテトを皿に盛りつける。アンズタケをスプーンでかけて、いただく。

4ポーション：480kcal、たんぱく質39g、脂質16g、飽和脂肪2.3g、炭水化物48g、糖類4.5g、食物繊維4.7g、塩分0.34g、ナトリウム135mg

タイのグリルとカリフラワー ケイパーのソース添え

ケイパーのソースがタイにすばらしい辛味を添えてくれます。ホタテ貝や野菜のグリルにかけてもよく合います。前日に作りおきしておくと、風味がよくなじみます。

オリーブ油..................... 大さじ2
持続可能な漁法で収穫された
　タイの切り身 ..... 175g×4切れ
　　　　　　　（骨を取りのぞいたもの）
ニンニク .... 1片（つぶす）
赤トウガラシ...................... ½本
　　　　　　　（種を取り、みじん切り）
カリフラワー....................... 425g
サフラン たっぷり1つまみ
松の実................ 大さじ2（炒る）
レーズン 50g
　　　　　　（ぬるま湯に30分浸け、
　　　　　　　　　水気を切って拭く）

挽きたての黒コショウ

ソースの材料
ケイパー .... 大さじ2（洗う）
タラゴン .... 大さじ1（刻む）
イタリアンパセリ 大さじ1（刻む）
焼いた赤パプリカ.............小1個
　　　　　　　（小さなさいの目切り）
エシャロット.......1個（みじん切り）
固茹で卵 1個
　　　　　　（殻をむき、小さく刻む）
オリーブ油...................... 大さじ3
レモン果汁 .... ½個分

4人分

テフロン加工の鍋に、オリーブ油大さじ1を熱し、ニンニク、トウガラシ、カリフラワーを入れて2分炒める。少量の水とサフランを加え、カリフラワーが型崩れをしない程度にやわらかくなるまで、弱火で加熱する。松の実とレーズンを加え、黒コショウで味をつつのえる。

グリルパンか炭火焼きグリルを熱する。タイの切り身に黒コショウで味をつけ、油を塗り、皮目を下にして3〜4分焼く。フライ返しでそっと裏返し、火が通るまでさらに2〜3分焼く。

そのあいだに、ソースの材料をすべてボウルに入れて混ぜあわせ、黒コショウで味をととのえる。

カリフラワーを皿に4等分し、グリルしたタイをのせ、スプーンでケイパーのソースをかけて、いただく。

4ポーション：424kcal、たんぱく質38g、脂質25g、飽和脂肪3.7g、炭水化物14g、糖類12.3g、食物繊維3g、塩分1.18g、ナトリウム465mg

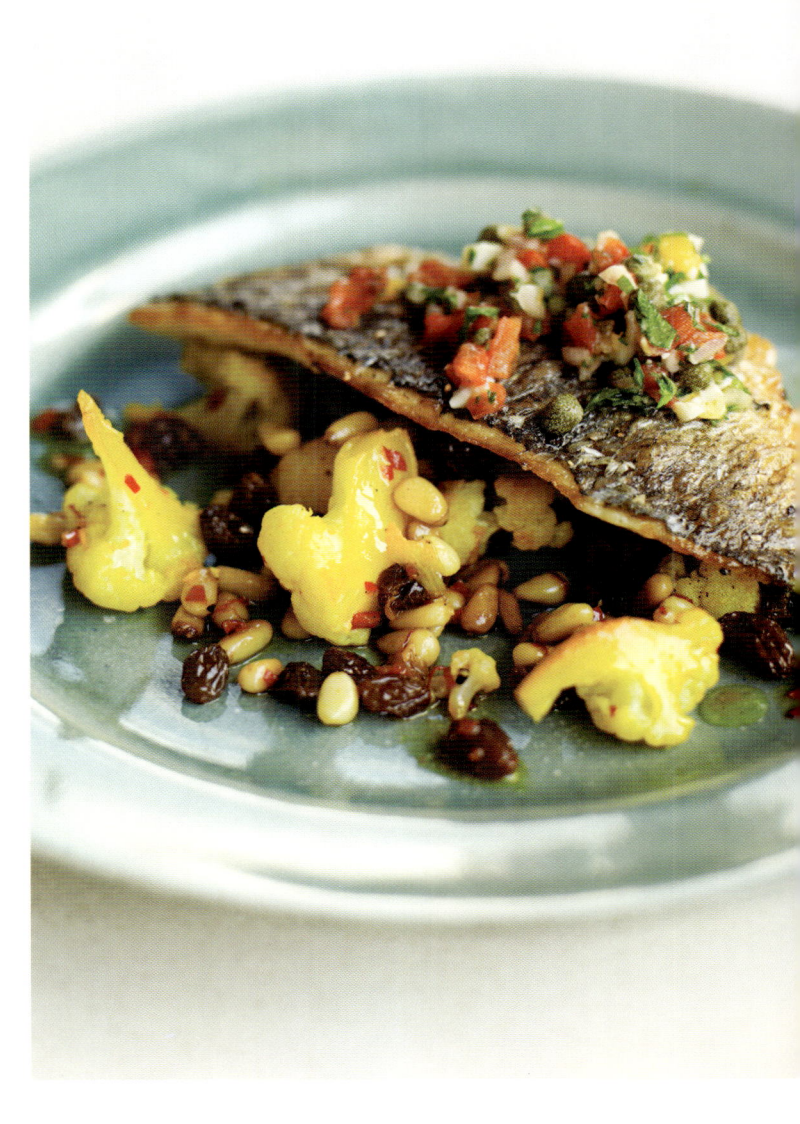

第4章　メインディッシュ　105

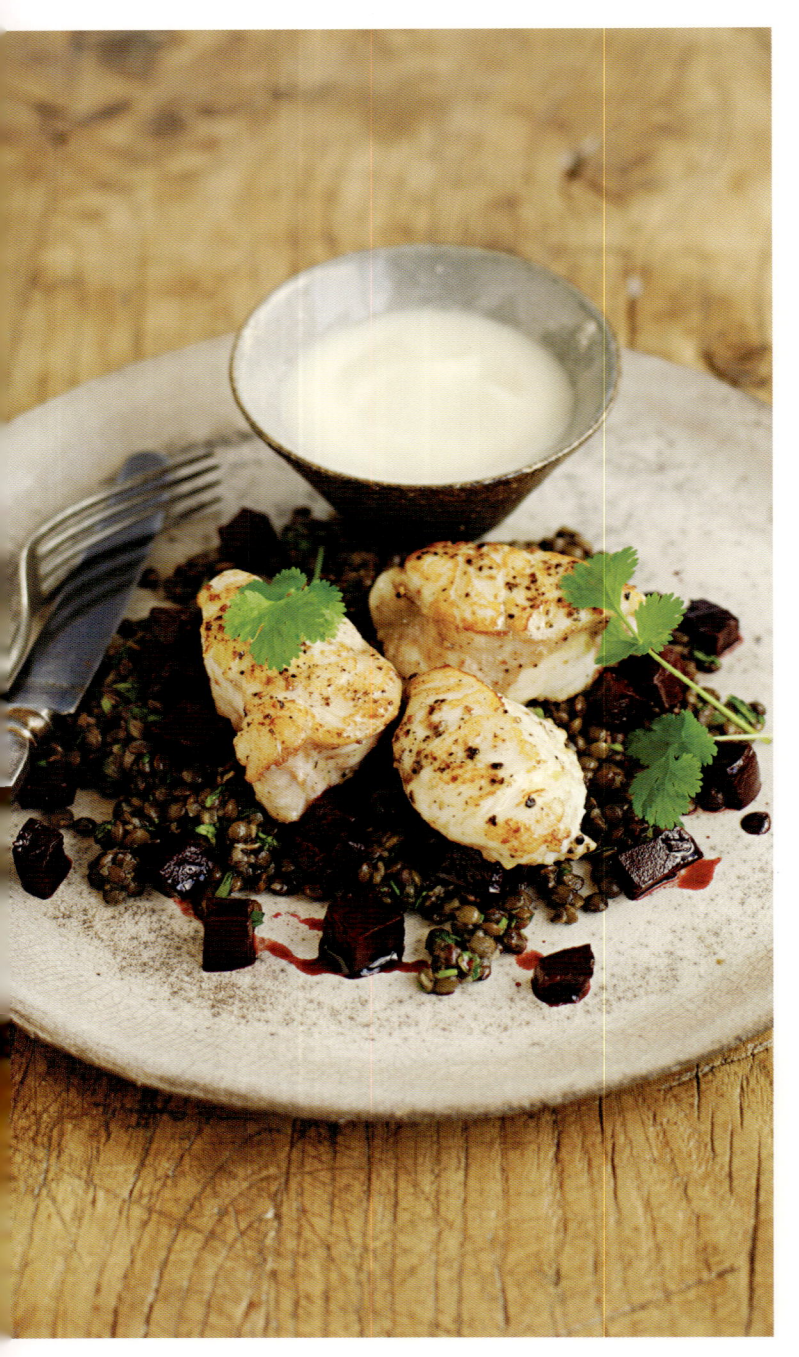

アンコウのビーツ、クミン、レンズマメのブレゼ添え

私はこの料理に、オリーブオイルを加えたクリーミーなマッシュポテトか、パースニップのマッシュを添えて出すのがお気に入りです。

生のビーツ .... 150g×2個
　　　　（皮をむき、3cm角に切る）
オリーブ油 大さじ2
エシャロット .... 2個（みじん切り）
クミンパウダー .... 小さじ½
ニンニク .... 1片（つぶす）
ピュイ産のレンズマメ 180g
鶏の濃縮ストック
　　　　（p.156を参照、市販の液体
　　　　ストックや固形ストックを使う
　　　　場合は、"低塩"タイプのものを）
タイムの枝 .... 2～3本

持続可能な漁法で収穫された
アンコウ .... 150g×4
　　　　（汚れを落とし、
　　　　それぞれ3等分する）
ヒマワリ油 大さじ2
バルサミコ酢 大さじ2
キャスターシュガー 大さじ1
生のコリアンダー 大さじ2
　　　　（刻む）

エシャロットのピューレの材料
エシャロット .... 大6個（薄切り）
短粒米 50g
低脂肪牛乳 300ml

4人分

ビーツを鍋に入れ、かぶるくらいに水を注ぎ、やわらかくなるまで50分～1時間茹でる。厚底鍋にオリーブ油を熱し、エシャロット、クミン、ニンニクを入れて、汁気が出るまで1分炒める。レンズマメ、鶏のストック、タイムを加え、沸騰させて弱火で30分煮る。別の鍋に酢と砂糖を入れ、ビーツを加えて、甘酸っぱい風味がつくまで2～3分加熱する。

レンズマメが煮えたら、甘酸っぱいビーツを混ぜいれ、黒コショウで味をととのえて、保温しておく。

ピューレを作る。エシャロットを沸騰した湯で5分茹で、水気を切る。鍋に戻し、牛乳と米を加え、沸騰させて弱火で30分煮る。ミキサーに移し、なめらかになるまで撹拌する。

アンコウに黒コショウで味をつける。テフロン加工のフライパンに油を熱し、アンコウを入れて、なかまで火が通り、こんがりと焼き色がつくまで両面を3～4分ずつ焼く。魚を皿に4等分し、ビーツ、レンズマメ、エシャロットのピューレを添え、すぐにいただく。

4ポーション：458kcal、たんぱく質41g、脂質14g、飽和脂肪2.4g、炭水化物44g、糖類12.3g、食物繊維5.8g、塩分0.35g、ナトリウム139mg

ガンギエイのロースト 野菜と果物のソースを添えて

この料理を最高の状態で味わうには、ごく新鮮なガンギエイを使わなくてはなりません。私は買ってから8時間以内に食べるようにしています。古くなると、アンモニア臭と嫌な味がするようになります。新鮮なものであれば、驚くほど美味な一品になります。

リンゴ（グラニー・スミス）	1個（皮をむき、芯を取る）
マンゴー	小1個（皮をむく）
パイナップル	150g（切りたてのもの）
赤パプリカ	小1個（半分に切り、種を取る）
セロリ	2本（余分な部分を除く）
菜種油	大さじ2
持続可能な漁法で収穫されたガンギエイのヒレ	275g×4切れ
挽きたての黒コショウ	
レモン果汁	1個分
シェリービネガー	大さじ2
ブラウンシュガー	小さじ2
塩分無添加のトマトジュース	100mℓ
小粒のケイパー	大さじ1（洗って、水気を切る）
生のイタリアンパセリ	大さじ2（刻む）
ホウレンソウ	200g

4人分

リンゴ、マンゴー、パイナップルを2cm角に切る。セロリと赤パプリカも同じ大きさに切っておく。

テフロン加工の大きなフライパンに油を熱する。ガンギエイのヒレに黒コショウで味をつけ、フライパンに入れる。皮がカリッとし、こんがりと焼き色がつくまで、中火で両面を3〜4分ずつ焼く。火が通ったら、皿に移し、保温しておく。

フライパンをふたたび熱し、切った果物と野菜を入れて、汁気が出るまで2分加熱する。シェリービネガー、砂糖、トマトジュースを加え、弱火で1分煮る。最後にケイパーとパセリを加え、黒コショウで味をととのえる。

ホウレンソウを2分蒸し、黒コショウで味をととのえる。皿に盛り、ガンギエイをのせ、スプーンでソースをかけていただく。

4ポーション：267kcal、たんぱく質32g、脂質7g、飽和脂肪0.5g、炭水化物21g、糖類20.1g、食物繊維3.5g、塩分1.02g、ナトリウム402mg

チョッピーノ（魚介のシチュー）

"チュッピン"と呼ばれることも多いこの魚介のシチューは、アメリカ西海岸、サンフランシスコ近郊が発祥の地とされています。チュッピンとは、イタリア語で"切り刻んだ"を意味し、漁に出た漁師たちが、船上でぶつ切りの魚を使って作ったといわれています。

オリーブ油	大さじ2
フェンネルの株元	1個（薄切り）
タマネギ	1個（刻む）
ニンニク	1片（つぶす）
赤トウガラシフレーク	小さじ½
魚数種（フエダイ、オヒョウ、ボラなど）	600g（大きめのぶつ切り）
辛口の白ワイン	60mℓ
魚のストック	275mℓ（p.156を参照、市販の液体ストックや固形ストックを使う場合は、"低塩"タイプのものを）
塩分無添加のカットトマト	1缶（400g）
生のエビ	12匹（殻をむき、背わたを抜く）
ペルノー	50mℓ
生のイタリアンパセリ	大さじ2（刻む）

4人分

浅めの厚底鍋に油を熱し、フェンネル、タマネギ、ニンニクを入れ、しんなりとして軽くカラメル色に色づくまで、弱火で8〜10分炒める。

トウガラシフレークと切った魚を、フェンネルの上に並べる。ワインを注ぎいれ、1分沸騰させ、魚のストックとトマトを加えて、煮立たせる。エビとペルノーを加え、さらに5分弱火で煮る。パセリを入れ、すぐにいただく。

4ポーション：343kcal、たんぱく質37g、脂質15g、飽和脂肪2.6g、炭水化物7g、糖類5.1g、食物繊維2.7g、塩分0.72g、ナトリウム284mg

スズキのグリル レモングラスとショウガのペストソース

イタリアの伝統的な"ペスト"ソースに、オリエンタルなひねりをきかせました。付けあわせには、スライスしたズッキーニのグリルを使っていますが、アスパラガスもよく合います。魚を焼く前にライムやレモンの果汁でマリネすることで、味つけに塩を使わずにすみます。

持続可能な漁法で収穫された
　スズキの切り身 . 175g×4切れ
　　　　　　　　　　（汚れを落とす）
ライム果汁 1個分
オリーブ油 大さじ2
挽きたての黒コショウ
ズッキーニ 400g
　　　　　（分厚く斜めにスライス）

ペストソースの材料
レモングラス 2本
　　　　　　　（外皮を取りのぞき、
　　　　　　　内側の部分をみじん切り）
ショウガ 5cm
　　　　　　（皮をむき、みじん切り）
ニンニク .... 1片（つぶす）
生のバジルの葉 15枚
生のコリアンダーの葉 小1束
塩分無添加の
　ローストピーナッツ 25g
ヒマワリ油 大さじ4

4人分

浅い容器にスズキを入れ、黒コショウで味をつけ、ライム果汁とオリーブ油を注ぎいれ、室温で1時間マリネする。

ズッキーニを調理するために、グリルパンを高温に熱する。分厚く切ったズッキーニに黒コショウで味をつけ、グリルパンにのせ、火が通り、こんがりと焼き色がつくまで4〜5分焼く。

ペストソースを作る。小さなミキサーにソースの材料をすべて入れ、粗いピューレ状になるまで撹拌する。炭火焼きグリルかグリルパンを熱し、スズキの切り身を皮目を下にしてのせ、皮がカリッとしてこんがりと焼き色がつくまで3〜4分焼く。そっと裏返し、さらに2分焼く。

ズッキーニのグリルの上にスズキの切り身をのせ、上からオリエンタルなペストソースをかける。

4ポーション：337kcal、たんぱく質38g、脂質19g、飽和脂肪3g、炭水化物4g、糖類2.3g、食物繊維1.3g、塩分0.32g、ナトリウム124mg

魚のコルマー

鶏肉のコルマーを作るときは、私はかならずココナッツミルクを使います。でも、この魚を使うベンガル風のコルマーの場合は、ヨーグルトのほうが合うと思います。酸味が加わり、飽和脂肪も控えられます。魚は、サケでも、オヒョウでも、タラでも、どんな種類のものでも合います。蒸した（または茹でた）バスマティ米を添えて出します。シンプルですが、誰もが気に入る印象的な一品です。

ショウガ .... 5cm（皮をむく）
ニンニク .... 4片（皮をむく）
低脂肪の
　ナチュラルヨーグルト 150ml
中力粉 大さじ1
砂糖 小さじ1
持続可能な漁法で収穫された
　白身魚の切り身 1kg
　　　　　　　　（5cm角に切る）
ヒマワリ油 大さじ4

タマネギ .... 2個（刻む）
ターメリックパウダー .... 小さじ½
レッドチリパウダー .... 小さじ½
コリアンダーパウダー 大さじ1
クミンパウダー 大さじ1
莢入りカルダモン 6個
　　　　　　　　　　　　（つぶす）
シナモンスティック 4cm
アーモンドパウダー 50g
コリアンダーの葉 大さじ2
　　　　　　　　　　　　（刻む）

4人分

ショウガとニンニクをミキサーに入れ、大さじ4の水を加え、なめらかなペースト状になるまで撹拌する。ボウルにヨーグルトと小麦粉を混ぜあわせ、ショウガのペーストを混ぜいれる。魚を加え、ラップをかけて1時間冷蔵庫で冷やす。

テフロン加工の厚底鍋に油を熱し、タマネギを入れて、淡いキツネ色になるまで炒める。スパイスを加え、3〜4分弱火で炒める。

冷蔵庫から魚を取りだし、マリネ液ごと鍋に加える。火を強め、300mlの水を加え、火加減に注意しながら沸騰させる。砂糖とアーモンドを加え、火を弱め、かき混ぜながら弱火で10〜12分煮る。

皿に移し、飾りのコリアンダーを散らし、バスマティ米を添えていただく。

4ポーション：463kcal、たんぱく質53g、脂質22g、飽和脂肪2.6g、炭水化物15g、糖類7g、食物繊維1.9g、塩分0.5g、ナトリウム196mg

フエダイのヴェトナム風

ヴェトナムは、すばらしい文化と料理に恵まれた楽園です。ヴェトナム料理は、どれも軽く、香りがよく、さわやかな味わいです。この料理も例外ではなく、シンプルで手早く作れ、おまけにおいしいので、家庭での手軽な食事にも、晩餐のメインディッシュにもなります。アジアの青野菜を蒸したり、炒めたりして添えるといいでしょう。

持続可能な漁法で収穫された
フエダイの切り身
.... 175g×4切れ
（汚れを落とし、骨を取る）
ヒマワリ油 大さじ1
ゴマ油 小さじ1
ニンニク .... 2片（つぶす）
ライム果汁 2個分
レモングラス 2本
（外皮を取りのぞき、
内側の部分をみじん切り）
赤トウガラシ............ 1本（薄切り）

米酢................................. 大さじ1
スイートチリソース.......... 大さじ2
鶏のストック .... 150㎖
（p.156を参照、
市販の液体ストックや
固形ストックを使う場合は、
"低塩"タイプのものを）
減塩しょうゆ 小さじ1
赤パプリカ 2個
（種を取り、縦に細切り）
赤タマネギ .... 1個（薄切り）
ワケギ..... 4本（厚めに斜め切り）
生のコリアンダー............ 大さじ3
（粗く刻む）

4人分

フエダイの切り身を浅めの容器に入れ、2種類の油を注ぎ、ニンニク、ライム果汁、レモングラス、トウガラシを加え、魚によく揉みこむ。ラップをかけ、室温で1時間マリネする。

深さのある大きなテフロン加工のフライパンに、酢とスイートチリソースを熱する。鶏のストック、しょうゆ、赤パプリカ、タマネギ、ワケギ、コリアンダーを加え、火を弱めて5分煮る。

マリネしたフエダイをフライパンに加え、スプーンでソースをかける。ふたをして、ときどき魚にソースをかけながら、弱火で4〜5分煮る。

皿に魚を盛りつけ、残ったソースをかけ、お好みで少量のコリアンダーとライムを飾る。

4ポーション：250kcal、たんぱく質36.1g、脂質6.5g、飽和脂肪1g、炭水化物12.6g、糖類11g、食物繊維1.8g、塩分0.83g、ナトリウム327㎎

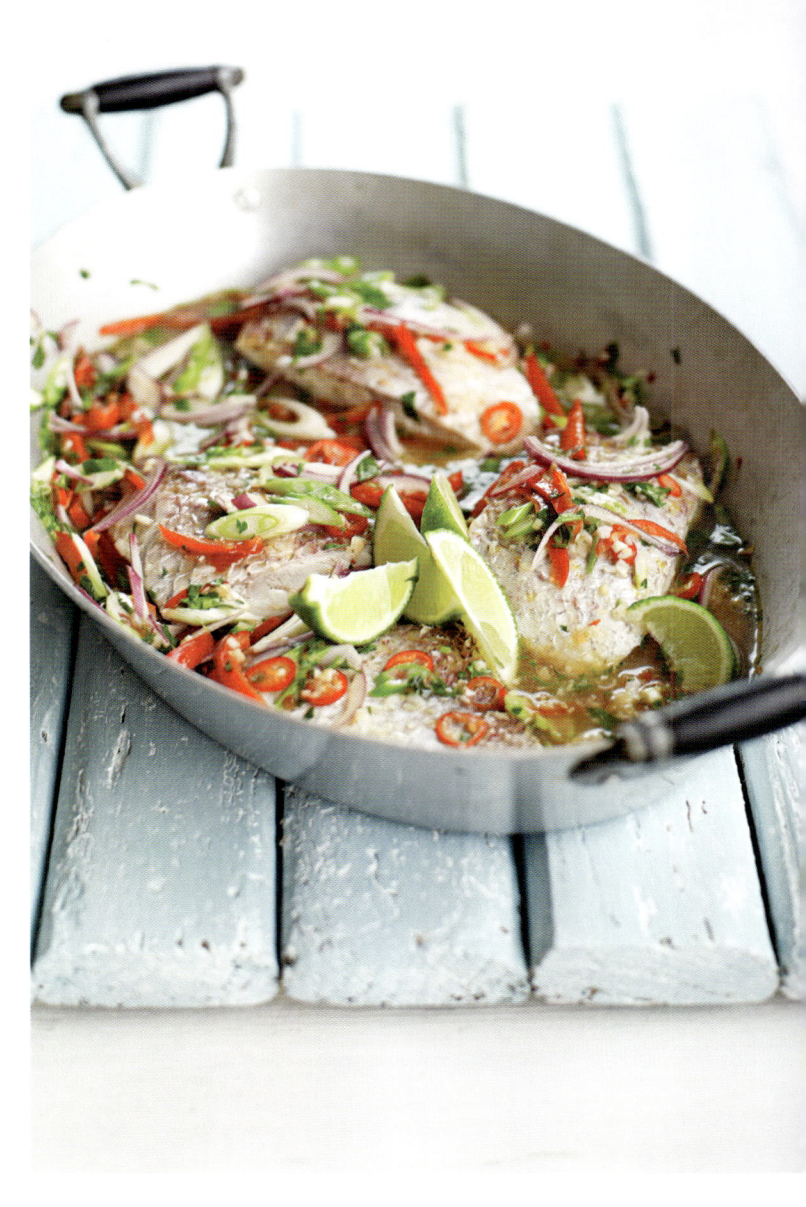

第4章　メインディッシュ

鶏肉のブレゼ　ビネガーソース

鶏肉の切り身をおいしく味わえるレシピです。リンゴ酢のソースでじっくりと煮込み、ディジョンマスタードの繊細な風味を添えます。

鶏もも肉......................................8切れ(皮をむく)
挽きたての黒コショウ
ヒマワリ油..大さじ2
ニンニク..4片(つぶす)
エシャロット...................3個(皮をむき、みじん切り)
リンゴ酢(または白ワインビネガー)................150㎖
ハチミツ..大さじ2
辛口の白ワイン..100㎖
鶏の濃縮ストック..200㎖
　(p.156を参照、市販の液体ストックや固形ストック
　を使う場合は、"低塩"タイプのものを)
塩分無添加のトマトピューレ........................大さじ2
ディジョンマスタード....................................小さじ1
タラゴン...大さじ1(刻む)

4人分

鶏もも肉に黒コショウで味をつける。厚底のキャセロールにヒマワリ油を熱し、鶏の切り身を入れてときどきひっくり返しながら、こんがりと焼き色がつくまで5〜6分焼く。皿に移す。

鍋に残った余分な脂を取りのぞき、ニンニクとエシャロットを入れて、しんなりするまで2〜3分炒める。酢、ハチミツ、白ワインを加え、半量になるまで煮つめる。ストックを加えて沸騰させ、鶏肉を戻して10〜15分煮る。

トマトピューレとディジョンマスタードを混ぜあわせ、ソースに混ぜいれる。鶏肉に火が通ったら、タラゴンを加え、黒コショウで味をととのえる。ソースに少し酸味をきかせるために、必要に応じて大さじ1の酢を加え、いただく。

4ポーション：318kcal、たんぱく質37g、脂質10g、飽和脂肪2.5g、炭水化物12g、糖類11.1g、食物繊維0.3g、塩分0.54g、ナトリウム214㎎

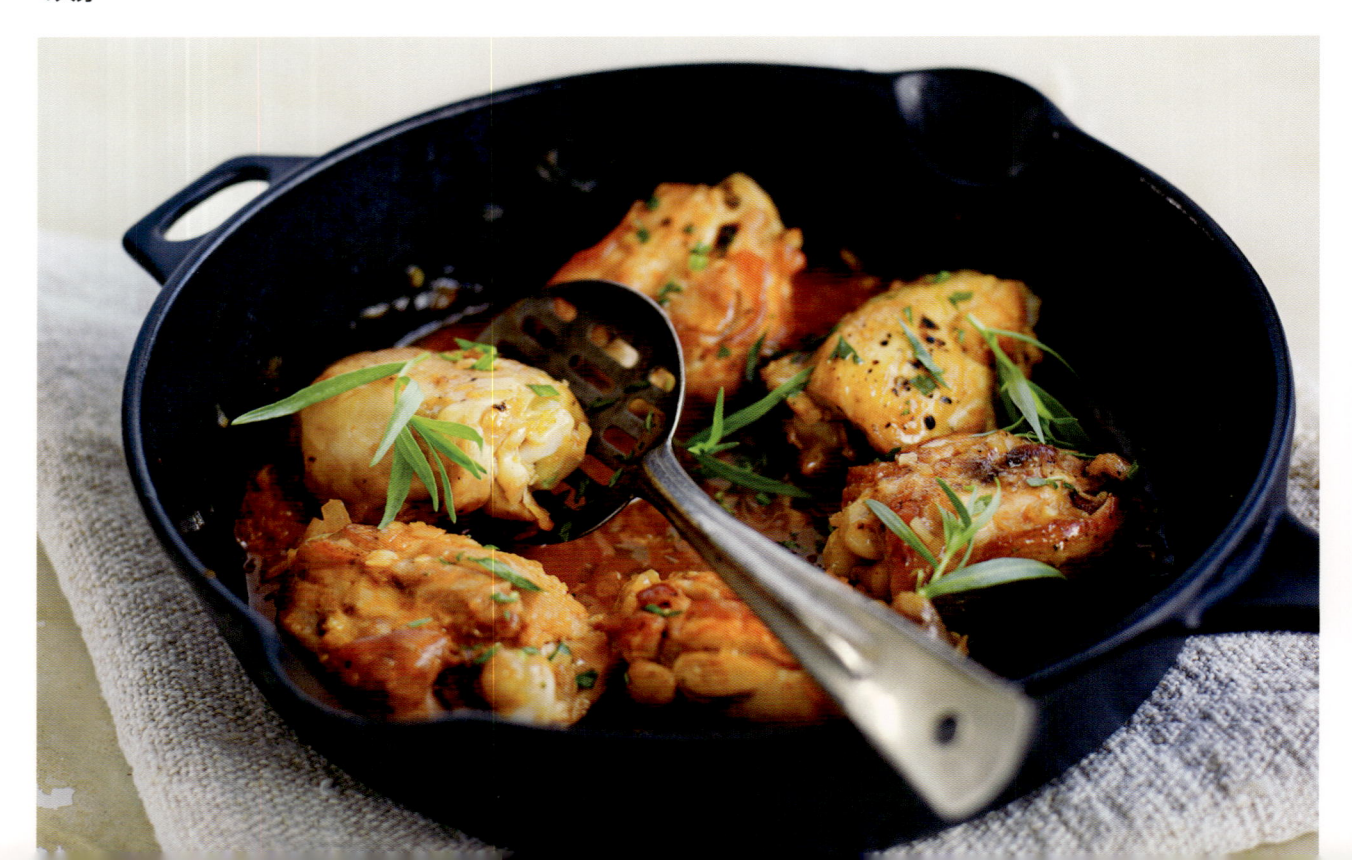

若鶏のスパッチコック
レモンとハーブを添えて

やわらかい若鶏にぴったりな料理です。肉を買う時に、スパッチコック用に下処理（背骨と胸骨を取りのぞいて、ヒキガエルのような形にさばく）をしてもらいましょう。レモンとハーブの風味と、繊細な肉との相性が絶妙です。付けあわせに甘酸っぱい根菜を添えるのが、私のお気に入りです。

ニンニク	1片（つぶす）
生のハーブ各種（タイム、ローズマリー、イタリアンパセリなど）	大さじ2（刻む）
レモン	½個（薄切り）
若鶏	450g×4羽（スパッチコック用にさばき、皮をむく）
オリーブ油	大さじ2
鶏の濃縮ストック	200㎖
（p.156を参照、市販の液体ストックや固形ストックを使う場合は、"低塩"タイプのものを）	
挽きたての黒コショウ	
小さいニンジン	300g（皮をむく）
小さいパースニップ	300g（皮をむき、縦半分に切る）
生のミント	大さじ2（刻む）
オリーブ油	大さじ1
メープルシロップ	大さじ1
バルサミコ酢	大さじ1

4人分

オーブンを200℃に予熱する。

ボウルにニンニクとハーブを混ぜあわせる。レモン½個を薄切りにする。

大きな天板に鶏肉をのせ、黒コショウで味をつける。よく切れる小さなナイフで、鶏肉の表面に細かい切り目を入れ、ニンニクとハーブを切り目にはさみこむ。レモンの薄切りを1、2枚ずつそれぞれの鶏肉にのせ、オリーブ油をかける。火が通るまで、18〜20分オーブンでローストする。

そのあいだに、ニンジンとパースニップを沸騰した湯で2分茹で、水気を切る。別の焼き皿にのせ、オリーブ油とメープルシロップをかけ、表面がキツネ色に色づき、軽くカラメル状になるまで、20分ほど焼く。焼きあがりかけたら、ミントとバルサミコ酢を加え、味をととのえる。保温しておく。

鶏肉が焼きあがったら、天板から取りだしておく。鶏のストックを鍋に入れ、強火にして、天板に残ったカラメル状の肉汁をすべて加える。2分煮て、黒コショウで味をととのえる。

皿にローストした野菜を盛り、ローストした鶏肉のスパッチコックをのせ、煮汁をかけていただく。

4ポーション：374kcal、たんぱく質46g、脂質14g、飽和脂肪2.5g、炭水化物18g、糖類11.7g、食物繊維5.3g、塩分0.5g、ナトリウム198㎎

ヘーゼルナッツチキンと
リーキのマッシュルーム・
ビネグレットソース

野生のマッシュルームが手に入らなければ、ポートベロでもおいしく作れます。

卵	1個
鶏胸肉	175g×4切れ
	（骨付き、皮なし）
ヘーゼルナッツパウダー	60g
ヒマワリ油	大さじ2
リーキ	400g
	（洗って、粗く刻む）

ビネグレットの材料

ヒマワリ油	大さじ1
野生のマッシュルーム	300g
	（汚れを落とす）
エシャロット	1個（みじん切り）
シェリービネガー	大さじ1
鶏の濃縮ストック	100㎖
	（p.156を参照、市販の液体ストックや固形ストックを使う場合は、"低塩"タイプのものを）
オリーブ油	大さじ1
ヘーゼルナッツ油	大さじ2
イタリアンパセリ	大さじ1
	（刻む）

4人分

浅い容器のなかで、卵に大さじ1の水を加えて溶く。鶏胸肉を卵液につけ、ヘーゼルナッツパウダーに押しつけて、まぶす。

テフロン加工のフライパンにヒマワリ油大さじ1を熱し、リーキと水100㎖を入れ、ふたをして火を弱め、リーキがやわらかくなるまで8～10分加熱する。水気を切り、保温しておく。

フライパンをふたたび火にかけ、残りの大さじ1の油を入れる。鶏胸肉を入れ、肉に火が通り、ナッツの衣にこんがりと焼き色がつくまで、両面を4～5分ずつ焼く。

ビネグレットを作る。別のテフロン加工の小さなフライパンを熱する。ヒマワリ油、マッシュルーム、エシャロットを入れ、キツネ色になるまで1～2分炒める。ビネガーとストックを加え、2分煮たてる。ヘーゼルナッツ油とオリーブ油を混ぜいれ、パセリを加えて黒コショウで味をととのえる。

リーキを皿に盛りつけ、マッシュルームのビネグレットをかけ、ナッツの衣をつけた鶏胸肉をのせ、いただく。

4ポーション：491kcal、たんぱく質49g、脂質30g、飽和脂肪3.7g、炭水化物5g、糖類3.1g、食物繊維3.8g、塩分0.4g、ナトリウム158㎎

鶏肉のブレゼ
カボチャ、サフラン、
ミントを添えて

モロッコ風の雰囲気と、繊細な風味が楽しめるシンプルな一品で、自宅でよく作ります。予算が許すかぎり、できるだけ上質なもので、塩分が極力少ないオリーブを買ってください。塩辛いだけで、風味に欠けるものも少なくありません。

鶏のストック	750㎖
	（p.156を参照、市販の液体ストックや固形ストックを使う場合は、"低塩"タイプのものを）
生のサフラン	たっぷり1つまみ
	（粉末でも）
鶏もも肉	12切れ（皮なし）
挽きたての黒コショウ	
全粒小麦粉	大さじ1
オリーブ油	大さじ2
バターナッツカボチャ	小1個
	（皮をむき、角切り）
ベビーオニオン	350g
	（皮をむく）
レモン	1個（薄切り）
ニンニク	1片（つぶす）
ハチミツ	大さじ2
種を取った	
グリーンオリーブ	12個
ミント	大さじ2（刻む）
クスクス	付けあわせ用

4人分

オーブンを190℃に予熱する。ストックとサフランを鍋に入れて火にかけ、10分加熱して風味をつける。

鶏もも肉に黒コショウで味をつけ、たっぷりと小麦粉をまぶす。厚底のキャセロール鍋に油を熱し、鶏肉の切り身を入れ、まんべんなくこんがりと焼く。鶏肉を取りだしておく。

さいの目に切ったカボチャ、タマネギ、レモンの薄切り、ニンニクをキャセロールに入れ、キツネ色になるまで軽く炒める。サフラン風味のストックを加え、野菜が薄めのソースに包まれるまで、よくかき混ぜる。

鶏肉をソースに入れ、ハチミツとオリーブを加え、ふたをして、鶏肉に火が通るまでオーブンで15～20分焼く。ミントをソースに混ぜいれ、クスクスを添えていただく。

4ポーション：434kcal、たんぱく質58g、脂質14g、飽和脂肪3.6g、炭水化物20g、糖類12.1g、食物繊維4.1g、塩分1.19g、ナトリウム467㎎

ビルマ風チキン

このビルマ風のレシピは、インドのタンドリーのように、鶏肉をヨーグルトとスパイスでマリネします。ヨーグルトの働きで、食材がとてもみずみずしく、やわらかくなります。

鶏胸肉(皮なし)	175g×4切れ
低脂肪のナチュラルヨーグルト	100mℓ
減塩しょうゆ	大さじ1
ターメリックパウダー	小さじ½
クミンパウダー	大さじ1
カルダモンパウダー	大さじ1
チリパウダー	小さじ1
ショウガ	2.5cm(皮をむき、刻む)
ヒマワリ油	大さじ1
ニンニク	1片(つぶす)
ライムのくし切り	飾り用

トマトとショウガのソースの材料

ヒマワリ油	大さじ1
実の詰まった完熟プラムトマト	中4個(刻む)
ショウガ	2.5cm(皮をむき、刻む)
青トウガラシ	小1個(刻む)
ニンニク	1片(つぶす)
生のコリアンダー	大さじ2(粗く刻む)
トマトジュース	150mℓ
ライム果汁	½個分

4人分

鶏胸肉を容器に入れる。ボウルにヨーグルト、しょうゆ、ターメリック、クミン、カルダモン、チリ、ショウガを合わせ、よくかき混ぜる。油とニンニクを加えて泡立て器で混ぜ、鶏胸肉の上に注ぐ。鶏肉がマリネ液に浸かるようによくかき混ぜる。冷蔵庫で6時間以上(できれば1晩)冷やす。

オーブンを180℃に予熱する。

ソースを作る。テフロン加工の鍋に油を熱し、トマト、ショウガ、トウガラシ、ニンニク、コリアンダーを入れて、野菜がやわらかくなり、汁気が出るまで8〜10分加熱する。トマトジュースを加え、さらに10分加熱し、濾し器で濾して、きれいな器に注ぐ。黒コショウで味をつけ、ライム果汁を混ぜいれ、保温しておく。

鶏胸肉を天板にのせ、やわらかくなり、火が通るまで25分オーブンで焼く。

焼きあがった鶏肉を皿にのせ、ライムのくし切りを飾り、ソースを添えていただく。付けあわせには、シンプルな玄米がよく合う。

4ポーション:308kcal、たんぱく質45.9g、脂質9g、飽和脂肪1.6g、炭水化物11.1g、糖類6.2g、食物繊維1.2g、塩分1.02g、ナトリウム394mg

鶏肉のフェンネルとプルーン添えバルサミコ風味のハチミツソース

フェンネルほど、生でも火を通しても同じぐらいおいしく食べられる野菜は、ほかにあまりありません。生のものは歯触りがよく、香り高く、さわやかな味わいで、火を通すと食感も味もまったく別のものになり、深みと繊細さが増します。

鶏胸肉	175g×4切れ(皮なし)
挽きたての黒コショウ	
ヒマワリ油	大さじ2
フェンネルの株元	小〜中4個(余分な部分を除き、くし切り)
冷凍(または真空包装)の栗	250g
ローレル	小1枚
バルサミコ酢	小さじ3
ハチミツ	大さじ2
鶏の濃縮ストック	200mℓ
(p.156を参照、市販の液体ストックや固形ストックを使う場合は、"低塩"タイプのものを)	
プルーン	225g(加工済みのもの)

4人分

鶏胸肉に黒コショウで味をつける。テフロン加工のフライパンに油を熱し、鶏胸肉を入れて、こんがりと焼き色がつくまで両面を焼く。フライパンから取りだす。

フェンネル、栗、ローレルをフライパンに入れ、フェンネルをひんぱんにひっくり返しながら、淡いキツネ色になるまで5分焼く。フェンネルと栗の上に、バルサミコ酢とハチミツを注ぎいれる。さらに4〜5分加熱し、風味をつける。

ストック、プルーン、鶏肉を加え、ふたをして、鶏肉に火が通り、蒸し汁が薄いソース状になるまで、弱火で10〜12分蒸し煮する。ローレルを取りだし、味をととのえ、いただく。

4ポーション:463kcal、たんぱく質46g、脂質10g、飽和脂肪1.7g、炭水化物51g、糖類31.9g、食物繊維8.8g、塩分0.36g、ナトリウム143mg

鶏肉のパイナップル、ショウガ、ライム添え

鶏肉とパイナップルの組みあわせは、目新しいものではありません。アジアやカリブ海で幅広く用いられています。このレシピは、私がカリブ海のフランス領サンマルタン島で働いていたときに食べたもののアレンジです。私はもも肉と手羽元を使うのが好きですが、もちろん胸肉でも作れます。

鶏もも肉 大4切れ
　　（皮を取りのぞいたもの）
鶏手羽元 大4本
　　（皮を取りのぞいたもの）
挽きたての黒コショウ
シナモン 1つまみ
ターメリック 1つまみ
マイルドな
　カレーパウダー .... 小さじ½
赤トウガラシフレーク .... 小さじ½
ヒマワリ油 大さじ2
ワケギ .... 4本（みじん切り）
ライム果汁 2個分
生のパイナップル 300g
　　（果肉のみの重量、角切り）
ショウガ .... 4cm（すりおろす）
糖分無添加の
　パイナップルジュース ... 300㎖
鶏の濃縮ストック .... 300㎖
　（p.156を参照、市販の液体
　ストックや固形ストックを使う
　場合は、"低塩"タイプのものを）
トマト 中4個
　　（湯むきし、種を取り、刻む）

4人分

オーブンを180度に予熱する。

鶏肉を容器に入れ、黒コショウ、シナモン、カレーパウダー、トウガラシフレークで味をつけ、ラップをかけて冷蔵庫で1晩マリネする。

直火対応の大きなキャセロールに油を熱し、鶏肉を入れ、まんべんなくこんがり焼き色がつくまで焼く。余分な脂を流し、残りの材料を加えて沸騰させ、ふたをしてオーブンに入れる。鶏肉がやわらかくなり、ソースが煮つまって少し濃くなるまで、40分ほど煮こむ。お好みで玄米を添えて、すぐにいただく。

4ポーション：330kcal、たんぱく質39g、脂質11g、飽和脂肪2.6g、炭水化物20g、糖類18.7g、食物繊維2g、塩分0.49g、ナトリウム191㎎

ウサギのカチャトーレ

"カチャトーレ"とはイタリア語で猟師風という意味で、イタリア全土で親しまれているこの料理には、伝統的に鶏肉が使われます。ウサギで代用してもおいしくできます。ウサギはこれまで過小評価されてきた肉の1つですが、とくにレストラン業界では、最近人気を取りもどしつつあるようです。また、このレシピではマッシュルームのかわりにポルチーニ茸を使い、味に広がりを出しています。手に入らなければ、ふつうのマッシュルームを使ってください。付けあわせには、本格的なイタリア料理風に、クリーミーなポレンタがお勧めです。

ウサギの脚肉 大4本
　　（またはもも肉大8切れ）
挽きたての黒コショウ
乾燥オレガノ 1つまみ
全粒小麦粉 大さじ1
オリーブ油 大さじ2
ニンニク .... 2片（つぶす）
タマネギ .... 1個（刻む）
赤パプリカ 2個
　　（種を取り、2.5cm角に切る）
ポルチーニ茸（または他の
　マッシュルーム） 300g
辛口の白ワイン .... 100㎖
塩分無添加のトマト缶 1缶
　　　　　　　　　　　　　（200g）
塩分無添加の
　トマトピューレ 大さじ1
キャスターシュガー 大さじ2
鶏のストック .... 400㎖
　（p.156を参照、市販の液体
　ストックや固形ストックを使う
　場合は、"低塩"タイプのものを）
生のバジルの葉 10枚

4人分

ウサギに黒コショウで味をつけ、乾燥オレガノをまんべんなくすりこみ、小麦粉をまぶす。

大きな厚底鍋にオリーブ油を熱し、ウサギの脚肉を入れて、こんがりと焼き色がつくまで焼く。鍋から取りだしておく。

ニンニク、タマネギ、パプリカ、ポルチーニを鍋に加え、鍋に残った脂で炒める。白ワインを加え、2～3分煮たててから、トマト、トマトピューレ、砂糖、ストックを加える。ふたたび沸騰させる。

ウサギの脚をソースに戻し、ふたをして、肉がやわらかくなるまで40～45分弱火で煮る。バジルの葉をソースに混ぜいれ、さらに2分煮る。味をととのえ、クリーミーなポレンタの上に盛りつける。

4ポーション：390kcal、たんぱく質42g、脂質16g、飽和脂肪4.8g、炭水化物19g、糖類14.9g、食物繊維2.8g、塩分0.4g、ナトリウム156㎎

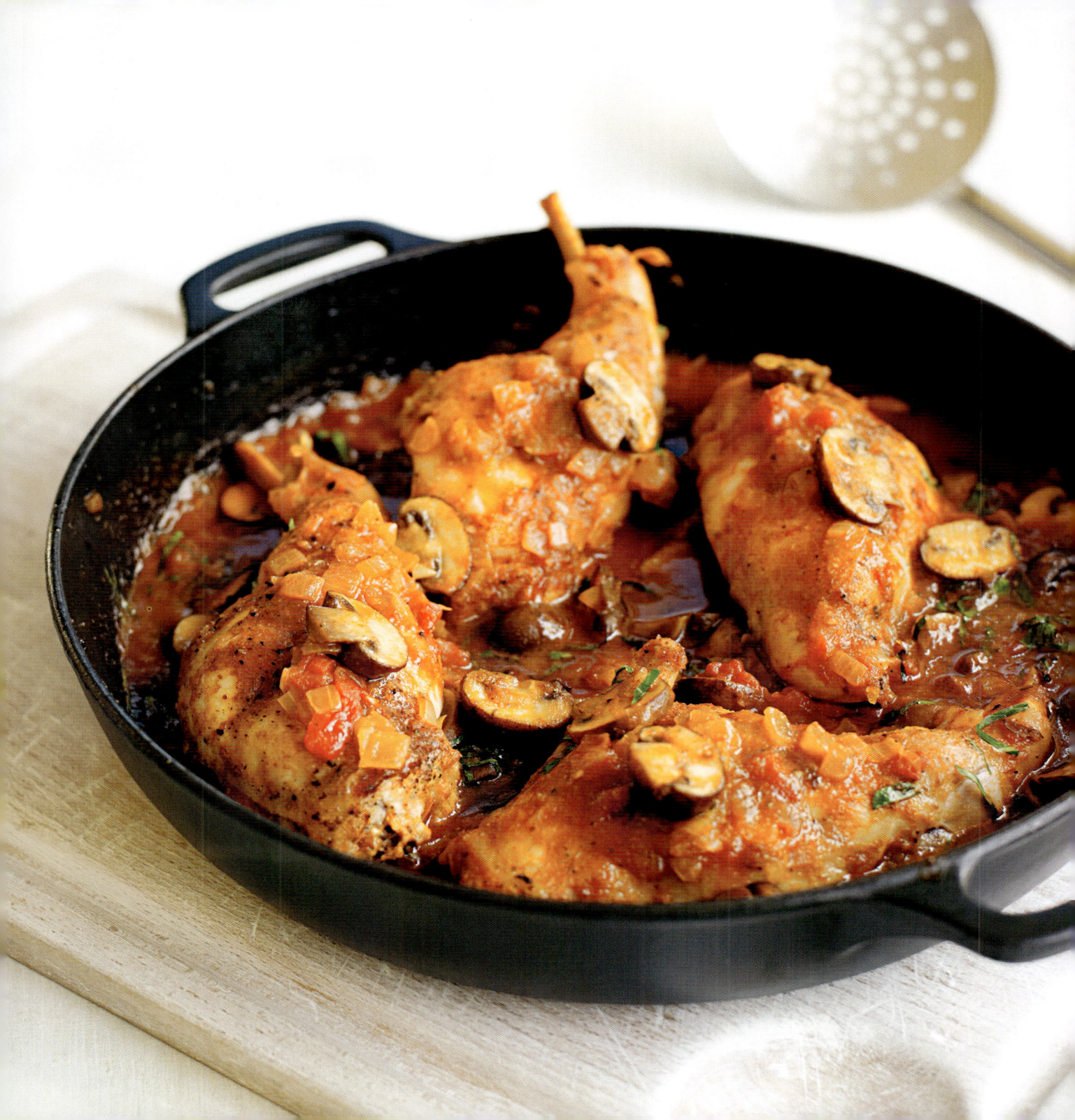

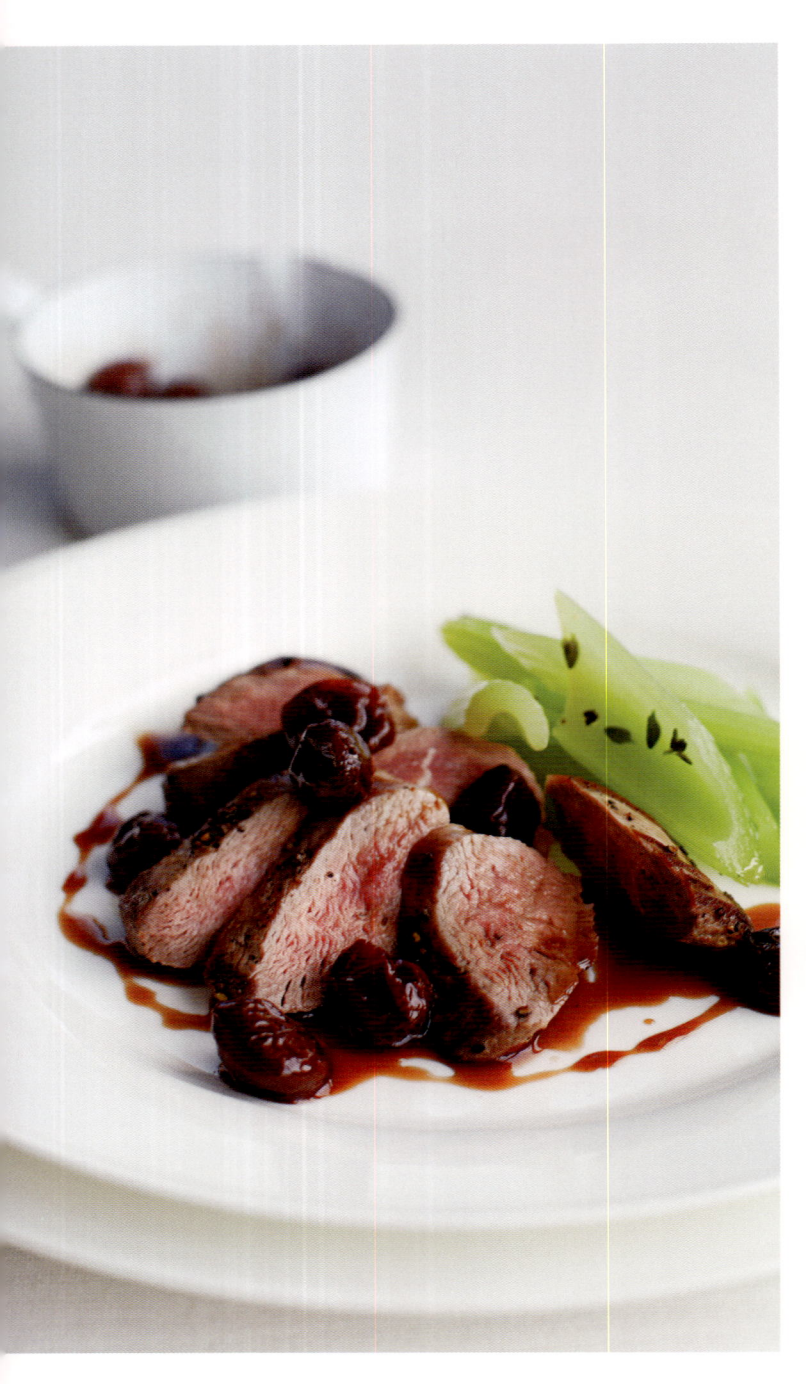

鴨のシナモンチェリーソース セロリのブレゼ添え

鴨とチェリーの組みあわせは、典型的なフランス料理の1つです。鴨の皮を取ることで、脂をぐっと減らすことができます。胸肉そのものには、脂は多くありません。

ヒマワリ油	大さじ1
鴨の胸肉	175g×4切れ
(骨と皮を取りのぞいたもの)	
生または冷凍のチェリー	250g
(種を取る)	
低糖タイプの赤スグリのジャム	大さじ2
赤ワイン	100㎖
シナモンパウダー	1つまみ
マデイラワイン	50㎖
鶏の濃縮ストック	50㎖
(p.156を参照、市販の液体ストックや固形ストックを使う場合は、"低塩"タイプのものを)	

セロリのブレゼの材料

鶏のストック	150㎖
(p.156を参照、市販の液体ストックや固形ストックを使う場合は、"低塩"タイプのものを)	
タイムの枝	2～3本
セロリ	小1束
(皮をむき、5cm幅に斜め切り)	
挽きたての黒コショウ	

4人分

セロリのブレゼを作る。鶏のストックにタイムを加えて、5分煮たて、火を弱めてセロリを加え、ふたをして、セロリに火が通り、ストックがほぼなくなるまで、5分ほど軽くブレゼ(蒸し煮)する。味をととのえ、保温しておく。

テフロン加工のフライパンに油を熱し、鴨の胸肉を入れて、中火で黄金色になるまで4～5分焼く(レアが苦手な人は、もう少し長めに)。フライパンから取りだし、皿にのせてアルミホイルをかけて保温する。

鴨肉を焼いたフライパンに、チェリーと赤スグリのジャムを入れ、1分加熱する。赤ワイン、シナモン、マデイラワイン、鶏の濃縮ストックを加え、ソースが半量になるまで、弱火で5～6分煮る。黒コショウで味をととのえる。

鴨肉を分厚く切り、皿に並べる。チェリーソースを鴨にかけ、セロリのブレゼを添えていただく。

4ポーション：345kcal、たんぱく質36g、脂質14g、飽和脂肪3.4g、炭水化物10g、糖類10.1g、食物繊維1.7g、塩分0.67g、ナトリウム265mg

ホロホロ鳥の緑コショウソース
ショウガ風味のニンジン添え

ホロホロ鳥は、少しくせのある鶏肉のような味で、鶏肉の代わりとして使えます。緑コショウの粒は、塩水に漬かった状態で売られています。使う前に冷水でよく洗い、塩分をできるだけ落としましょう。付けあわせには、茎ブロッコリーも大変よく合うでしょう。

小さいニンジン..400g
　　　（皮をむき、大きければ縦半分に切る）
ハチミツ...大さじ1
ショウガ..5cm
　　　（皮をむき、みじん切りまたはすりおろす）
ヒマワリ油...大さじ1
ホロホロ鳥の胸肉...........................175g×4切れ
　　　　　　　　　　（皮を取りのぞいたもの）
挽きたての黒コショウ
辛口の白ワイン..60㎖
キャスターシュガー 小さじ2
ピンクグレープフルーツのジュース
　　　（できれば絞りたてのもの） ....150㎖
鶏の濃縮ストック......................................300㎖
　　　（p.156を参照、市販の液体ストックや固形ストックを
　　　　使う場合は、"低塩"タイプのものを）
塩水漬けの緑コショウの粒 大さじ1
　　　　　　　　　　　（洗って、水気を切る）

4人分

鍋にニンジンを入れ、かぶるくらいの水を加え、ハチミツとショウガを加えて、沸騰させる。火を弱め、ニンジンにちょうどよく火が通り、汁気がほぼなくなり、ショウガ風味のシロップがニンジンにからんだ状態になるまで、弱火で煮る。保温しておく。

テフロン加工のフライパンを熱し、油を入れる。ホロホロ鳥に黒コショウで味をつけ、フライパンに入れる。両面にこんがりと焼き色がつき、火が通るまで、3〜4分ずつ焼く。取りだして、アルミホイルをかけて保温しておく。

フライパンをふたたび火にかけ、ワインと砂糖を入れ、2分煮る。グレープフルーツジュースとストックを加え、ソースが⅓量になるまで5分煮つめる。

目の細かい濾し器で濾し、緑コショウの粒を加え、好みの味にととのえる。

ニンジンを皿に盛り、焼いたホロホロ鳥をのせ、ソースをかける。お好みで、蒸した新ジャガイモを添える。

4ポーション：354kcal、たんぱく質40g、脂質9g、飽和脂肪1.8g、炭水化物27g、糖類18.3g、食物繊維2.5g、塩分0.74g、ナトリウム293㎎

鴨のグリル ハーブのビネグレット添え

温かい料理用のソースとしてビネグレットを使うことが、人気になりつつあります。手の込んだソースよりも軽くて風味豊かなものが多く、作り方もシンプルで、脂肪も少ないのでヘルシーです。

黒コショウの粒............... 小さじ1
塩水漬けの
　緑コショウの粒........... 小さじ1
　（洗って、水気を切る）
塩水漬けの
　赤コショウの粒........... 小さじ1
　（洗って、水気を切る）
鴨の胸肉............... 180g×4切れ
　（皮をむく）
鶏の濃縮ストック.............. 100㎖
　（p.156を参照、市販の液体
　ストックや固形ストックを使う
　場合は、"低塩"タイプのものを）
エシャロット.. 小2個（みじん切り）
タイムの葉........... 小さじ1（刻む）
生のタラゴン...... 大さじ1（刻む）
生のイタリアンパセリ...... 大さじ1
　　　　　　　　　　　　　（刻む）
バルサミコ酢.................... 大さじ1
オリーブ油...................... 大さじ4
ニンニク.................... 2片（つぶす）
野生のマッシュルーム
　（またはふつうのマッシュルーム）
　................225g（汚れを落とす）
サンブラッシュトマト
　（半生の乾燥トマトの油漬け）
　............ 100g（油を切り、拭く）
茹でたエンドウマメ............. 100g

4人分

コショウの粒をすり鉢（またはスパイス挽き）に入れ、粗いペースト状に挽く。このペーストを鴨の胸肉にまんべんなくたっぷりと塗り、30分マリネする。

ストックにエシャロット、ハーブ、酢を入れて熱する。オリーブ油大さじ2を入れて泡立て器で撹拌し、沸騰させて、火からおろして保温しておく。

グリルパンか炭火焼きグリルを熱する。鴨の胸肉にオリーブ油大さじ1をまんべんなく塗り、両面を4～5分ずつミディアムに焼きあげる（ウェルダンが好みなら、もう少し長めに）。皿に移し、アルミホイルをかけて保温しながら、肉を休ませる。

そのあいだに、テフロン加工のフライパンに残りの油を熱し、ニンニクとマッシュルームを入れて2～3分炒める。トマトとエンドウマメを加え、さらに2～3分炒める。黒コショウで味をととのえる。野菜を皿に4等分し、鴨の胸肉をのせ、スプーンで温めたビネグレットをかける。ジャガイモのソテーを添えていただく。

4ポーション：352kcal、たんぱく質43g、脂質15g、飽和脂肪2.5g、炭水化物11g、糖類4.7g、食物繊維3g、塩分0.9g、ナトリウム354㎎

ホロホロ鳥のリンゴ、野生のキノコ、タラゴン添え

美しいフランスのヴォージュ山地に住む友人たちを訪れていた際に、このレシピを思いつき、そのときは鶏肉を使って作りました。友人宅のキッチンにあった材料と、その日ジェラルメールの町のすてきな市場で買った食材が、うまくマッチして生まれた一品です。秋になると、市場には何種類ものおいしい野生のキノコが登場します。また1年中手に入るものもあります。

ヒマワリ油...................... 大さじ1
ホロホロ鳥の
　胸肉.................. 180g×4切れ
　（皮と骨を取りのぞいたもの）
挽きたての黒コショウ
野生のキノコ数種
（またはふつうのマッシュルーム）
　.. 200g
　（汚れを落とし、スライス）
ニンニク.................. ½片（つぶす）
糖分無添加の
　アップルジュース............ 100㎖
鶏のストック...................... 150㎖
　（p.156を参照、市販の液体
　ストックや固形ストックを使う
　場合は、"低塩"タイプのものを）
低脂肪牛乳........................ 100㎖
コーンスターチ................ 大さじ1
ディジョンマスタード....... 小さじ1
生のタラゴン...... 大さじ2（刻む）

4人分

厚底のフライパンに、オイルウォーター（p.36参照）をスプレーして熱する。ホロホロ鳥の胸肉に黒コショウで味をつけ、フライパンに入れて、色づけないようにさっと両面を焼いて旨みを閉じこめる。キノコとニンニクを加え、さらに2～3分焼く。

ホロホロ鳥を取りだす。フライパンにアップルジュースとストックを加え、2～3分加熱する。

牛乳とコーンスターチを泡立て器で混ぜあわせ、ストックに加える。弱火で5分煮る。マスタードとタラゴンを加え、ホロホロ鳥をソースに戻す。肉がやわらかくなり、ソースが煮つまって肉にからむまで、さらに5～6分煮る。黒コショウで味をととのえていただく。

4ポーション：244kcal、たんぱく質39g、脂質5g、飽和脂肪1.8g、炭水化物7g、糖類3.8g、食物繊維0.4g、塩分0.49g、ナトリウム193㎎

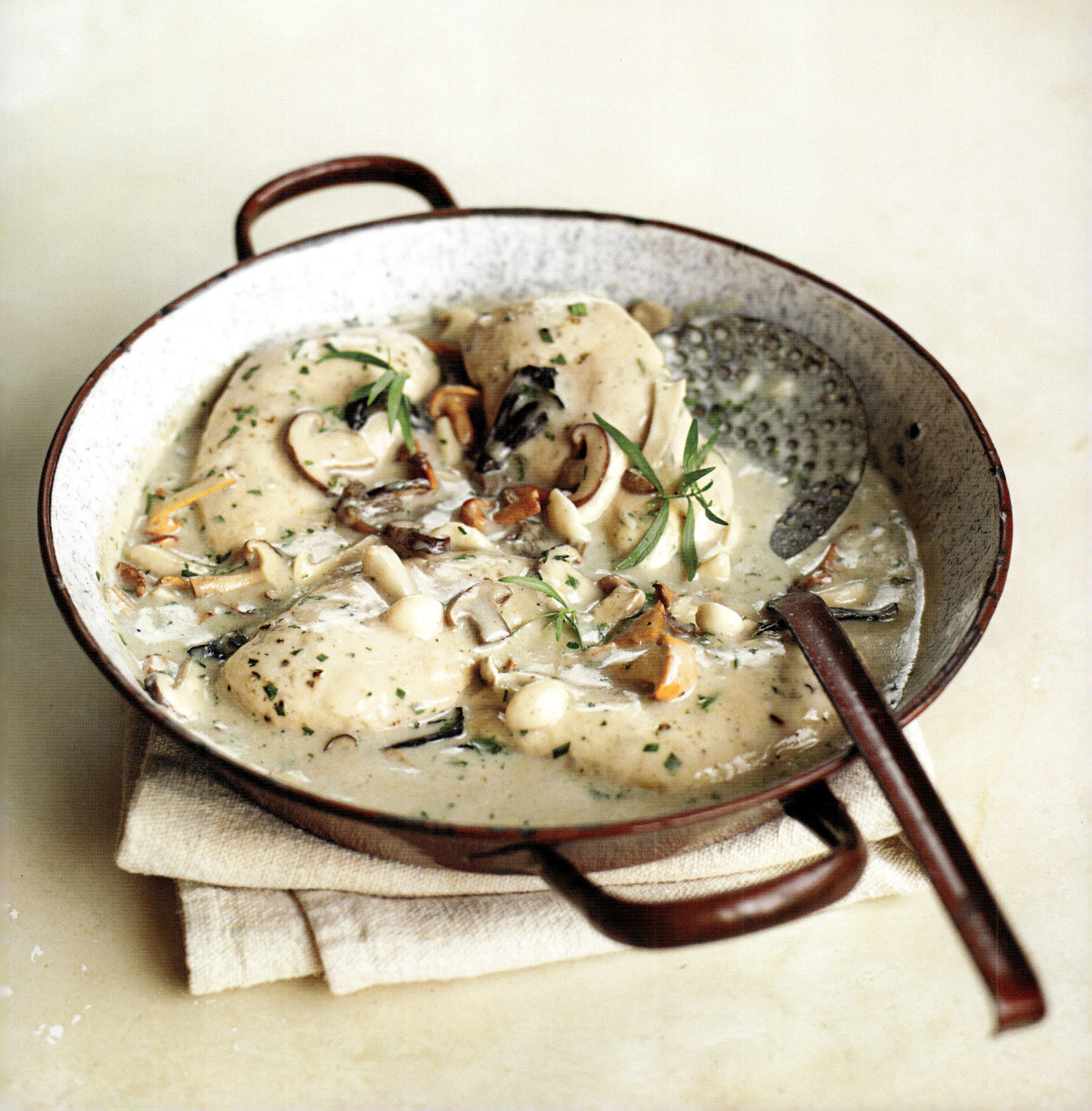

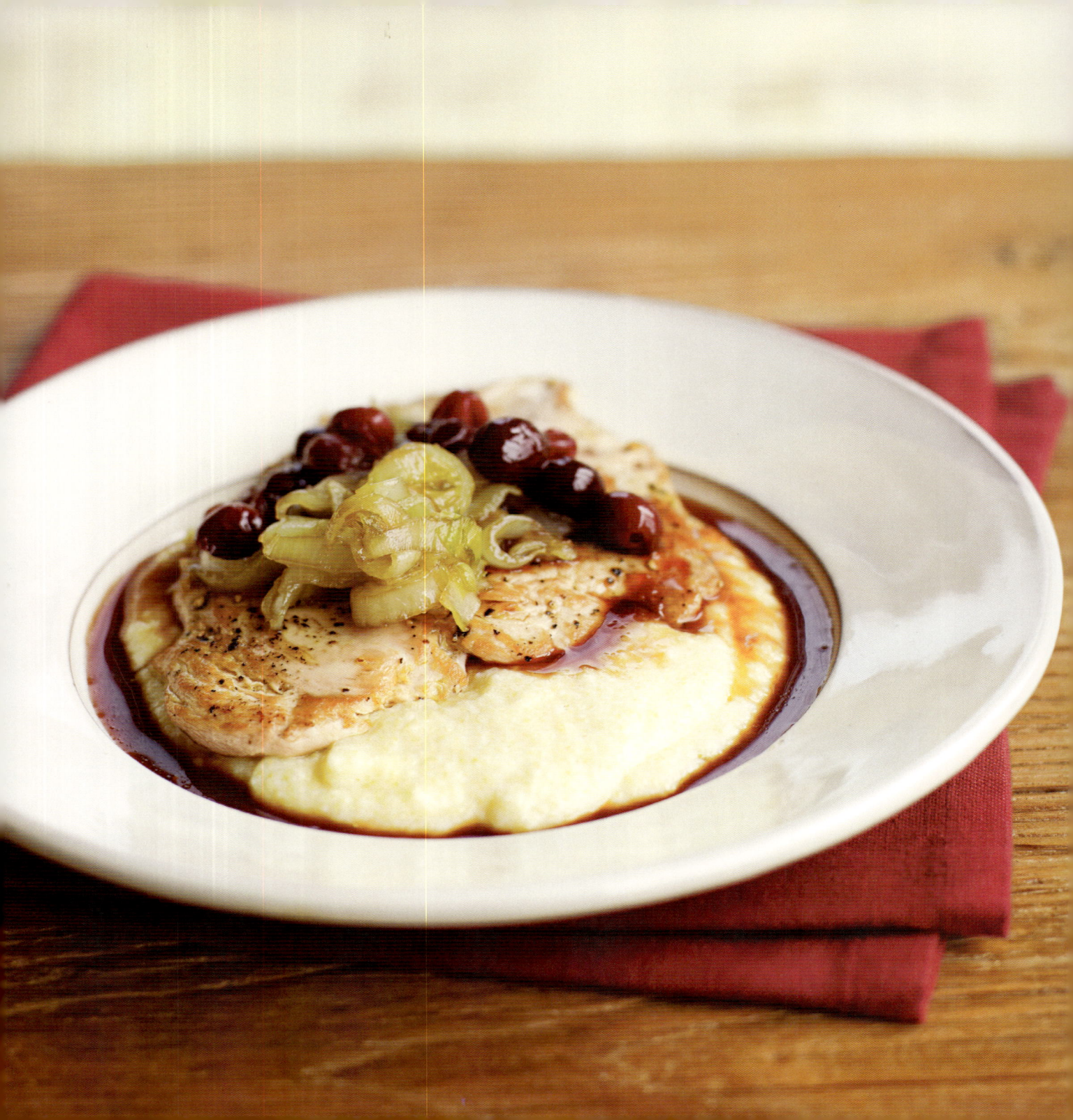

キジのエスカロープ
チコリとクランベリー添え

キジは、本格的な狩猟期である10月から2月のあいだに手に入れることができます。2羽1組で売られていることが多いですが、冷凍のものもあります。イギリスでは、猟鳥は非常に過小評価されていますが、おそらくそれは料理の仕方がわからないためでしょう。このレシピでは、キジの胸肉だけを用い、たたいて薄いエスカロープにするので、手間も時間もあまりかからず、失敗も少ないはずです。アーモンドポレンタは付けあわせにぴったりですが、インスタントのポレンタ製品には塩分が添加されているものもあるので、成分表示をチェックしましょう。

キジの胸肉	150g×4切れ
	(骨と皮を取りのぞいたもの)
ベルジアンエンダイブ(チコリ)	4株
	(葉をはがし、粗く刻む)
メープルシロップ	大さじ1
ヒマワリ油	大さじ2
リンゴ酢	大さじ1
クランベリージュース	150㎖
クランベリーのジャム	大さじ1
	(できれば低糖タイプのもの)
鶏の濃縮ストック	150㎖
(p.156を参照、市販の液体ストックや固形ストックを使う場合は、"低塩"タイプのものを)	
冷凍のクランベリー	125g
挽きたての黒コショウ	

アーモンドポレンタの材料

インスタントのポレンタ	125g
アーモンドパウダー	50g
ニンニク	小1片(つぶす)
低脂肪牛乳	650㎖
タイムの枝	2〜3本

4人分

キジの胸肉を1切れずつ2枚のラップではさみ、ミートハンマーか麺棒で軽くたたいて2cmの厚さのエスカロープにする。

ポレンタを作る。牛乳、ニンニク、タイムを沸騰させて5分煮てから、タイムを取りのぞく。よくかき混ぜながら、少しずつポレンタとアーモンドパウダーを注ぎいれる。火をごく弱火にし、ポレンタに火が通り、ゆるめのマッシュポテトぐらいのやわらかさになるまで、8〜10分煮る。保温しておく。

テフロン加工の鍋を熱し、チコリ、メープルシロップ、500㎖の水を加え、チコリがやわらかくなり、表面が軽くカラメル状になるまで中火で熱する。火からおろし、保温しておく。

テフロン加工の大きなフライパンに油を熱し、キジのエスカロープを入れ、肉がやわらかく、ピンク色になるまで、強火で両面を2〜3分ずつ焼く。皿に移し、アルミホイルをかけて保温しておく。

フライパンに酢、クランベリージュース、クランベリーのジャム、鶏の濃縮ストックを入れて、2〜3分加熱する。目の細かい濾し器で濾す。クランベリーを加え、やわらかくなるまで4〜5分煮る。黒コショウで味をととのえる。

ポレンタを皿に盛り、キャラメリゼしたチコリとキジのエスカロープをのせる。クランベリーソースを2分温め、エスカロープにかけて、いただく。

4ポーション：556kcal、たんぱく質47.8g、脂質21.1g、飽和脂肪4.6g、炭水化物44.2g、糖類19.8g、食物繊維3.1g、塩分0.34g、ナトリウム136㎎

七面鳥のパイヤール レンズマメとアプリコットのビネグレット添え

七面鳥は、ローストしなくてもいいことを知っていますか。ここでは、胸肉を薄切りのパイヤール（エスカロープの古い呼び名）にして、ジューシーにグリルします。素朴な栗とピュイ産のレンズマメを添え、甘いアプリコットソースをかけます。蒸したブロッコリーやホウレンソウもよく合います。

ヒマワリ油 大さじ2
タマネギ 1個
　（皮をむき、みじん切り）
ピュイ産のレンズマメ 350g
七面鳥の胸肉のエスカロープ
　.......................... 200g×4枚
調理済みの冷凍
　（または真空包装）の栗 ... 250g

ビネグレットの材料
乾燥アプリコット 8個
　（熱湯に浸けて戻し、
　　水気を切って拭き、刻む）
バルサミコ酢 大さじ1
ディジョンマスタード ..... 小さじ½
オリーブ油 大さじ4
生のローズマリー 小さじ1
　（刻む）
ハチミツ 大さじ1
挽きたての黒コショウ

4人分

厚底鍋に油を熱し、タマネギをキツネ色になるまで炒める。レンズマメとかぶるくらいの水を加え、やわらかくなるまで（歯ごたえは残す）、15〜20分煮る。よく水気を切り、保温しておく。栗を混ぜいれる。

ビネグレットの材料をボウルにすべて入れ、混ぜあわせる。黒コショウで好みの味にととのえる。

炭火焼きグリルかグリルパンを予熱する。七面鳥に黒コショウで味をつけ、両面を3〜4分ずつ焼いて、なかまで火を通す。

レンズマメにビネグレットを少量加え、スプーンですくって皿に4等分する。グリルした七面鳥のパイヤールをのせ、残りのアプリコットビネグレットをかけ、いただく。

4ポーション：786kcal、たんぱく質72.7g、脂質21.7g、飽和脂肪3.2g、炭水化物79.9g、糖類19g、食物繊維12.2g、塩分0.37g、ナトリウム149mg

鶏肉のザタール風味 アラビア風スロー添え

ザタールとは、中東のスパイスミックスで、乾燥タイムとゴマとスマックを混ぜたものです。スマックはレモンに似た風味のベリーで、上質なデリカテッセンや食料品店で買うことができます。また中東食材店では、ブレンドされたザタールも売っています。パン粉は、とくに日本の料理によく使われる、カリカリに乾燥させたパンの粉を使います。揚げ物にカリッとした食感が出るので便利です。トーストした全粒粉のピタパンの細切りを添えます。

乾燥タイム 大さじ1
ゴマ 大さじ1
スマック 大さじ1
オリーブ油 大さじ1
パン粉 100g
挽きたての黒コショウ
鶏もも肉 650g
　（皮と骨を取り、3cm角に切る）
卵 2個
　（水大さじ1を加えて、溶く）

スロー（サラダ）の材料
赤タマネギ 1個
　（皮をむき、薄切り）
キュウリ .... 小½本（薄切り）
赤パプリカ 1個
　（種を取り、薄切り）
生のミントの葉 50g
生のコリアンダーの葉 50g
レモン果汁 .... ½個分
低脂肪のマヨネーズ 大さじ2

4人分

タイムとゴマとスマックを容器に入れて混ぜあわせ、ザタールを作る。パン粉と少量の黒コショウを加える。

角切りの鶏肉を溶き卵にくぐらせ、スパイスをまぶす。金串または水に浸しておいた木串に、5、6個ずつ鶏肉を刺す。

テフロン加工の大きなフライパンに油を熱し、串をのせて、ひんぱんに回しながら中火で8〜10分焼く。そのあいだに、スローの材料をすべてボウルに入れて混ぜあわせ、少量の黒コショウで味をととのえる。

串のとなりにスローを盛り、トーストしたてのピタパンの細切りを添えていただく。

4ポーション：416kcal、たんぱく質43g、脂質17g、飽和脂肪4g、炭水化物24g、糖類4.6g、食物繊維1.6g、塩分0.87g、ナトリウム344mg

スペイン風ラムシチュー

スペインでは、この典型的なラムシチューを"カルデレータ"と呼んでいます。このレシピは私流のアレンジです。

ニンニク	4片(つぶす)
ローレル	2枚
スペイン産のスモークパプリカパウダー	小さじ1
挽きたての黒コショウ	
塩分無添加のトマトピューレ	300㎖
キャスターシュガー	大さじ1
赤ワインビネガー	大さじ2
ラムネック(首肉)のフィレまたはランプ肉	150g×6切れ(余分な脂を取りのぞく)
オリーブ油	大さじ1
タマネギ	2個(みじん切り)
緑パプリカ	2個(種を取り、大きめに切る)
フェンネルの株元	1個(大きめに切る)
小さな新ジャガイモ	400g
生のイタリアンパセリ	大さじ2(刻む)
生のオレガノ	大さじ1(刻む)

6人分

ミキサーに、ニンニク、ローレル、スモークパプリカ、黒コショウ、トマトピューレ、砂糖、ワインビネガー、少量の水を入れ、ペースト状になるまで撹拌する。

ラム肉を大きめの角切りにし、容器に入れてマリネ液を加えて混ぜあわせる。ラップをかけ、室温で2時間マリネする。

テフロン加工の厚底鍋にオリーブ油を熱し、タマネギ、パプリカ、フェンネルを入れ、野菜が少ししんなりするまで4〜5分炒める。マリネした肉と液を鍋に加え、かぶるくらいの水を入れて沸騰させ、火を弱めてとろ火で煮る。

30分後、新ジャガイモ、パセリ、オレガノを加え、火が通るまでソースのなかでさらに弱火で30分煮る。味をととのえ、いただく。

4ポーション:437kcal、たんぱく質34.1g、脂質23.4g、飽和脂肪10.7g、炭水化物23.8g、糖類12.1g、食物繊維4.1g、塩分0.29g、ナトリウム116㎎

ニース風ラムのランプ肉アイオリ添え

プロヴァンスの色彩と味覚を思いださせる一品です。

ナス	1個(大きめの角切り)
ズッキーニ	1本(厚めにスライス)
黄ズッキーニ	1本(厚めにスライス)
フェンネルの株元	1個(大きめの角切り)
赤パプリカ	1個(種を取り、大きめの細切り)
黄パプリカ	1個(種を取り、大きめの細切り)
ニンニク	8片(皮をむく)
生のローズマリー	大さじ1 (粗く刻む)
オリーブ油	大さじ2
挽きたての黒コショウ	
ラムのランプ肉	150g×4切れ(余分な脂をすべて取りのぞく)

アイオリの材料

低脂肪のマヨネーズ	100㎖
ニンニク	½片(つぶす)
レモン果汁	¼個分

4人分

オーブンを200℃に予熱する。

野菜とローズマリーにオリーブ油をからめ、黒コショウで味をつけ、ロースト皿にのせて、肉がやわらかくなり、少し焦げ目がつくまで、30〜40分焼く。ラムに黒コショウで味をつける。20分後、ラム肉を野菜の上にのせ、材料にすべて火が通るまでローストする。

アイオリを作る。すべての材料をボウルに入れて混ぜあわせ、黒コショウで味をととのえる。

野菜を皿に4等分し、ランプ肉をそれぞれ4枚にスライスし、野菜の上にのせる。アイオリを回しかけ、いただく。

4ポーション:410kcal、たんぱく質34.4g、脂質25.5g、飽和脂肪7.9g、炭水化物11.6g、糖類8.7g、食物繊維4.6g、塩分0.88g、ナトリウム350㎎

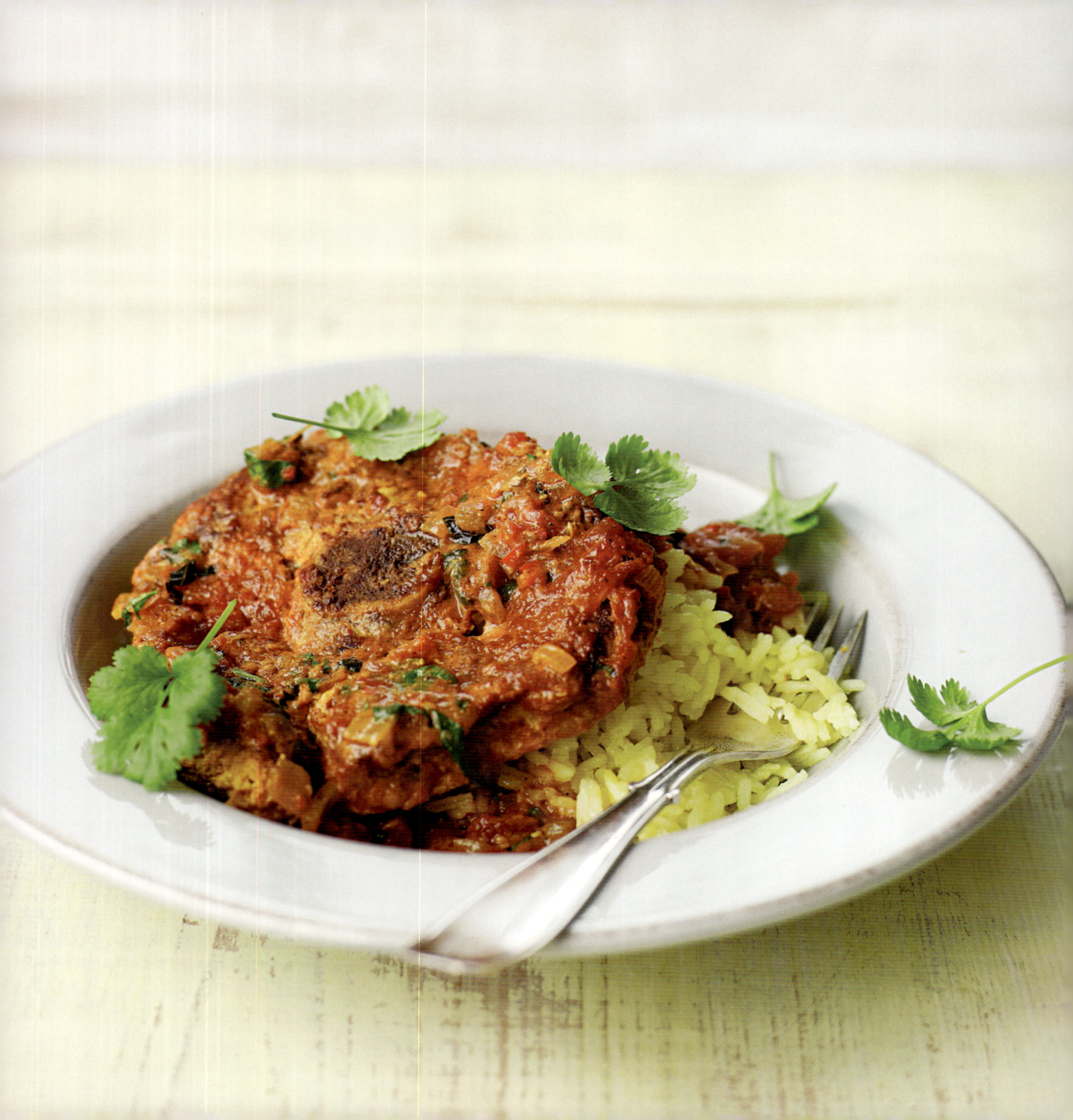

ラム肉のオッソブッコ（インド風）

この料理名を不思議に思う人もいるかもしれません。伝統的なオッソブッコは、イタリア料理で、仔牛のすね肉で作るのですが、かなり高価で、手に入りやすくもありません。このレシピでは、ラムの脚肉を使い、作り方はそのままに、ソースにインド風のスパイスをきかせました。肉好きな人にぴったりの一品で、サフランライスを添えていただきます。

ニンニク	2片（つぶす）
ショウガ	10cm（皮をむき、刻む）
低脂肪のナチュラルヨーグルト	100ml
脂肪の少ないラムのレッグステーキ肉（脚肉）	250～275g×4本
挽きたての黒コショウ	
ヒマワリ油	大さじ2
タマネギ	1個（皮をむき、刻む）
赤トウガラシ	1本（みじん切り）
カレーパウダー	小さじ1
ターメリックパウダー	小さじ½
クミンパウダー	小さじ1
カルダモンパウダー	小さじ1
カットトマト	1缶(400g)
トマトピューレ	大さじ1
ブラウンシュガー	大さじ1
鶏のストック（p.156を参照、市販の液体ストックや固形ストックを使う場合は、"低塩"タイプのものを)	
生のミント	大さじ1（刻む）
生のコリアンダー	大さじ1（刻む）

4人分

まずニンニクとショウガとヨーグルトをミキサーに入れ、ペースト状になるまで撹拌する。容器にラムステーキを入れ、黒コショウで味をつけ、ヨーグルトペーストを加えてよく混ぜ、ラップをして冷蔵庫で1晩マリネする。

オーブンを180℃に予熱する。

直火対応の厚底のキャセロールに油を熱する。ラム肉をマリネ液から出し、余分な液を拭きとり、鍋に入れて両面をこんがりと焼く。肉を鍋から取りだす。マリネ液はとっておく。

タマネギとトウガラシをキャセロールに入れ、タマネギが淡いキツネ色になるまで炒める。カレーパウダー、ターメリック、クミン、カルダモンを加え、1分炒める。マリネ液、トマト、トマトピューレ、砂糖、ストックを加え、沸騰させる。

ラムをソースに戻し、キャセロールにふたをしてオーブンに入れ、ラムがやわらかくなるまで、1時間ほどブレゼ（蒸し煮）する。ソースの味をととのえる。ミントとコリアンダーを飾る。

サフランライスの上にラムステーキをのせ、煮汁をかけていただく。

4ポーション： 470kcal、たんぱく質50.3g、脂質24.5g、飽和脂肪9.7g、炭水化物13g、糖類9.5g、食物繊維1.8g、塩分0.68g、ナトリウム270mg

ラム肉のマスタードソース ニンニクとミントの風味

ニンニクをローストするときは、小片に分け、スプーン1杯のオリーブ油とともにアルミホイルで包みます。180℃のオーブンで、ニンニクがやわらかくなり、淡いカラメル色に色づくまで30分ほど焼きます。冷ましてから、薄皮をむきます。

オリーブ油	大さじ4
ラムチョップ	8本
（余分な脂を取りのぞく）	
挽きたての黒コショウ	
辛口の白ワイン	50㎖
鶏の濃縮ストック	300㎖
（p.156を参照、市販の液体ストックや固形ストックを使う場合は、"低塩"タイプのものを）	
ディジョンマスタード	小さじ1
ミントジャム	大さじ1
ズッキーニ	4本
（厚めにスライス）	

ニンニクオイルの材料

オリーブ油	大さじ3
ローストしたニンニク	12片
（上記参照）	
トマト	2個
（湯むきし、種を取り、小さなさいの目に切る）	
レモン果汁	½個分
生のミント	大さじ1（刻む）

4人分

テフロン加工のフライパンにオリーブ油大さじ2を熱し、ラム肉に黒コショウで味をつけ、なかがピンク色になるまで両面を3～4分ずつ焼く（ウェルダンが好みなら、もう少し長めに）。フライパンから取りだし、保温しておく。

ワインとストックをフライパンに入れ、5分煮たてる。マスタードとミントジャムを加え、かき混ぜながら煮つめてソースを作る。

別のフライパンに残りの油とズッキーニを入れ、やわらかくなり、こんがり色づくまでソテーする。黒コショウで味をつけ、取りだして保温しておく。

ニンニクオイルを作る。オリーブ油を熱し、ローストしたニンニク、トマト、レモン果汁、ミントを入れ、ごく弱火で2～3分加熱し、風味をつける。黒コショウで味をととのえる。

ズッキーニの上にラムをのせ、少量のマスタードとミントのソースをかけ、さらに少量のニンニクオイルをかける。

4ポーション：456kcal、たんぱく質30.5g、脂質32.6g、飽和脂肪9g、炭水化物9.7g、糖類7.3g、食物繊維2.3g、塩分0.34g、ナトリウム135㎎

ポークチョップ 2種の夏のマメと モモのグリルを添えて

モモが出まわる夏に作るのにぴったりの、とびきりおいしい料理です。といっても、瓶詰や缶詰でも質のよいものであれば、代用することができます。モモの皮をむくと、おいしさがアップします。

ヒマワリ油	大さじ1
ポークチョップ	175g×4本
（余分な脂を取りのぞく）	
低糖タイプのモモのジャム	大さじ1
バルサミコ酢	大さじ2
モモ	大2個
（2つに切り、種を取る）	
ドライシェリー	100㎖
ピーチネクター	100㎖
鶏の濃縮ストック	200㎖
（p.156を参照、市販の液体ストックや固形ストックを使う場合は、"低塩"タイプのものを）	
黄インゲンマメ	250g
インゲンマメ	300g
挽きたての黒コショウ	

4人分

テフロン加工のフライパンに油を熱する。ポークチョップに黒コショウで味をつけ、フライパンに入れて、中火で両面を4～5分ずつこんがりと焼く。フライパンから取りだして、保温しておく。

フライパンをふたたび熱し、モモのジャムと酢を入れて30秒加熱する。半分に切ったモモを断面を下にして入れ、バルサミコのシロップのなかで軽くキャラメリゼする。少しやわらかくなったら、取りだして保温しておく。

フライパンにシェリー、ピーチネクター、ストックを入れ、半量になるまで煮つめ、濾し器で濾してきれいな鍋に入れる。

2種のマメを別々の鍋でやわらかくなるまで茹で、水気を切って、黒コショウで味をととのえる。

マメを皿に4等分し、焼いたポークチョップをのせる。キャラメリゼしたモモを上にのせ、ソースをかけていただく。

4ポーション：333kcal、たんぱく質43g、脂質10g、飽和脂肪2.2g、炭水化物16g、糖類14.6g、食物繊維4.4g、塩分0.31g、ナトリウム123㎎

ラムネックのフィレ
赤キャベツのカポナータ添え

カポナータは甘酸っぱい野菜料理で、魚料理や肉料理の付けあわせに使われます。伝統的にはナスとセロリで作りますが、ここではラムに合わせて赤キャベツを使い、同じ方法で作ります。ニンニクとセージで風味づけして焼いたジャガイモの角切りと一緒にどうぞ。

ラムネック（首肉）のフィレ
　　　　　　　　　　150g×4切れ
オリーブ油..................... 大さじ2
挽きたての黒コショウ
生のタイムの葉............... 大さじ1
　　　　　　　　　　　　（刻む）
鶏の濃縮ストック ....400㎖

カポナータの材料
ヒマワリ油...................... 大さじ2
赤キャベツ.... 小1個（ごく薄切り）
赤タマネギ .... 1個（薄切り）
赤ワインビネガー.............175㎖
メープルシロップ............ 大さじ4
レーズン 50g
　（水に30分浸け、水気を切って拭く）
松の実 .... 大さじ2（炒る）

4人分

オーブンを200℃に予熱する。

カポナータを作る。厚底鍋に油を熱し、タマネギと赤キャベツを入れ、火を弱めてときどきかき混ぜながら、やわらかくなるまで20分ほど加熱する。

酢とメープルシロップを加え、野菜に火が通って、表面がカラメル状になるまで加熱する。レーズンと松の実を加え、よく混ぜあわせる。火からおろし、保温しておく。ラムのヒレ肉にまんべんなくオリーブ油を塗り、黒コショウとタイムで味をつける。

テフロン加工のフライパンを熱する。ラムを入れてときどきひっくり返しながら、まんべんなく焼き色をつけ、旨みをとじこめる。オーブンに入れ、10〜12分焼く。取りだして保温しておく。フライパンの肉汁にストックを加え、沸騰させて黒コショウで味をととのえる。

ラム肉を厚切りにし、キャベツの上にのせ、フライパンの肉汁をかけていただく。

4ポーション：549kcal、たんぱく質32.7g、脂質35.8g、飽和脂肪12.3g、炭水化物25.5g、糖類22.9g、食物繊維3.2g、塩分0.35g、ナトリウム138㎎

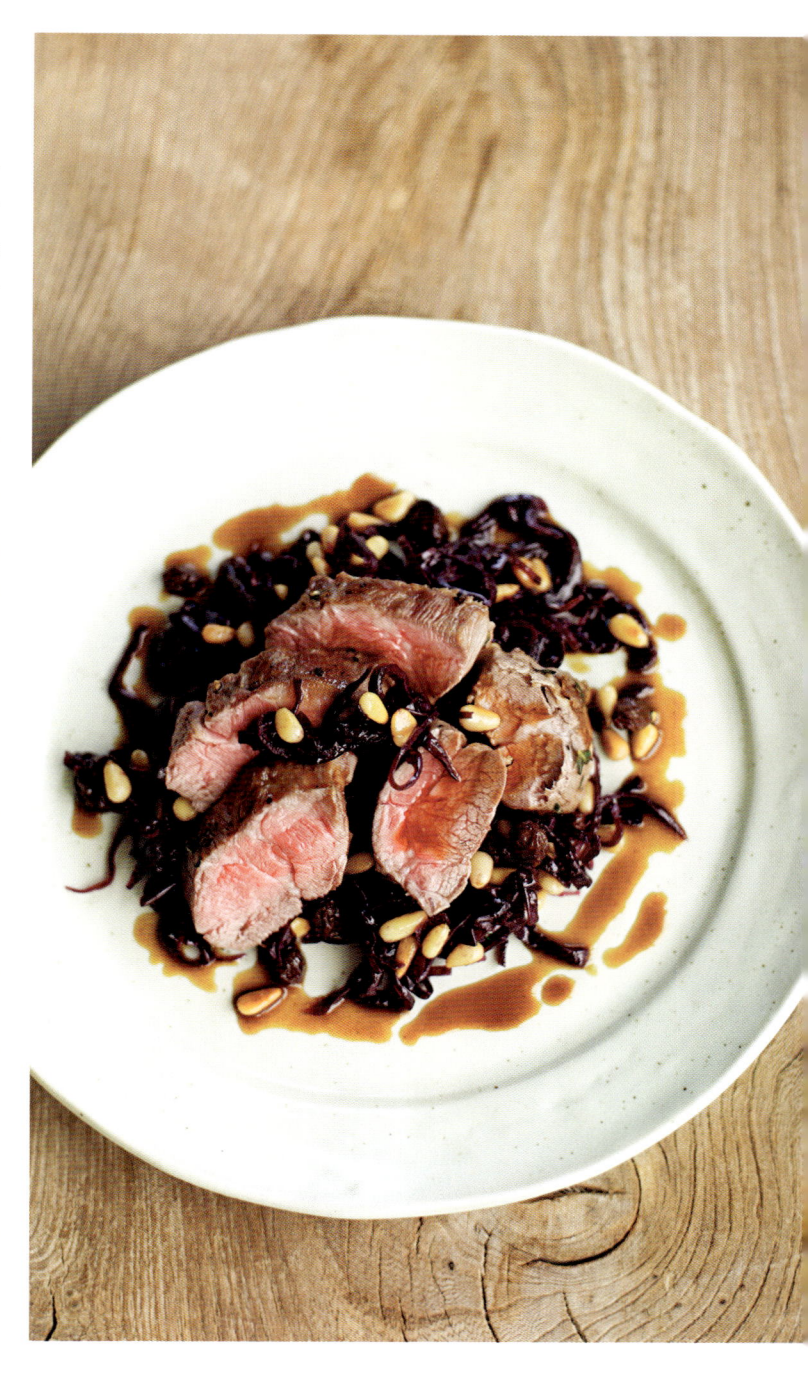

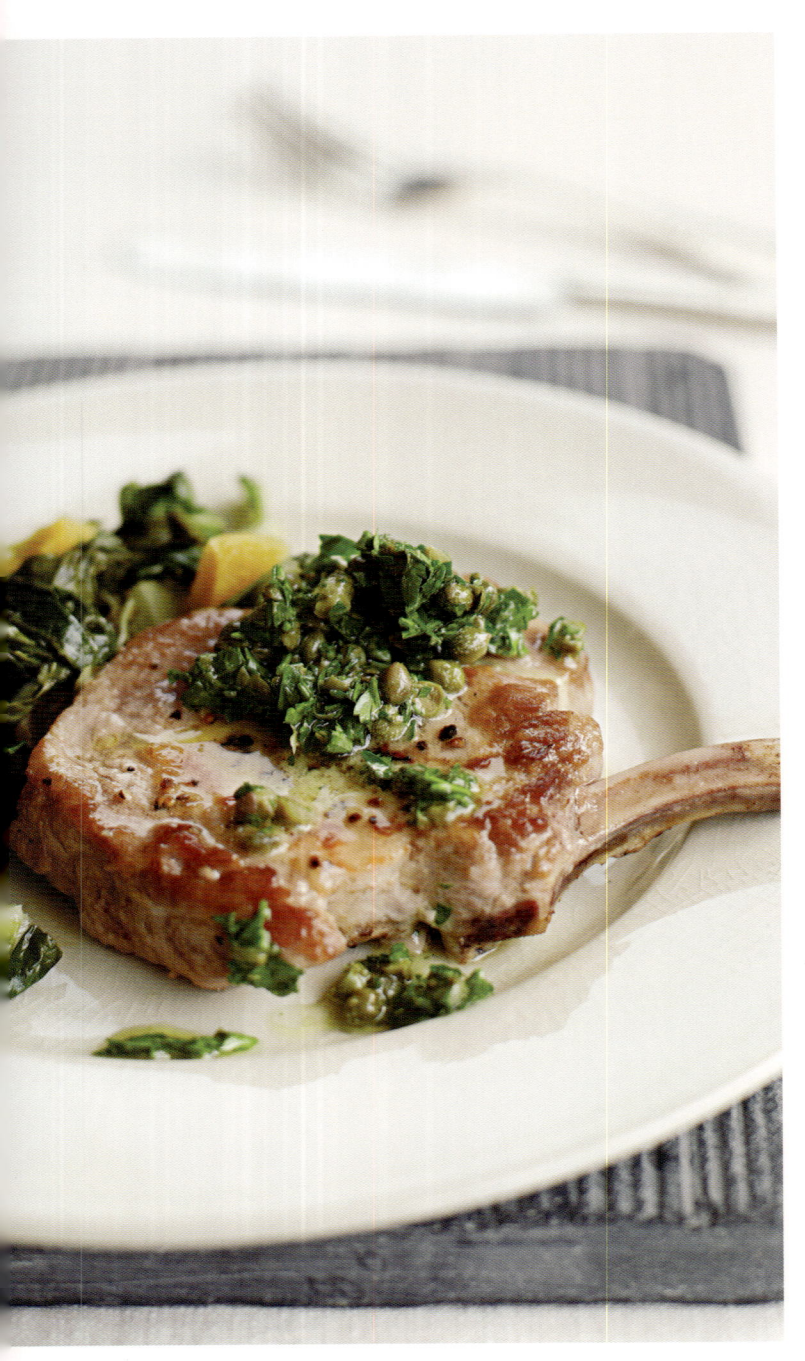

ポークチョップ スイスチャード、レーズン、グリーンソースを添えて

豚肉に火を通しすぎないことが肝心です。私はほんのりピンク色が残った状態で食べるのが好きですが、妊娠中の女性や幼児、年配の方にはお勧めできません。でも、焼くときに水を少し加えることで、パサつかずジューシーに仕上げることができます。

ポークチョップ............ 175g×4本
　（余分な脂を取りのぞく）
挽きたての黒コショウ
生のスイスチャードの葉..... 大8枚
　（粗く刻む）
オリーブ油...................... 大さじ2
ニンニク .... 1片（つぶす）
レーズン 50g
　（ぬるま湯に30分浸け、
　水気を切る）
そのまま食べられる
乾燥アプリコット 50g
　（切りわける）

グリーンソースの材料
生のイタリアンパセリ..... 大さじ2
　（刻む）
生のミント .... 大さじ2（刻む）
ディジョンマスタード..... 小さじ½
ケイパー 大さじ1
　（洗って水気を切り、刻む）
ニンニク .... 1片（つぶす）
砂糖............................. 小さじ½
オリーブ油...................... 大さじ3
白ワインビネガー............ 大さじ1

4人分

手早くグリーンソースを作る。ハーブ、マスタード、ケイパー、ニンニク、砂糖を小さなミキサーに入れ、油と酢を加えて、粗いペースト状に撹拌する。

鍋に半量のオリーブ油とニンニクを入れて火にかける。チャードの茎と少量の黒コショウを加える。100mlの水を入れ、5分煮る。チャードの葉、アプリコット、レーズンを加え、やわらかくなるまで、さらに3～4分加熱する。

そのあいだに、テフロン加工のフライパンに残りの油を熱する。ポークチョップに黒コショウで味をつけ、フライパンに入れて両面に焼き色をつける。火を弱め、スプーン1杯の水を加えてふたをし、火が通るまで弱火で5～6分加熱する。保温しておく。

皿にポークチョップをのせ、スプーンでグリーンソースをかけ、ブレゼしたチャードを添える。すぐにいただく。

4ポーション：381kcal、たんぱく質36.2g、脂質19.3g、飽和脂肪3.6g、炭水化物16.8g、糖類14.5g、食物繊維1.3g、塩分0.90g、ナトリウム356mg

ポークシュニッツェル
リンゴとセージと根セロリのレムラード添え

シュニッツェルとは、ドイツやオーストリアの肉料理で、たたいて薄くした仔牛や豚肉のエスカロープに、カリッとしたパン粉の衣をつけたものです。私のお気に入りの付けあわせは、マッシュポテトか小さな新ジャガのローストです。

ポークチョップ（ポークロイン）.......................175g×4本
　　　　　　　　　　　　　　（余分な脂と骨を取りのぞく）
卵.. 1個（溶く）
低脂肪牛乳... 大さじ3
全粒粉の乾燥パン粉.. 75g
ヒマワリ油... 大さじ3
リンゴ（グラニー・スミス）.. 2個
　　　　　　　　　　　　　（芯を取り、くし形に6等分）
ブラウンシュガー 小さじ1
糖分無添加のリンゴジュース................................... 250㎖
鶏の濃縮ストック
　　（p.156を参照、市販の液体ストックや固形ストックを
　　　　使う場合は、"低塩"タイプのものを）
セージの葉...小8枚

根セロリのレムラードの材料
根セロリ...中1個
　　　　　　　　　　　　　　　（約300g、皮をむく）
レモン果汁 ....½個分
ディジョンマスタード.. 小さじ2
低脂肪のマヨネーズ 大さじ2
挽きたての黒コショウ

4人分

ポークチョップを2枚のラップにはさみ、ミートハンマーか大きな麺棒で軽くたたいて伸ばす。卵と牛乳をボウルに入れて混ぜあわせる。豚肉のエスカロープを卵液にくぐらせ、パン粉をまんべんなくまぶす。

レムラードを作る。粗くおろした根セロリをボウルに入れ、レモン果汁を加える。5分おき、余分な水分を手で絞る。ふきんで拭き、ボウルに入れる。マスタードとマヨネーズを加え、黒コショウで味をととのえる。

テフロン加工のフライパンに大さじ1の油を熱し、リンゴのくし切りを入れて、キツネ色になるまで1分焼く。

砂糖をふりかけ、フライパンのなかで軽くキャラメリゼする。リンゴジュース、ストック、セージを加え、リンゴがやわらかくなり、ソースが半量になるまで煮つめる。

別のテフロン加工のフライパンに残りの大さじ2の油を熱し、シュニッツェルを加え、キツネ色に色づいて、カリッとするまで2～3分焼く。

リンゴとソースをスプーンで皿に盛り、シュニッツェルをのせ、根セロリのレムラードを飾り、いただく。

4ポーション：460kcal、たんぱく質44g、脂質20.6g、飽和脂肪4.4g、炭水化物26.1g、糖類16.4g、食物繊維4.8g、塩分1.05g、ナトリウム415㎎

牛フィレ肉のサツマイモと
ヘーゼルナッツピューレ添え

この料理は、私のよき友人で、90年代にテキサスでサザン・キュイジーヌを確立したディーン・フィアリングのレシピをアレンジしたものです。ヌテラは人気のあるチョコレートとヘーゼルナッツのスプレッドで、たいていのスーパーマーケットで売っています。

メープルシロップ	大さじ ½
バルサミコ酢	大さじ 1
粗挽きの黒コショウ	小さじ 1
生のタイムの葉	小さじ ½
牛フィレステーキ肉	140g×4枚
サツマイモ	大 2 個
一価または多価不飽和脂肪酸を多く含むスプレッド	25g
ヌテラ（チョコレートとヘーゼルナッツのスプレッド）	大さじ 1
ヒマワリ油	大さじ 2
小タマネギ	300g
キャスターシュガー	小さじ 1
鶏の濃縮ストック （p.156を参照、市販の液体ストックや固形ストックを使う場合は、"低塩"タイプのものを）	
野生のキノコ各種 （汚れと余分な部分を取りのぞく）	200g

4人分

浅い容器にメープルシロップ、バルサミコ酢、黒コショウ、タイムを入れて混ぜあわせる。牛フィレ肉を入れ、マリネ液をよくなじませ、覆いをかけて冷蔵庫で1晩マリネする。

オーブンを180℃に予熱する。

小さなフォークで、サツマイモにまんべんなく穴をあけ、アルミホイルにのせる。ホイルを丸めてサツマイモを包み、ベーキングシートにのせ、やわらかくなるまでオーブンで30分焼く。少し冷ましてから皮をむく。

サツマイモを濾し器にかけるかマッシュしてなめらかにし、スプレッドとヌテラを加え、混ぜあわせて黒コショウで強めに味をつける。保温しておく。

テフロン加工のフライパンに大さじ1の油を熱し、小タマネギを入れて、キツネ色になるまで炒める。砂糖を加え、さらに熱してキャラメリゼする。ストックを加え、やわらかくなるまで弱火で煮る。野生のキノコを加え、2分煮て、火からおろす。

テフロン加工のフライパンに残りの油を熱し、牛フィレ肉を入れ、全体に焼き色がつくまで両面を3～4分ずつ焼く（ミディアムの場合。ウェルダンが好みなら、もう少し長めに）。フライパンから取りだし、保温しておく。大さじ2のマリネ液をフライパンに入れ、タマネギとマッシュルームを加えて、弱火にかける。

サツマイモを皿に盛り、牛肉をのせ、ソースをかけていだたく。

4ポーション：479kcal、たんぱく質34.8g、脂質20.5g、飽和脂肪5.4g、炭水化物41.4g、糖類16.2g、食物繊維5g、塩分0.55g、ナトリウム217mg

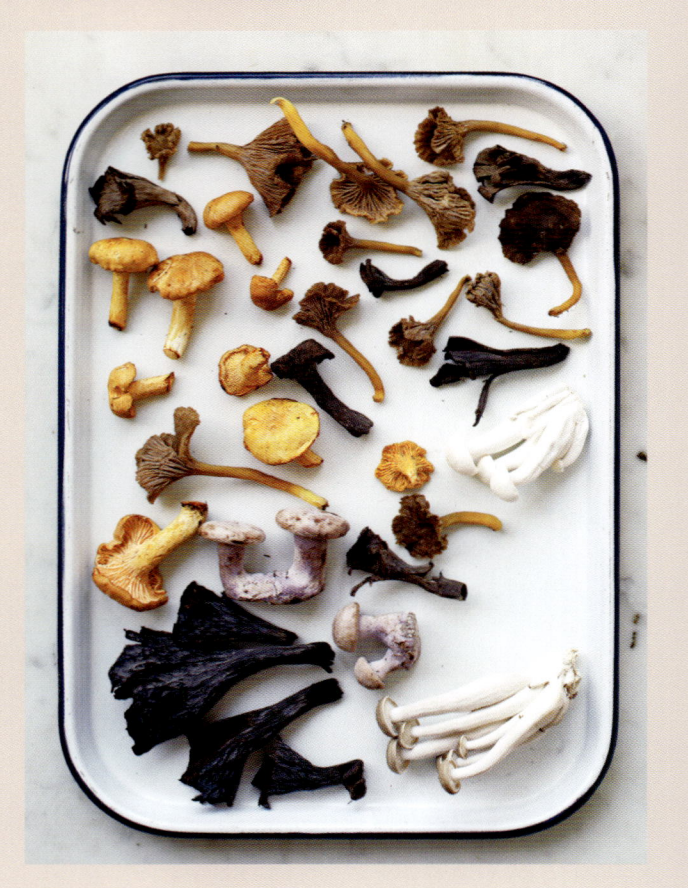

鹿肉のスパイシーグリル
ビーツとリンゴのリゾット添え

鹿肉は、脂肪の少ないお勧めのジビエです。スパイスの粒が香味と辛味を添えてくれ、少し甘いリゾットによく合います。飼育された鹿肉もおいしく、手に入りやすいですが、野生のもののほうが強い風味があります。私はよく、ブロッコリーのピューレを付けあわせにします。

脂肪の少ない鹿肉のメダイヨン（輪切り）	80g×8切れ
黒コショウの粒	小さじ½（軽く砕く）
フェンネルシード	小さじ1（軽く砕く）
生のコリアンダー	大さじ2（刻む）
生のミント	大さじ1（刻む）
ショウガ	2.5cm（皮をむき、すりおろす）
オリーブ油	大さじ1

リゾットの材料

鶏のストック	700㎖
（p.156を参照、市販の液体ストックや固形ストックを使う場合は、"低塩"タイプのものを）	
赤ワイン	100㎖
生のビーツのしぼり汁	小1個分
オリーブ油	大さじ2
玉ねぎ	小1個（刻む）
調理済みのビーツ	大1個（小さなさいの目切り）
リゾット用の米（アルボリオ米、カルナローリ米など）	250g
リンゴ（グラニー・スミス）	½個（皮をむき、すりおろす）
無塩バター	1切れ（仕上げ用）

4人分

鹿肉のメダイヨンを浅い容器に入れる。ボウルに油以外の調味料をすべて入れて混ぜる。混ぜたスパイスをたっぷりと鹿肉にまぶし、ラップをかけて室温で1時間マリネする。

リゾットを作る。ストック、ワイン、ビーツのしぼり汁の半量を鍋に入れる。沸騰させ、弱火で5分煮る。

厚底鍋に油を熱し、タマネギ、ビーツを入れ、弱火で2分炒める。米を加え、ビーツとよく混ぜあわせる。

熱いストックを少しずつ（約150㎖ずつ）加えていく。たえずかき混ぜながら、完全に汁気がなくなってから、注ぎたすようにする。米に軽い歯ごたえ（アルデンテ）を残しつつ、やわらかくなるまで、20〜25分ほどかけて注いでいく。

すりおろしたリンゴと残りのビーツのしぼり汁を加え、仕上げにバターを加えてコクを出す。少量の黒コショウで味をととのえる。

リゾットを作っているあいだに鹿肉を焼く。炭火焼きグリルかグリルパンを熱し、鹿肉のメダイヨンに油をたっぷりと塗り、グリルで肉のなかがピンク色になるまで両面を3〜4分焼く（ウェルダンが好みなら、もう少し長めに）。

ビーツのリゾットを皿に盛り、スパイシーな鹿肉のメダイヨンをのせ、いただく。

4ポーション：505kcal、たんぱく質42g、脂質13g、飽和脂肪2.7g、炭水化物56g、糖類5.2g、食物繊維2g、塩分0.37g、ナトリウム145㎎

第4章　メインディッシュ

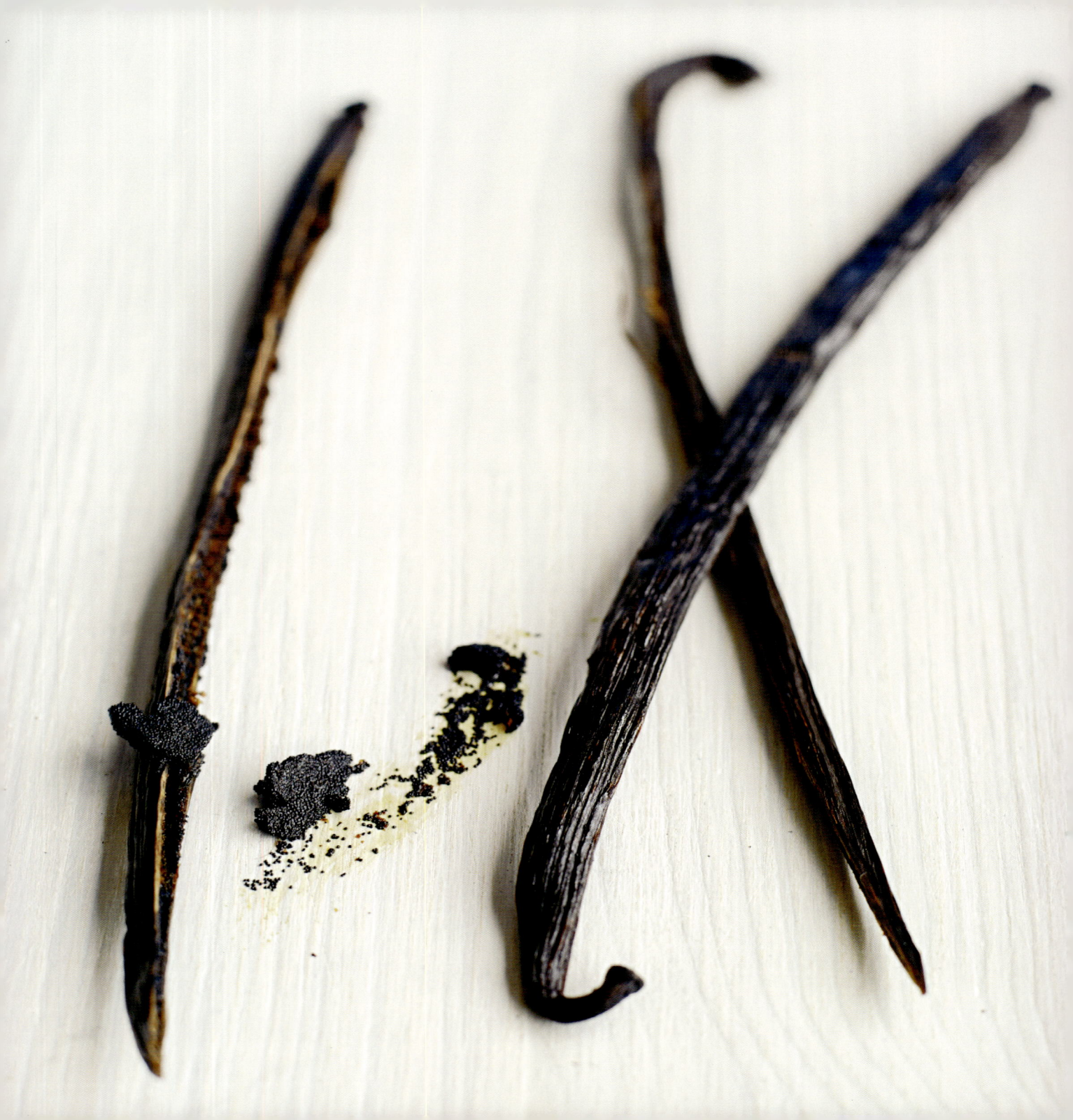

第5章

デザート

アーモンドミルクカスタード サフランと ローズウォーター風味

なめらかで舌ざわりのよいカスタードに、サフランとローズウォーターで中東風の香りをつけました。果肉たっぷりのラズベリーや野イチゴを飾ると、とびきりのデザートに。

湯むきしたアーモンドの粒.....50g （炒る） 低脂肪牛乳.....................350㎖ キャスターシュガー..............40g バニラエキストラクト....小さじ½ サフラン...........たっぷり1つまみ 卵2個と卵黄2個分	カスタードパウダー.........大さじ2 ローズウォーター............大さじ2 アマレットリキュール.......大さじ1 （なくても可） 生のベリー類と炒った 　アーモンドフレーク.........飾り用 粉砂糖.....................アイシング用

4人分

ミキサーにアーモンドの粒を入れ、細かく砕く。鍋に牛乳、半量の砂糖、バニラエキストラクトを入れて沸騰させる。火からおろし、アーモンドの粉とサフランを加え、15分おいて風味をつける。

ボウルに卵と卵黄、残りの砂糖を入れ、軽くふんわりとするまで泡立て器で撹拌し、カスタードパウダーを入れてさらに混ぜる。アーモンド入りの牛乳、ローズウォーター、アマレット（使う場合）を加えて混ぜる。

鍋をきれいにし、カスタードを入れる。弱火にかけ、たえずかき混ぜながら煮つめる（煮たたせないように）。グラタン皿かラムカン皿にカスタードを4等分する。トレーにのせ、固まるまで冷蔵庫で2時間ほど冷やす。

お好みのベリーやアーモンドフレークを飾り、粉砂糖でたっぷりとアイシングする。

4ポーション：260kcal、たんぱく質11g、脂質15g、飽和脂肪3.3g、炭水化物20g、糖類15.5g、食物繊維0.9g、塩分0.26g、ナトリウム104㎎

バナナのパピヨット バナナソルベ添え

食卓で焼いた紙の包みを開けると、甘いスパイスの香りが漂い、ドラマチックなデザートになります。バナナはカリウムが豊富なので、血圧を下げてくれます。アプリコットとオレンジジュースにもカリウムが含まれています。

生のアプリコット...............400g （種を取り、刻む） オレンジジュース...............150㎖ （しぼりたてのもの、 　またはパック入り） キャスターシュガー........大さじ1 バニラビーンズ....................2本 （縦2つに裂く）	シナモンスティック............小4本 八角..................................8個 熟したバナナ...................中4本 バナナソルベ（付けあわせ用、 　　　　p.148を参照） ミントの葉.................小2～3枚 （飾り用）

4人分

オーブンを200℃に予熱する。

アプリコット、オレンジジュース、砂糖を鍋に入れ、バニラ、シナモン、八角を加え、アプリコットがごくやわらかくなるまで、弱火で10分煮る。スパイスを取りのぞき、火からおろす。

アプリコットをミキサーに入れ、ごくなめらかになるまで撹拌する。

25×15cmの大きさに切ったアルミホイルを4枚用意し、台の上にのせる。皮をむいたバナナを1本ずつのせ、ホイルの両端を折り曲げて、きっちりとしたボートの形にする。

アプリコットソースをバナナにかけ、残りのスパイス（バニラ、八角、シナモン）をホイルの中に押しこむ。包みの端を持ちあげ、中央で丸めて閉じる。ベーキングシートにのせ、15～20分焼く。

包みを食卓へと運ぶ。開けたら、バナナソルベを横に添え、ミントを散らす。

4ポーション：156kcal、たんぱく質2g、脂質1g、飽和脂肪0.1g、炭水化物38g、糖類34.9g、食物繊維2.7g、塩分0.02g、ナトリウム7㎎

果物のケバブ　バルサミコ酢シロップ添え

シンプルでおいしいデザートです。季節や好みによって果物の種類は変えられますが、グリルしてもつぶれないように、実がしっかりとしていて、熟れすぎていないものにしてください。ケバブを前もって準備しておき、直前にシロップに浸けてもいいですが、切ってから時間のたった果物は、ビタミンCの多くを失ってしまいます。木串は、使う1時間前から水に浸けておきます。グリルするときに（とくに炭火焼きの場合）、焦げついて真っ黒になるのを防げます。

ネクタリン	2個
赤いプラム	4個
オレンジの皮と果汁	1個分
パイナップル	225g
（果肉のみの重さ、一口サイズに切る）	
バナナ	2本
イチゴ	大12個（半分に切る）
グランマルニエ	
（または他のオレンジリキュール）	大さじ2
	（なくても可）

シロップの材料

ブラウンシュガー	大さじ2
バルサミコ酢	75ml

4人分

ネクタリンとプラムを半分に切り、種を取り、一口サイズに切る。バナナの皮をむき、3cmの厚さにスライスする。

オレンジの果汁と皮、オレンジリキュール（使う場合）をボウルに入れ、すべての果物を加えて、混ぜあわせる。30分おく。

マリネした果物を、彩りを考えながら用意しておいた串に刺す。1人あたり2本の串を作る。冷蔵庫で冷やしておく。

グリルをごく高温に予熱する。砂糖と酢を小さな鍋に入れ、シロップ状になるまで3～4分加熱する。グリルパンに串を並べ、シロップをたっぷりと塗ってグリルにのせ、ときどき回しながら、4～5分焼いてつやをだす。余ったシロップをかけていただく。

4ポーション：176kcal、たんぱく質2.6g、脂質0.4g、飽和脂肪0.1g、炭水化物42.9g、糖類41.8g、食物繊維3.4g、塩分0.02g、ナトリウム10mg

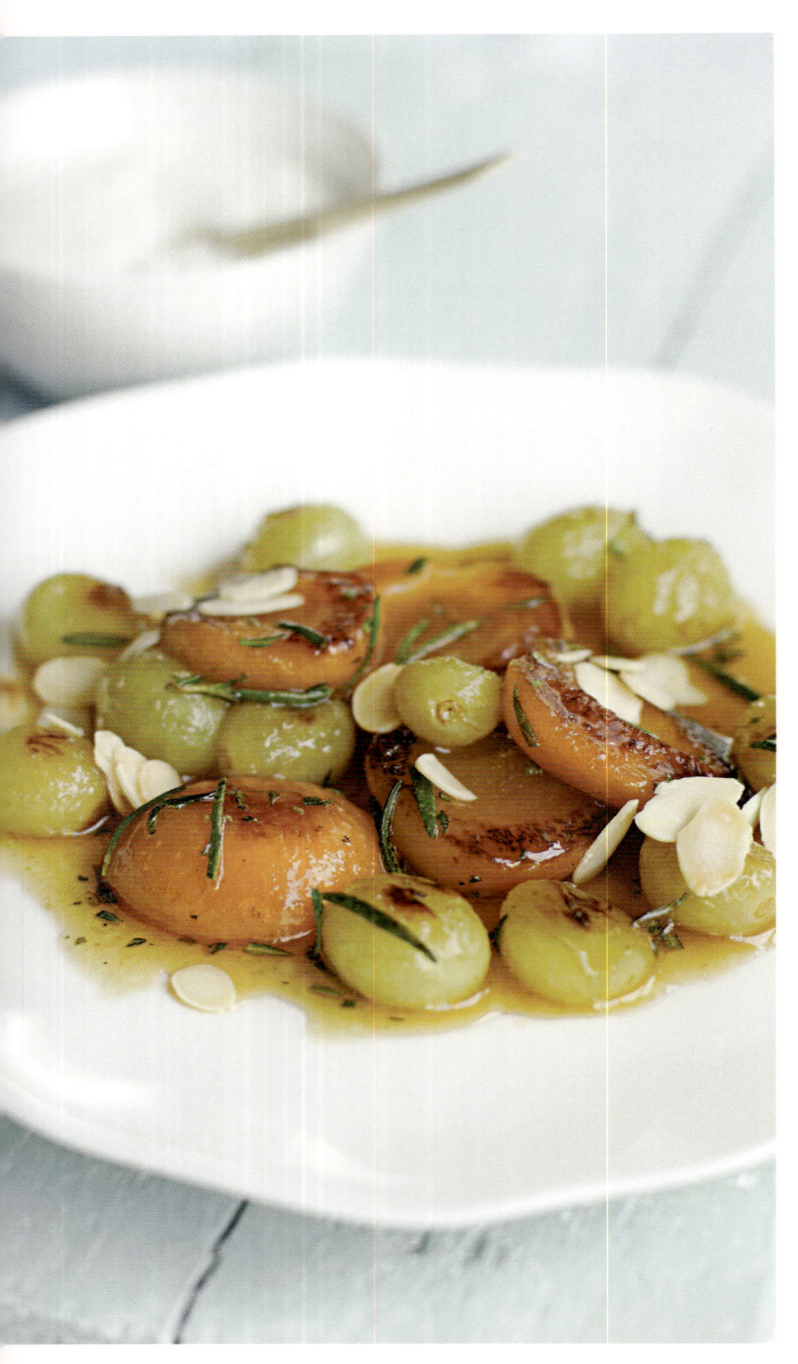

アプリコットのキャラメリゼ ブドウとローズマリー風味の ハチミツ添え

最高のものを求める完璧主義のひとなら、よく切れる小さなナイフでブドウの皮をむいてみましょう。フライパンのソースの風味がよく染みこみます。でも、むかなくてもおいしくできあがります。本書ではほとんどバターを使っていませんが、ここでは1切れの上質な無塩バターが欠かせません。

生のアプリコット	12個
（熟れすぎていないもの、果汁漬けの缶詰でも可）	
種なし白ブドウ	300g（皮をむく、むかなくても可）
ハチミツ	大さじ2
無塩バター	1切れ
ブランデー	大さじ1
ローズマリーの葉	小さじ1（粗く刻む）
レモン果汁	1個分
アーモンドフレーク	大さじ2（軽く炒る、飾り用）
低脂肪のナチュラルヨーグルト	飾り用

4人分

アプリコットを半分に切り、種を取る。

テフロン加工の大きなフライパンを熱し、アプリコットとブドウを加え、ハチミツとバターを加えて、強火で手早くキツネ色にキャラメリゼする。

ブランデーを加えて30秒加熱し、大さじ4の水を入れる。ローズマリーとレモン果汁を加えて混ぜあわせ、果物にソースをからめる。

果物を皿に4等分し、炒ったアーモンドフレークを散らし、ヨーグルトを添えていただく。

4ポーション：130kcal、たんぱく質2g、脂質1g、飽和脂肪0.7g、炭水化物28g、糖類27.7g、食物繊維2.3g、塩分0.01g、ナトリウム5mg

フロマージュ・フレ
スグリとニワトコのリキュール添え

私が知っているなかで、もっともシンプルでおいしいデザートの1つです。フロマージュ・フレは、なめらかで雪のような軽い舌ざわりに仕上げ、風味のよいハチミツ味のスグリのコンポートをのせ、ニワトコの香りを添えます。スグリは、初夏のごく短い期間が旬なので、機会があれば、おいしいソースや、タルト、プディング、コンポートを作ってみましょう。朝食にもぴったりのレシピです。

板ゼラチン	2枚
レモンの皮	½個分
低脂肪のフロマージュ・フレ	300mℓ
ニワトコのリキュール	大さじ1
卵白	1個分
キャスターシュガー	25g

スグリのコンポートの材料

ニワトコのリキュール	大さじ2
ハチミツ	75mℓ
スグリ	225g（熟れすぎでないもの）
レモン果汁	小さじ1

4人分

スグリのコンポートを作る。ニワトコのリキュールとハチミツを鍋に入れて沸騰させ、火を弱めてとろ火にする。スグリを加え、果肉がやわらかくなり、煮汁がシロップ状になるまで、静かに8〜10分煮る。冷まして、レモン果汁を加える。

板ゼラチンをボウルに入れ、冷水に浸け、やわらかくなるまで4〜5分おく。そのあいだに、小鍋にニワトコのリキュールを入れて火にかける。ゼラチンの水気を絞り、温めたリキュールに入れて溶かし、少し冷ます。

フロマージュ・フレとレモンの皮をボウルに入れ、リキュールとゼラチンを注ぎ、よく混ぜあわせる。

卵白に半量の砂糖を加えて泡立て器で固く泡立て、残りの砂糖も混ぜこむ。卵白をそっとフロマージュ・フレに加え、よく混ぜあわせる。ボウルかグラスに4等分し、冷蔵庫で1時間冷やす。

フロマージュ・フレにスグリのコンポートをのせて、いただく。

4ポーション：165kcal、たんぱく質10g、脂質0g、飽和脂肪0g、炭水化物33g、糖類32.6g、食物繊維1.4g、塩分0.15g、ナトリウム60mg

柑橘類のフロート

このデザートを食べると、子供時代を思いだします。母が作ってくれる、コカコーラにクリーミーなバニラアイスをのせたシンプルなフロートが大好きでした。ここではエキゾチックに、カラフルな各種の柑橘類と、ライチをベースにしたソルベを組みあわせました。このソルベには缶詰のライチが最適で、手に入れるのも生のものよりずっとかんたんです。

ソルベの材料

キャスターシュガー	大さじ2
水	100㎖
シロップ漬けのライチの缶詰	1缶(425g)
ピンググレープフルーツのジュース	100㎖
（糖分無添加で、できればしぼりたてのもの）	
ホワイトラム	大さじ2（なくても可）

フロートの材料

スイートオレンジ	1個
ピンクグレープフルーツ	1個
ライム	1個
ステムジンジャー（ショウガのシロップ漬け）	1本
（みじん切り、瓶のシロップ60㎖を使う）	
レモングラス	2本
（外皮を取りのぞき、内側の部分をみじん切り）	
クリームソーダ	300㎖

4人分

ソルベを作る。砂糖と水を鍋に入れる。ゆっくりと沸騰させ、砂糖が溶けるまで弱火で5分加熱する。火からおろし、冷ます。

ライチの水気を切り、シロップを150㎖とっておく。ライチをミキサーでピューレ状にし、とっておいたシロップを加え、冷ました砂糖のシロップとグレープフルーツジュースも加え、なめらかなピューレ状になるまで撹拌する。ラムを混ぜいれる（使う場合）。

目の細かい濾し器で濾し、アイスクリームメーカーに移し、説明書にしたがって凍らせる。すぐに食べない場合は冷凍する。

フロートを作る。オレンジとグレープフルーツの皮と種を取りのぞき、薄皮をむく。ライムを薄切りにし、他の果物とともに置いておく。

小鍋にステムジンジャーとシロップ、レモングラスを入れて、弱火で1分加熱する。濾して、冷ましておく。

適当なマティーニグラスかタンブラーグラスに、ライチソルベを1〜2スクープ入れる。果物をのせ、冷ましたジンジャーシロップをかける。最後にソーダを注ぎ、泡が消えないうちにいただく。

4ポーション：227kcal、たんぱく質1.5g、脂質0.2g、飽和脂肪0g、炭水化物58.3g、糖類57.6g、食物繊維2g、塩分0.05g、ナトリウム23㎎

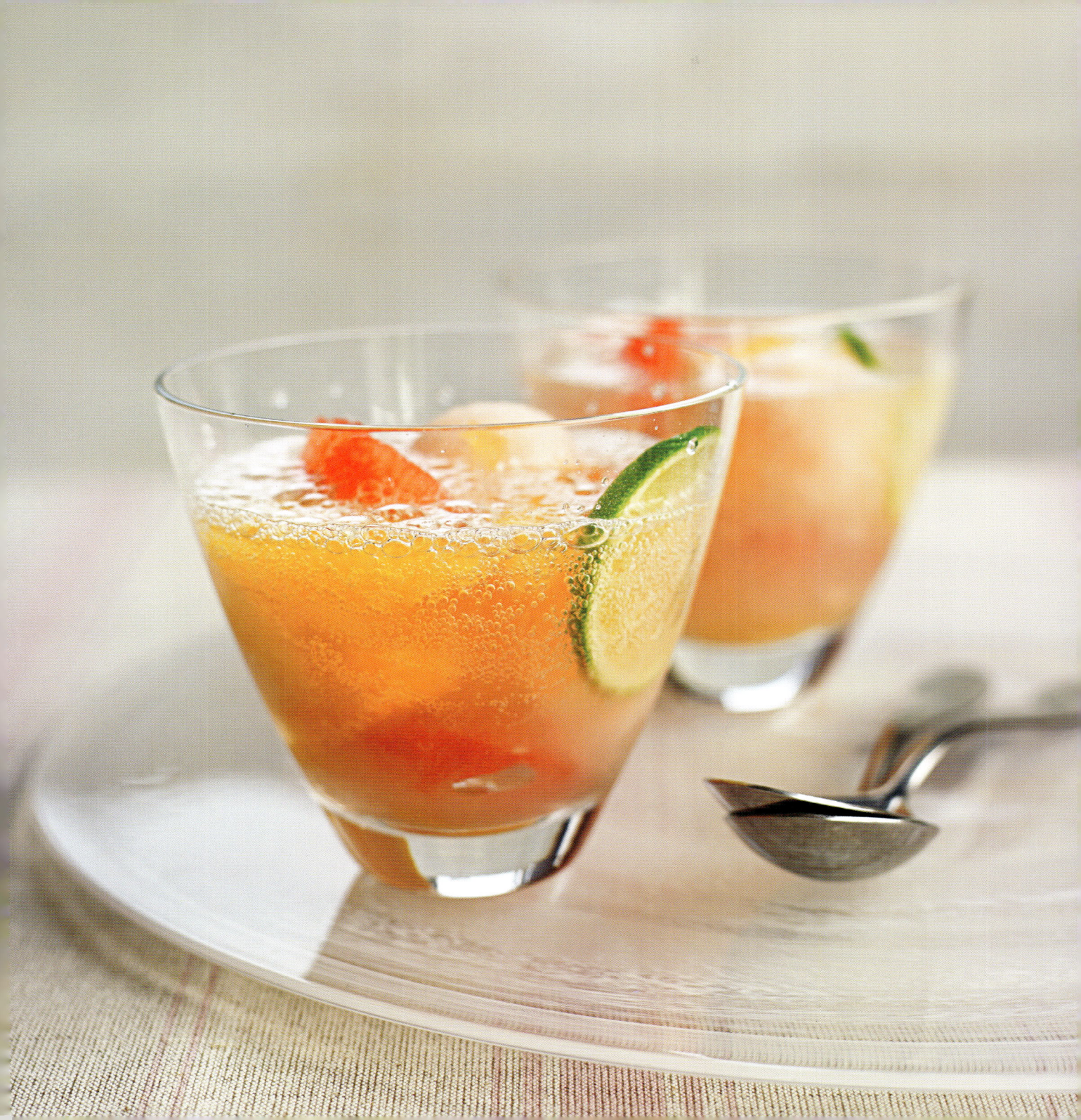

レモンバーベナとベリーの グラタン

レモンバーベナは、すばらしい植物です。魅惑的でも華やかでもありませんが、鶏肉からプディング、サラダドレッシング、ソルベにアイスクリームまで、あらゆる料理にすてきなレモンの風味を添えてくれます。

ラズベリー	200g
ブラックベリー	100g
ブルーベリー	100g
レモンバーベナの葉	4枚(ちぎる)
キルシュリキュール	大さじ1(なくても可)
卵	大2個(卵黄と卵白に分ける)
キャスターシュガー	60g
レモンの果汁と刻んだ皮	2個分
コーンスターチ	小さじ1
粉砂糖	少量(アイシング用)

4人分

オーブンを180℃に予熱する。

ボウルにベリーを合わせ、ちぎったバーベナの葉とキルシュ(使う場合)を加え、ラップをかける。20〜30分ねかせて風味をつける。

そのあいだに、卵黄と砂糖50gをボウルに入れ、ふんわりとクリーミーになるまで撹拌する。レモンの果汁と皮を加えて混ぜ、コーンスターチも加える。厚底鍋に移して火にかけ、かき混ぜながら、とろみがでて沸騰寸前になるまで熱する(沸騰はさせない)。表面に膜が張らないようにかき混ぜながら冷ます。

卵白を残りの砂糖とともに固く泡立て、そっとレモンソースに加える。

ベリーをオーブン対応の浅皿に4等分し、レモンソースをかける。ふくらんでこんがりと焼き色がつくまで、オーブンで18〜20分焼く。粉砂糖をたっぷりとふって、いただく。

4ポーション：141kcal、たんぱく質5g、脂質4g、飽和脂肪0.9g、炭水化物24g、糖類22.7g、食物繊維2.5g、塩分0.12g、ナトリウム47㎎

赤ワインとリコリス風味の ホットチェリー ヨーグルトソルベ添え

初夏になると、初物のチェリーが出回るのをわくわくとして待ちかまえ、なにをつくろうかと思いをめぐらせます。このレシピは私のお気に入りの1つです。ただし、血圧が非常に高い人は、血圧を上げる働きのあるリコリス(甘草)を多量に食べるとよくありません。心配ならば、医師に相談しましょう。

熟したチェリー	350g(種を取る)
レモンの果汁	½個分
ハチミツ	大さじ2
赤ワイン	100㎖
低糖タイプのアカスグリのジャム	大さじ1
リコリス(甘草)エッセンス	大さじ½
	(またはリコリススティック2本の皮をむいて刻む)
ピスタチオナッツ	大さじ1(刻む。飾り用、なくても可)

ソルベの材料

低脂肪のヨーグルト	400g
低脂肪牛乳	100㎖
キャスターシュガー	50g

4人分

ソルベを作る。ヨーグルト、牛乳、砂糖をボウルに入れて混ぜ、アイスクリームメーカーに移し、説明書にしたがって凍らせる。

レモンの皮、ハチミツ、赤ワイン、赤スグリのジャム、リコリスエッセンスを小鍋に入れて沸騰させる。2〜3分弱火で熱し、チェリーを加える。ふたをしないで、チェリーがやわらかくなり、煮汁がシロップ状になるまで、弱火で5分加熱する。

ボウルに4等分し、ヨーグルトソルベを上にのせる。お好みで刻んだピスタチオナッツをふりかける。すぐにいただく。

4ポーション：197kcal、たんぱく質6.8g、脂質1.5g、飽和脂肪0.9g、炭水化物39.5g、糖類39.2g、食物繊維0.8g、塩分0.23g、ナトリウム91㎎

イタリア風メス

伝統的なデザートのイートンメスは、砕いたメレンゲとやわらかいラズベリーとクリームで作ります。ここでは元のコンセプトを残しつつ、遊び心を加えて、風味をさらによくしました。きっと気に入ってもらえるはずです。

熟したモモ	大4個
市販のメレンゲの塊	小4個
低脂肪のフロマージュ・フレ	300㎖
アマレッティビスケット	4個（砕く）
アマレットリキュール	大さじ1（なくても可）
ココアパウダー	飾り用

4人分

ボウルに沸騰した湯を入れ、モモを1分浸け、穴のあいたお玉ですくって取りだす。皮をむいて半分に切り、種を取り、大きめの角切りにしておく。

ボウルに大きめに砕いたメレンゲを入れ、フロマージュ・フレを加え、砕いたアマレッティビスケットとリキュール（使う場合）も加える。2/3量のモモを入れ、そっと混ぜあわせる。

混ぜたものをタンブラーグラスに4等分する。残りのモモをのせ、少量のココアパウダーをかけ、いただく。

4ポーション：176kcal、たんぱく質8g、脂質1g、飽和脂肪0.4g、炭水化物35g、糖類31g、食物繊維2.5g、塩分0.19g、ナトリウム75㎎

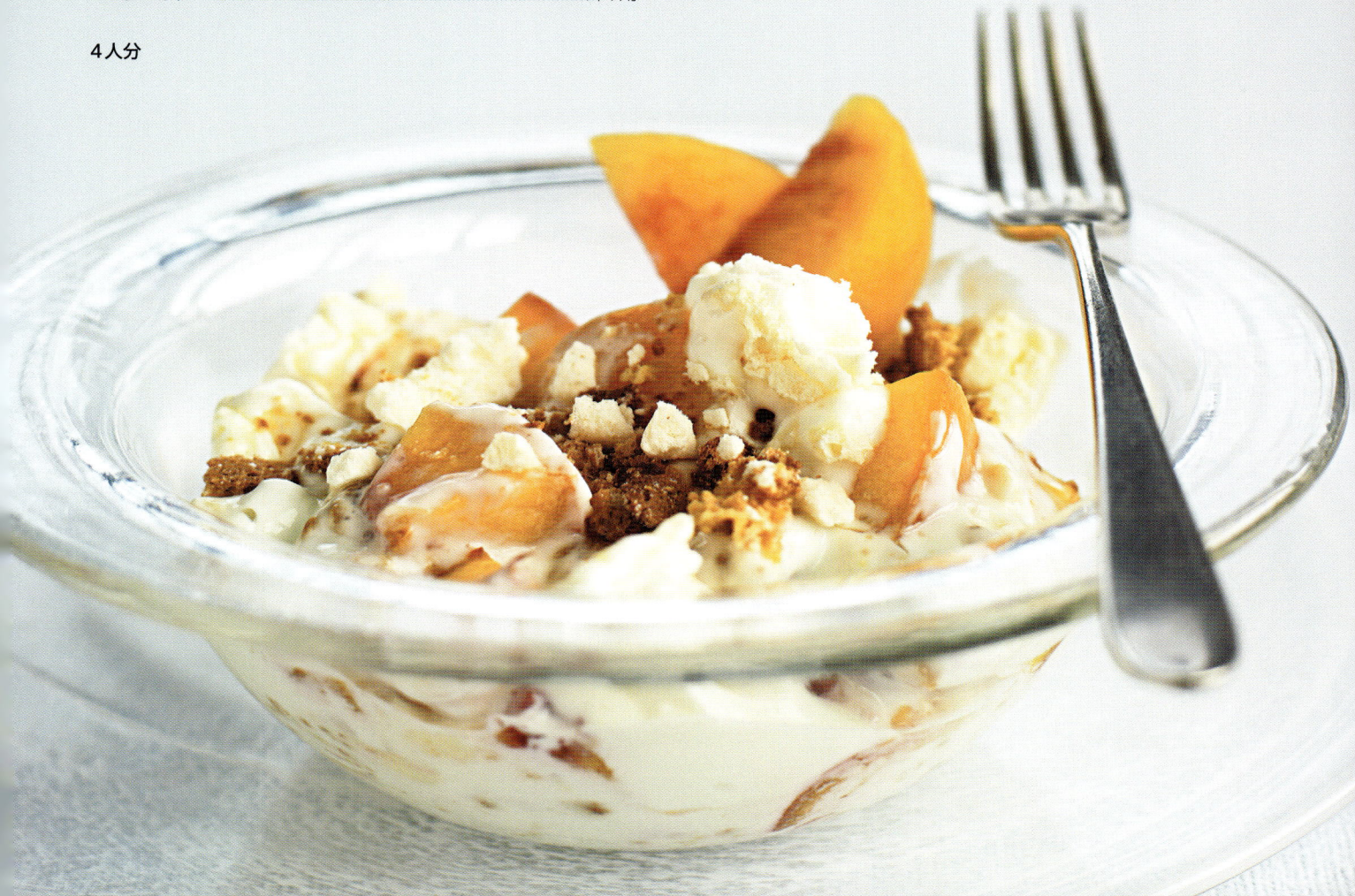

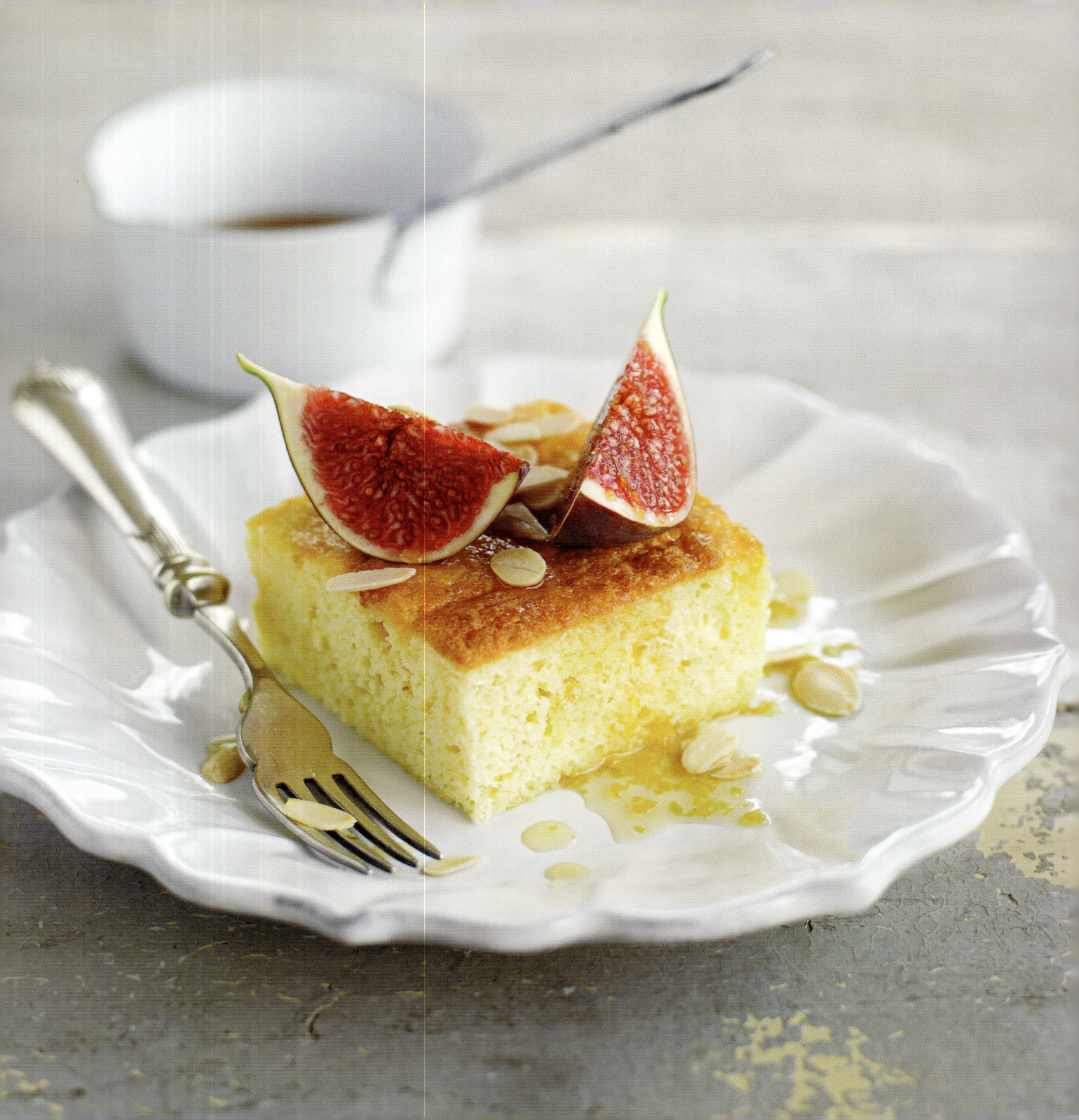

レモンポレンタケーキ
イチジク添え

ポレンタ（コーンミール）は、イタリアではデザートにも使われることが多く、とびきりのスイーツを作ることができます。ただし塩分を含んでいる製品もあるので、成分表示をチェックしましょう。レモンシロップとイチジクの酸味によって、味にうまくまとまりが出ます。煮た西洋ナシやキンカンもよく合うでしょう。

卵	6個（黄身と白身を分ける）
キャスターシュガー	150g
低脂肪のナチュラルヨーグルト	200㎖
レモンの果汁と刻んだ皮	2個分
ポレンタ（挽いたコーンミール）	90g
ナトリウム分の少ないベーキングパウダー	小さじ1
アーモンドパウダー	150g
実の詰まった完熟イチジク	4個（4等分する）
アーモンドフレーク	大さじ2（軽く炒る）
レモンシロップの材料	
レモン	4個
メープルシロップ	大さじ2
水	100㎖

8人分

オーブンを180℃に予熱する。18cmのケーキ型（角型または丸型）に軽く油をひき、底に耐油紙を敷く。

ケーキを作る。卵黄をボウルに入れて溶き、砂糖を加えてふんわりとクリーミーになるまで泡立て器で撹拌する。ヨーグルト、レモンの果汁と皮を加える。金属のスプーンでポレンタ、ベーキングパウダー、アーモンドパウダーを混ぜいれる。

別のボウルに、卵白を固く泡立て、ヨーグルトと卵黄を入れてそっと混ぜる（混ぜすぎないように）。

用意したケーキ型にスプーンですくって移し、表面を平らにととのえる。こんがりと焼き色がつくまで30〜40分焼き、小さいナイフの先で刺してみて、なかまで焼けたことを確認する。少し冷ましてから、ケーキクーラーにひっくり返す。

シロップを作る。レモン2個分の皮と、4個分の果汁を、メープルシロップと水とともに小鍋に入れ、弱火で2〜3分加熱する。

ケーキを正方形か細切りに切り、イチジクを2切れずつのせ、温めたレモンシロップをかけ、炒ったアーモンドフレークを散らしていただく。

4ポーション：348kcal、たんぱく質12.9g、脂質17.6g、飽和脂肪2.5g、炭水化物36.7g、糖類28.1g、食物繊維2.3g、塩分0.29g、ナトリウム117㎎

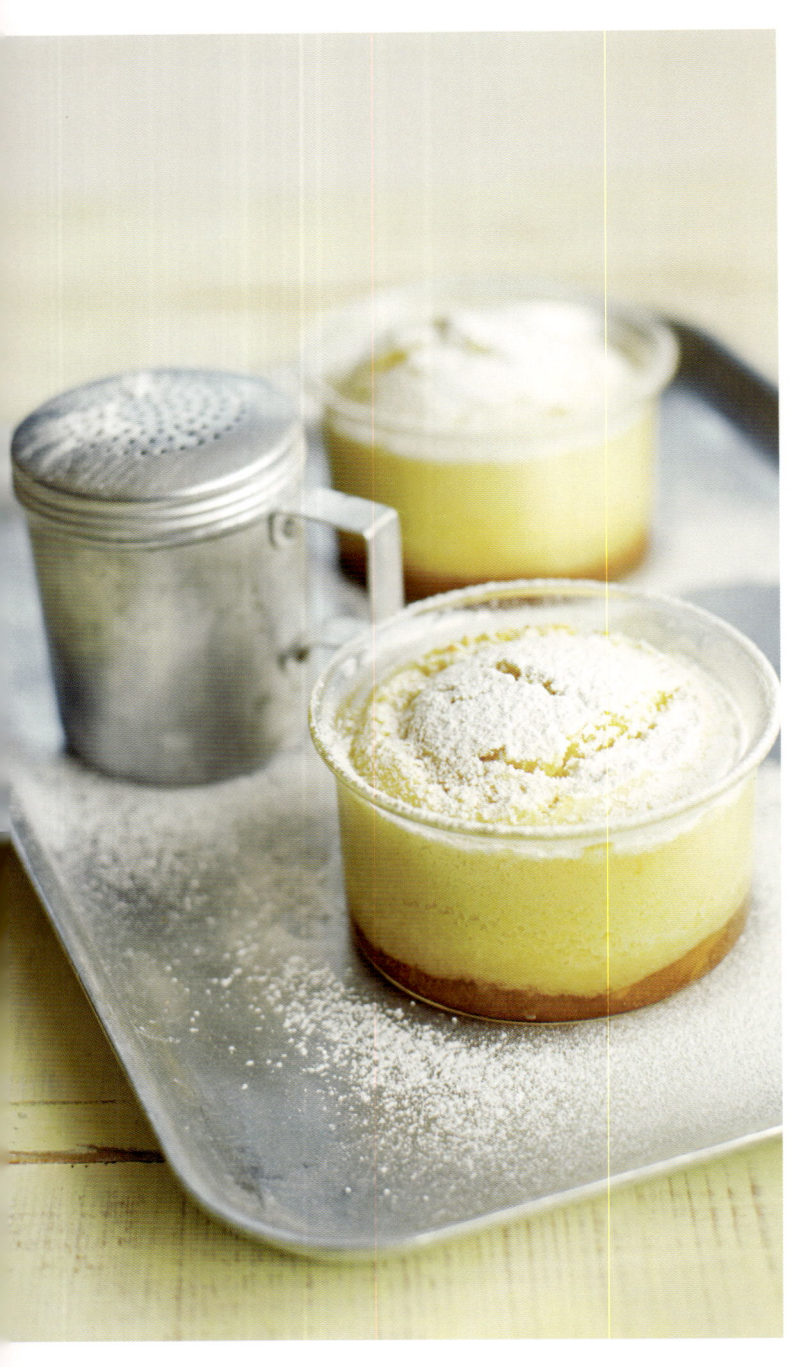

オレンジマーマレードのプリン

私と同じようにプリン好きな人なら、このレシピがきっと気に入るはずです。ヨーグルトがごく軽い食感を生みだし、底に敷いたマーマレードがかすかな苦みを添え、全体としてすばらしくバランスのとれた一品になっています。

多価不飽和脂肪酸を多く含む
　スプレッド 50g
低脂肪の
　ナチュラルヨーグルト 100g
キャスターシュガー 75g
オレンジの皮 小さじ1
　（細かくすりおろす）
卵 2個
中力粉 75g
コーンスターチ 40g
ナトリウム分の少ない
　ベーキングパウダー ... 小さじ1
メープルシロップ .... 100㎖
低糖タイプのオレンジマーマレード
　（皮を大きめに切ったもの）
　................................... 大さじ4
粉砂糖 .... アイシング用
低脂肪のナチュラルヨーグルト
　またはバニラアイス
　........................... 付けあわせ用

6人分

オーブンを180℃に予熱する。

6個のスフレ皿かラムカン皿（180㎖）の内側に軽く油をひく。ボウルにスプレッド、ヨーグルト、砂糖、オレンジの皮を入れて、軽くふんわりとするまで混ぜあわせる。卵を1つずつ溶きいれる。小麦粉、コーンスターチ、ベーキングパウダーを合わせてふるいにかけ、ヨーグルトに加える。

メープルシロップとマーマレードをボウルに入れて混ぜ、用意した器の底に分けいれる。プリン液をスプーンでそっとマーマレードの上に注ぎ、器を満たす。

プリンの容器を底の深いバットにのせる。容器の半分の高さまで、バットに沸騰した湯を注ぐ。

バットにふたをしてオーブンに入れ、プリンの中央に小さいナイフを刺してみて、くっつかなくなるまで、25〜30分加熱する。そっとプリンを取りだし、少し冷ます。粉砂糖をたっぷりとふり、温かいうちに低脂肪のヨーグルトかバニラアイスを添えていただく。

4ポーション：270kcal、たんぱく質5g、脂質8g、飽和脂肪1.9g、炭水化物47g、糖類29.6g、食物繊維0.5g、塩分0.39g、ナトリウム153㎎

夏の果物のピペラード

ピペラードとはバスク地方の風味豊かな名物料理で、ピーマンやタマネギ、トマトをオリーブ油で炒め、卵を加えたものです。その色彩はバスクの旗を象徴しています。ここではスイーツとして、野菜のかわりに果物を使い、手早く作れる、ちょっと変わったデザートにしてみました。

無塩バター	小さじ1
キャスターシュガー	大さじ2
ブラックベリー	125g
ラズベリー	150g
ブルーベリー	100g
卵	6個
バニラビーンズ	小1本
（縦に裂き、種を取りだす。またはバニラエキストラクト小さじ½）	
キルシュ（チェリーリキュール）	大さじ1
アーモンドフレーク	大さじ2（軽く炒る）
粉砂糖	アイシング用
低脂肪のフロマージュ・フレ	付けあわせ用

4人分

グリルをごく高温に予熱する。テフロン加工の中型のフライパンにバターを熱する。砂糖小さじ1と果物を加え、混ぜあわせながら1分加熱する。

ボウルに卵と残りの砂糖、バニラの種（またはエキストラクト）、キルシュを入れて撹拌する。卵液を果物にかけ、卵が軽く固まるまで、フォークでオムレツを作るようにそっとかき混ぜる。

アーモンドフレークを散らし、粉砂糖をまんべんなくふり、グリルに入れて、砂糖が軽くキャラメリゼされて、キツネ色になるまで焼く。フライパンから大皿にそっとオムレツを移し、さらに粉砂糖をふる。低脂肪のフロマージュ・フレを添えていただく。

4ポーション：288kcal、たんぱく質13g、脂質14g、飽和脂肪3.6g、炭水化物26g、糖類26.2g、食物繊維2.7g、塩分0.33g、ナトリウム131mg

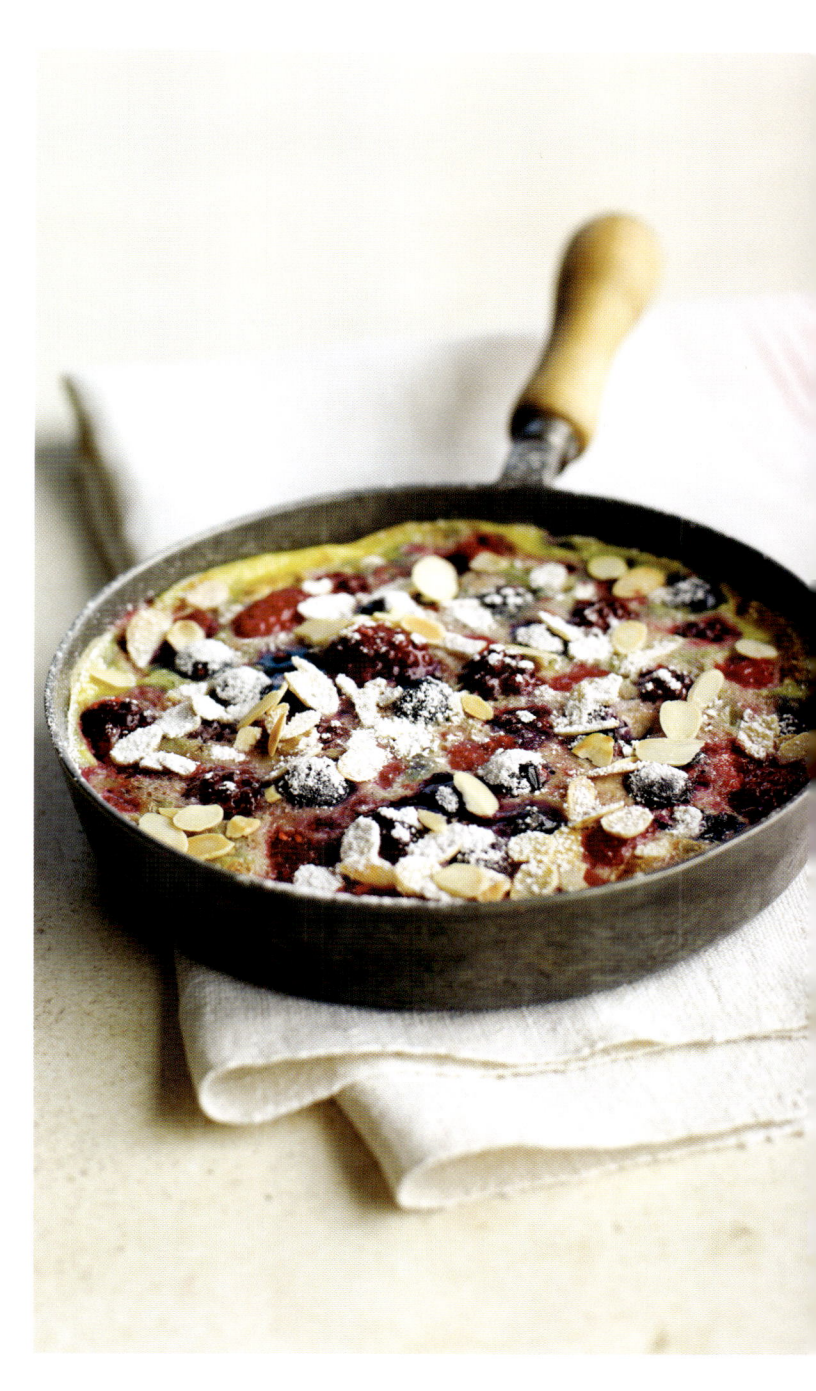

イチゴとスイカのゼリー
甘いペストソース添え

このデザートのさわやかさが好きです。イチゴが甘味とみずみずしさを増し、たまらなくおいしくなる夏に作るのが、理想的です。

実の詰まった完熟イチゴ	500g
（へたを取り、半分に切る）	
スイカ	300g（皮をむき、角切り）
キャスターシュガー	40g
板ゼラチン	4枚
ロゼワイン（またはシャンパン）	100㎖

甘いペストソースの材料

生のバジルの葉	20枚
メープルシロップ	大さじ4
ライム果汁	1個分
縦割りアーモンド	大さじ2
低脂肪のフロマージュ・フレ	付けあわせ用

4人分

イチゴ 300gと、半量のスイカをボウルに入れ、砂糖と200㎖の水を注ぐ。弱火にかけた鍋の湯にボウルを入れ、イチゴから果汁が染みだすまで、1.5時間ほど湯煎する。

ボウルを鍋から取りだし、目の細かい濾し器（またはコーヒーフィルター）で濾して、澄んだ甘い果汁を集める。板ゼラチンをボウルの冷水に4〜5分浸け、やわらかくする。果汁200㎖を鍋に入れて弱火にかける。ゼラチンの水気を絞り、果汁に加えて、溶けるまでよくかき混ぜる。ワインを加え、ボウルに移して、少し冷ます。

そのあいだに、残りのイチゴとスイカを浅いスープボウルかグラスに盛る。果汁をかけ、冷蔵庫で30分冷やして固まらせる。

甘いペストソースを作る。材料をすべてミキサーに入れ、粗めに撹拌する。ゼリーにフロマージュ・フレをすくってのせ、甘いペストソースをかけていただく。

4ポーション：204kcal、たんぱく質8g、脂質3g、飽和脂肪0.2g、炭水化物35g、糖類33.3g、食物繊維1.8g、塩分0.08g、ナトリウム32㎎

西洋ナシ、ルバーブ、クランベリーのクランブル

相性のいい甘味と酸味のある果物を組みあわせ、カリカリのオートミールをのせました。クランブルは種類が豊富で、誰もが大好きなデザートです。果物に砂糖漬けのショウガを少し刻んで加えたり、クランブルにミックスナッツを加えたりしてもいいでしょう。好みのレシピを見つけましょう。

実の詰まった完熟西洋ナシ	3個（皮をむき、種を取る）
ルバーブ	475g（余分な部分を切り、2.5cmに切る）
ブラウンシュガー	50g
オレンジの皮	1個分
生（または冷凍）のクランベリー	300g
クランベリージュース	150㎖

クランブルの材料
全粒小麦粉	75g
ポリッジ用オーツ麦	50g
ブラウンシュガー	50g
ヘーゼルナッツパウダー	50g
多価不飽和脂肪酸を多く含むスプレッド	50g（温める）

4人分

オーブンを200℃に予熱する。

西洋ナシを大きめに切り、オーブン対応の浅皿に入れる。ルバーブ、砂糖、オレンジの皮、クランベリーを加え、クランベリージュースを注ぐ。オーブンで10分焼く。

そのあいだに、クランブルを作る。ボウルに小麦粉、オーツ麦、砂糖、ヘーゼルナッツを合わせる。スプレッドを揉みこみ、生パン粉のような手触りに仕上げる。果物をオーブンから出し、クランブルを散らし、上から軽く押さえる。

オーブンに戻して、ふつふつと泡だち、キツネ色に色づくまで、25分焼く。低脂肪のヨーグルトかフロマージュ・フレを添えていただく。

4ポーション：447kcal、たんぱく質8g、脂質18g、飽和脂肪2.6g、炭水化物67g、糖類46.7g、食物繊維9.8g、塩分0.31g、ナトリウム122㎎

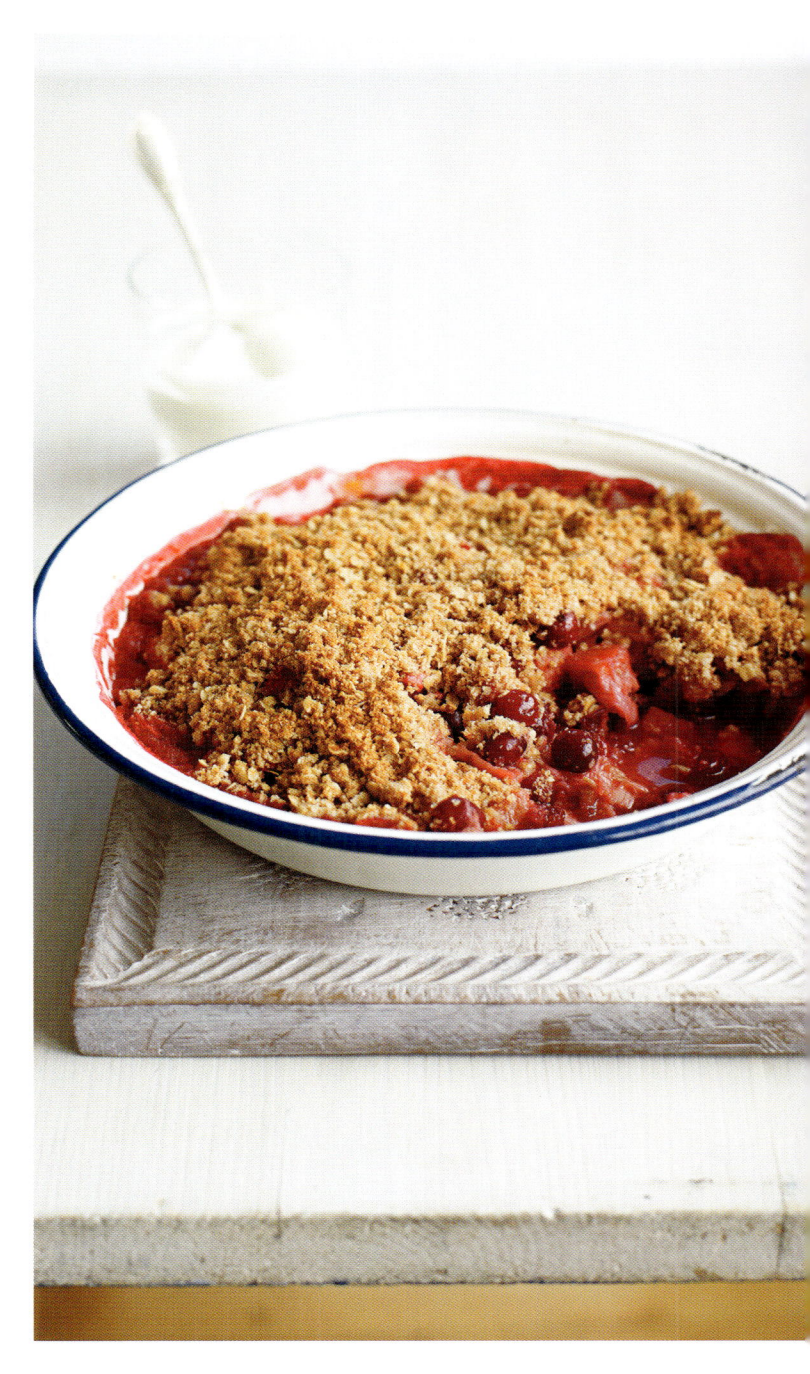

ペカン入りパンプディング バナナソルベ添え

子供のころ、パンプディングは母がときどき作ってくれるごちそうでした。残り物の古くなったパンを使い切るのにぴったりですが、3人も子供がいた我が家では、残るパンはあまり多くありませんでした。現在人気のあるブレッド&バタープディングに対抗して、当時の味をそのまま再現してみようと思いました。ちょっぴり堕落して、刻んだペカンを加えましたが、伝統と健康を重んじるなら、使わなくてもかまいません。特別なときだけ使ってもいいでしょう。ソルベはアイスクリームメーカーを使わずに、冷凍庫でかんたんに作れます。

全粒粉のパン............................225g（できれば古いもの）
ドライフルーツ各種（レーズンなど）........................100g
ソフトブラウンシュガー..................................... 50g
スエット（牛や羊の腎臓付近の脂肪）........................ 50g
ミックススパイス... 小さじ1
卵.. 大1個（溶く）
低脂肪牛乳... 少量
ペカンナッツ ....300g（軽く砕く、なくても可）
粉砂糖.. アイシング用

ソルベの材料
キャスターシュガー 200g
エビアンウォーター ....250㎖
熟したバナナ..200g（刻む）
レモン果汁 ....½個分

6人分

はじめにソルベを作る。砂糖と水を大きな鍋に入れ、ゆっくりと沸騰させて砂糖を溶かしきる。火からおろして冷ます。

冷めたら、バナナとレモン果汁を加え、適当な冷凍用の容器に移し、周囲が固まるまで3時間ほど冷凍する。

ソルベを小さなミキサーに入れ、なめらかになるまで撹拌する。冷凍庫に戻して、2～2.5時間ほど軽く凍らせる。これで準備完了。

オーブンを170℃に予熱する。

パンを小さく切るかちぎるかして、ボウルに入れる。パンにかぶるぐらいの水を加え、45分浸す。手で水気をなるべく絞る。ボウルに入れ、ドライフルーツ、スエット、砂糖、スパイスを加え、よく混ぜあわせる。卵と適当な量の牛乳を加えて混ぜ、スプーンですくってたらすと、ぽたりと落ちるぐらいの濃度に仕上げる。

軽く油をひいた焼き皿の底に、ペカンナッツを敷きつめ、生地をそっと流しこむ。こんがり茶色に焼け、触ると少し硬い状態になるまで、1時間～1時間15分オーブンで焼く。少し冷まし、焼き皿から外す。

小さな四角形に切りわけ、粉砂糖をふり、バナナソルベを添えていただく。

6ポーション：415kcal、たんぱく質5.8g、脂質9.7g、飽和脂肪0.6g、炭水化物81.3g、糖類64.7g、食物繊維2.7g、塩分0.30g、ナトリウム119㎎

パイナップルとレーズンのクラフティ カレーアイス添え

伝統的なフランスのクラフティは、甘いチェリーで作ります。とてもおいしくて、フランス人はこのスイーツを朝食に食べるのがお気に入りです。果物はなんでもかまいません。ここではパイナップルを使っています。上質なスーパーマーケットでは、すぐに食べられる状態で売られています。カレー味のアイスは、熱いプディングととてもよく合います。食わず嫌いをしないでください。ディナーパーティーでの格好の話題にもなりますよ。

卵	大3個
キャスターシュガー	40g
コーンスターチ	大さじ1
カスタードパウダー	大さじ2
低脂肪牛乳	400㎖
アーモンドパウダー	大さじ1
レーズン	100g
（ぬるま湯に30分浸け、水気を切って拭く）	
生のパイナップルの果肉	225g（大きめに切る）

アイスクリームの材料

低脂肪牛乳	300㎖
マイルドなカレーパウダー	小さじ1
卵黄	4個分
キャスターシュガー	100g

4人分

はじめにアイスクリームを作る。牛乳とカレーパウダーを鍋に入れて沸騰させ、火からおろして軽く冷ます。大きなボウルに卵黄と砂糖を入れ、ふんわりとしてかさが2倍に膨れるまで、泡立て器で撹拌する。冷やした牛乳を撹拌しながら注ぎ、ときどきかき混ぜながら完全に冷ます。

冷めたら、アイスクリームメーカーに注ぎいれ、説明書にしたがって凍らせる。食べるときまで冷凍しておく。

クラフティを作る。オーブンを180℃に予熱する。レーズンとパイナップル以外の材料をすべてボウルに入れ、ハンドミキサーか泡立て器を使って、なめらかな生地を作る。レーズンを加えて混ぜ、生地を15分ねかせる。

パイナップルの角切りを焼き皿に4等分し、甘い生地を注ぎいれる。

こんがりと焼き色がつくまで、25～30分オーブンで焼く。少し冷ます。カレーアイスをすくって上にのせ、いただく。カレー味に抵抗があれば、バニラアイスでもOK。

4ポーション：497kcal、たんぱく質17g、脂質16g、飽和脂肪5.2g、炭水化物75g、糖類68.1g、食物繊維1.6g、塩分0.48g、ナトリウム189㎎

甘いフェンネルのリゾット

フェンネルをデザートに!? とびっくりするでしょうね。まずは試してみてください。レシピの最初に米を煮ることで、べたつきを減らすことができ、おいしく仕上がります。冷たくして食べてもおいしいですが、私は温かいものに西洋ナシやリンゴなどの果物をのせるのが好みです。冬の寒い夜に出すのにぴったりの、ちょっと変わった温かいデザートです。

リゾット用の米(アルボリオ米、カルナローリ米など) 150g
無塩バター .... 20g (なくても可。または菜種油大さじ1)
キャスターシュガー 50g
フェンネルの株元 1個
　　　　　　　　　　(余分な部分を除き、小さなさいの目切り)
西洋ナシのジュース(しぼりたてまたはパック入りのもの) .... 100㎖
バニラビーンズ 1本
　　　(縦に裂き、種を取りだす。またはバニラエキストラクト小さじ1)
低脂肪牛乳 .... 600㎖(温める)
レーズン .... 50g (水に30分浸けて戻し、水気を切って拭く)
西洋ナシ .... ½～1個(薄切り)

4人分

米を鍋に入れ、たっぷりの沸騰した湯を注ぎ、ふたをしないで弱火で5分煮る。ざるにあげて水気を切る。流水に軽くさらしておく。

厚底鍋にバターと砂糖20gを入れて火にかける。溶けたらフェンネルを加え、弱火で10～12分加熱してしんなりとさせ、軽くキャラメリゼする。

西洋ナシのジュース、残りの砂糖、バニラの種と莢を加え、沸騰させる。温めた牛乳と煮た米を加え、火を弱めて、かき混ぜながらさらに20分煮る。米に火が通ってとろりとし、わずかに歯ごたえが残った状態に仕上げる。

水に浸けたレーズンを入れて混ぜ、ボウルに4等分する。西洋ナシの薄切りを飾り、いただく。

4ポーション： 326kcal、たんぱく質9g、脂質6g、飽和脂肪1.8g、炭水化物64g、糖類34.5g、食物繊維2.2g、塩分0.21g、ナトリウム81㎎

シリア風の冬の果物 サフランヨーグルト添え

私はドライフルーツをあまり使わないのですが、これはもったいないことだと思います。カリウムに富んでいるものが多く(プルーンほどではなくても)、ナトリウムを排出させ、血圧を下げる作用をもつからです。ここでは、温かいドライフルーツに、グリーンカルダモンでアクセントをつけた香り高いサフランヨーグルトを添えています。乾燥ライムは、アラブ料理に活用されているもので、中東食材店で買うことができます。

オレンジジュース .... 300㎖
レモンの果汁と刻んだ皮 ... 1個分
シナモンスティック 1本
ショウガ .... 小さじ½ (刻む)
ハチミツ 大さじ2
乾燥ライム 1個
　　　(半分に切る。なくても可)

そのまま食べられる
　ドライフルーツ 400g
　(プルーン、アプリコット、
　　　　　　　イチジクなど)

サフランヨーグルトの材料
低脂肪の
　ナチュラルヨーグルト .... 125㎖
コーンスターチ 小さじ1
カルダモンパウダー ..... 小さじ½
サフラン たっぷり1つまみ
　　　　　　　(生または粉末)

4人分

はじめにヨーグルト、サフラン、コーンスターチを鍋に入れ、かき混ぜながら沸騰させる。そのまま1分加熱し、カルダモンを加えてボウルに移す。冷ましてから、冷蔵庫で2時間冷やす。

果物を調理する。オレンジジュース、レモンの果汁と皮、シナモン、ショウガ、ハチミツ、乾燥ライムを鍋に入れる。沸騰させ、弱火で5分煮る。ドライフルーツを加え、ふたたび沸騰させ、火からおろして冷ます。果物を取りだし、煮汁を濾す。鍋に煮汁を戻し、中火でシロップ状になるまで煮つめる。

果物をシロップのなかで軽く温め、皿に4等分する。サフランヨーグルトをすくって横に添え、いただく。

4ポーション： 242kcal、たんぱく質5g、脂質1g、飽和脂肪0.2g、炭水化物56g、糖類54.4g、食物繊維6.4g、塩分0.14g、ナトリウム56㎎

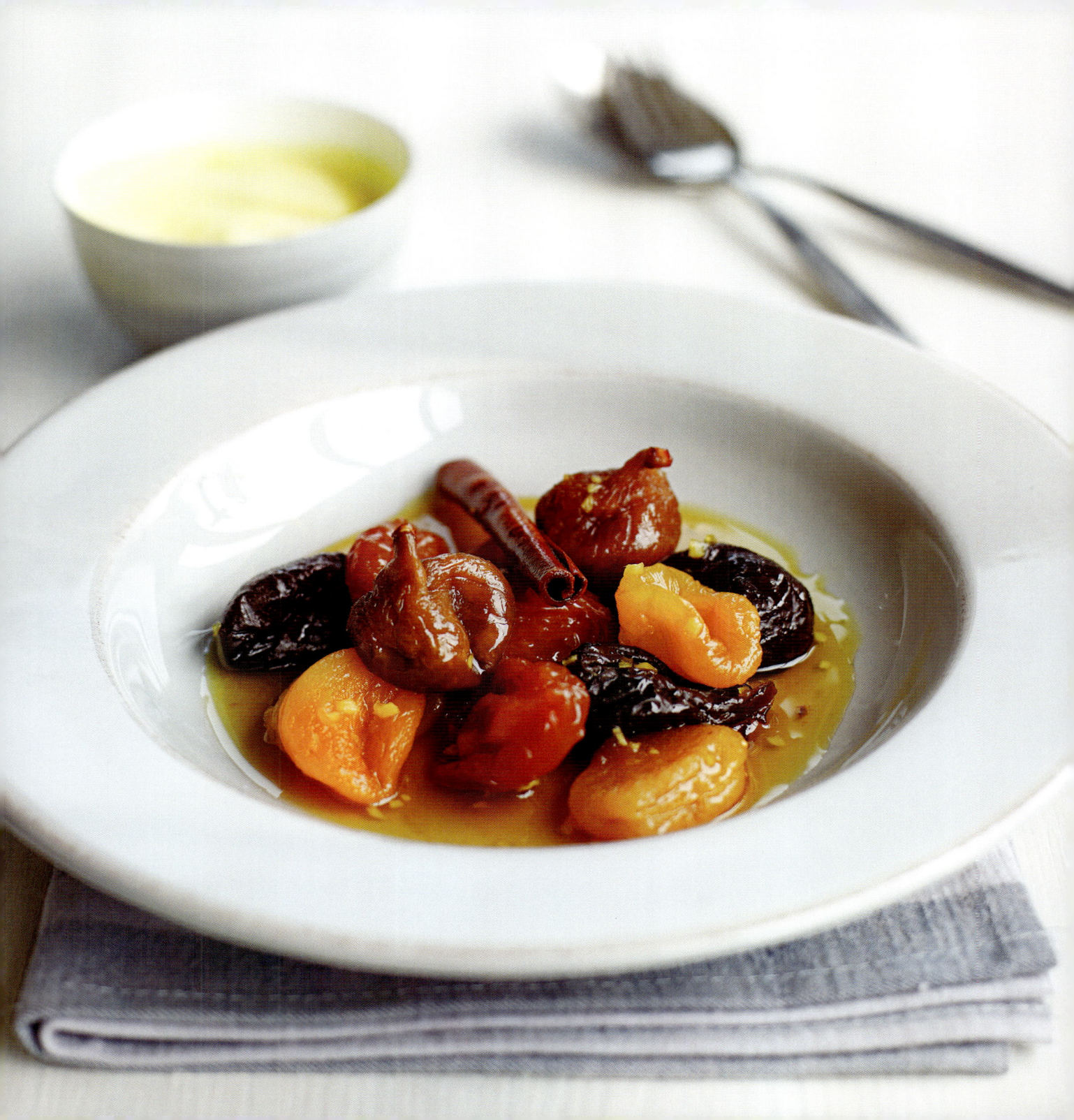

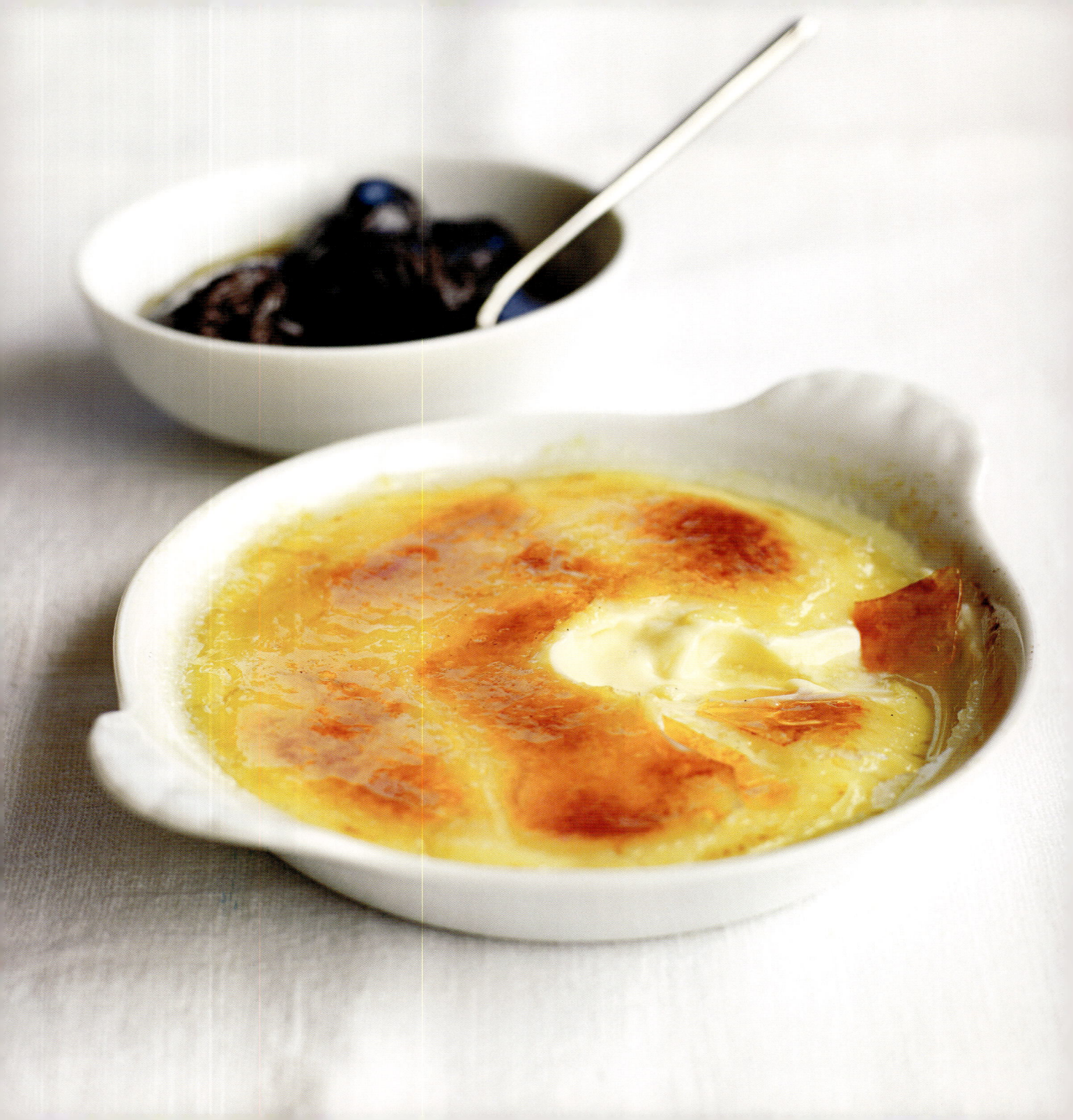

バニラブリュレ
アルマニャック風味のプルーンを添えて

誰もが大好きなクレームブリュレは、もともと濃厚なダブルクリームを使って作ります。私のヘルシーバージョンでは、牛乳しか使いませんが、バニラとアルマニャック風味のプルーンでたっぷりと風味を添えています。プルーンは前もって用意しておくといいでしょう。

ブリュレの材料
- バニラビーンズ 大1本
  （縦に裂く。またはバニラエキストラクト小さじ1）
- 低脂肪牛乳 .... 600ml＋大さじ2
- カスタードパウダー 大さじ2
- 卵黄 6個分
- キャスターシュガー 70g
- 砂糖 .... 大さじ1（ブリュレ用）

プルーンの材料
- メープルシロップ 大さじ2
- プルーン .... 大12個（種を抜いて、加工したもの）
- アルマニャック 大さじ1

4人分

プルーンを調理する。メープルシロップと水100mlを沸騰させ、弱火で5分煮る。プルーンを加え、5分煮て、火からおろす。アルマニャックを加えて冷ます。密閉容器に移し、冷蔵庫で冷やす。メモ：プルーンをシロップに漬ける時間が長いほど、風味がよくなる。1週間ほど保存がきく。

ブリュレを作る。小さなナイフで、バニラの莢から種を取りだし、牛乳とともに小鍋に入れる。静かに沸騰させる。カスタードパウダーと大さじ2の牛乳を混ぜあわせ、鍋の牛乳に加えて泡立て器で撹拌する。火からおろす。

ボウルに卵黄と砂糖を入れ、ふんわりと軽くなるまで泡立て器で撹拌する。カスタードをゆっくりと卵に加え、なめらかでクリーミーになるまで撹拌する。

カスタードを弱火にかけ、78℃になるまで加熱する（沸騰・凝固させないように）。火からおろし、目の細かい濾し器で濾す。少し冷ます。グラタン皿に4等分し、冷蔵庫で2～3時間冷やして固める。

冷蔵庫から出し、砂糖をたっぷりとふり、料理用のバーナーか予熱したグリルで、こんがりと焦げ目をつける。

2分ほど冷まし、表面の砂糖が固まるまで待つ。アルマニャック風味のプルーンを添えていただく。

4ポーション：373kcal、たんぱく質12g、脂質13g、飽和脂肪4.4g、炭水化物54g、糖類48.6g、食物繊維2.1g、塩分0.27g、ナトリウム107mg

焼きリンゴ バニラとカルダモン風味の ヨーグルト添え

子供の頃、焼きリンゴはデザートの定番でした。近頃では、さまざまな果物が自由に手に入るようになり、人気の座を追われてしまいました。

リンゴ（ラセットまたは
　ゴールデンデリシャス）
　.....................4個（芯を取る）
ナツメヤシ..........75g（粗く刻む）
アーモンドフレーク 大さじ2
殻をむいたピスタチオナッツ
　.................................. 大さじ2
ブラウンシュガー 大さじ1
レモン果汁 ....½個分

**バニラとカルダモン風味の
ヨーグルトの材料**
低脂肪の
　ナチュラルヨーグルト....125㎖
バニラビーンズ......................1本
　（縦に裂き、種を取りだす。
　またはバニラエキストラクト
　　　　　　　　　　　小さじ1）
カルダモンパウダー ......小さじ½
メープルシロップ 大さじ1
シナモンパウダー 1つまみ

4人分

オーブンを180℃に予熱する。

芯抜き器でリンゴの芯と種を完全に取る。中心の部分にきれいな筒状の穴を開ける。

ボウルに残りの材料を混ぜあわせ、リンゴの穴に詰める。上から押さえ、穴にしっかりとフィリングが詰まるようにする。軽く油をひいた天板の上に置く。

それぞれのリンゴに大さじ1の湯をかけ、リンゴがやわらかくなるまで30～35分焼く。

そのあいだに、バニラとカルダモン風味のヨーグルトの材料をボウルに合わせる。食べるときまで冷やしておく。

詰めものをしたリンゴにヨーグルトソースをかけ、温かいうちにいただく。

4ポーション：447kcal、たんぱく質8g、脂質18g、飽和脂肪2.6g、炭水化物67g、糖類46.7g、食物繊維9.8g、塩分0.31g、ナトリウム122㎎

オリエント風オレンジ アーモンドプラリネ添え

ドラマチックな色のブラッドオレンジの季節が来ると、私はよくこのデザートを作ります。

果汁たっぷりのオレンジ
　....................中～大4個
メープルシロップ................ 50㎖
レモングラス 1本
　（外皮を取りのぞき、
　　内側の部分をみじん切り）
赤トウガラシ................小さじ½
　（みじん切り）
八角 2個
パッションフルーツ 4個
　（半分に切り、果汁と種を分ける）

ステムジンジャー
　（ショウガのシロップ漬け）
　..............................小1本
　　（みじん切り、
　　シロップ小さじ1も使う）

プラリネの材料
キャスターシュガー 150g
縦割りアーモンド 60g
パッションフルーツの種
　（左記参照）

4人分

プラリネを作る。小さな厚底鍋に、砂糖と45㎖の水を入れ、砂糖が溶けるまで加熱する。かき混ぜずに沸騰させ、砂糖が飴色になるまでキャラメリゼする。火からおろし、アーモンドとパッションフルーツの種を入れて混ぜ、耐油紙を敷いた小さな天板にのせ、固まるまで待つ。大きめに割っておく。

オレンジを調理する。オレンジ1個分の皮を薄く切りとって刻み、すべてのオレンジの皮をむいて、果肉を厚くスライスする。

メープルシロップ、レモングラス、トウガラシ、八角、オレンジの皮、水150㎖を鍋に入れ、弱火で5分煮る。火からおろし、パッションフルーツの果汁、刻んだステムジンジャーとシロップを加える。

オレンジのスライスを深皿に重ねるように盛り、シロップをかけ、食べるときまで冷やす。オレンジの上にアーモンドプラリネをのせ、冷たいうちにいただく。

4ポーション：303kcal、たんぱく質4g、脂質9g、飽和脂肪0.6g、炭水化物56g、糖類54.4g、食物繊維2.3g、塩分0.03g、ナトリウム110㎎

野生のベリーのクラナカン

この伝統的なスコットランドのデザートは、新年やバーンズ生誕祭のお祝いによく食べられます。もとはクラウディが使われていたので、"クリームクラウディ"と呼ばれていました。クラウディとは、ポロポロとした、軽い酸味のあるやわらかいチーズです。クリームのかわりに、ここでは低脂肪のヨーグルトを使います。また、バニラエッセンスではなくエキストラクトを使います。ニールセン・マッセイのバニラエキストラクトは、上質なスーパーマーケットにはたいてい売っているので、探してみてください。

ポリッジ用オーツ麦	100g
低脂肪のナチュラルヨーグルト	275㎖
低糖タイプのラズベリージャム	大さじ1
バニラエキストラクト	小さじ1
ハチミツ	大さじ1
ウイスキー	大さじ1
好みの野生のベリー（ブルーベリー、ブラックベリー、ラズベリー、ローガンベリー）	300g

4人分

テフロン加工のフライパンを熱し、オーツ麦を入れ、淡いキツネ色になるまで約1分炒る（またはオーツ麦を天板に広げ、熱したグリルに入れる）。

ボウルにヨーグルト、ジャム、バニラ、ハチミツ、ウイスキーを合わせる。225gのベリーをボウルのなかで軽くつぶし、そっとヨーグルトに加える。最後に炒ったオーツ麦（飾り用に少し残す）を加え、金属のスプーンで混ぜて波状の模様を作る。

背の高いグラスに移し、残りのベリーをのせ、炒ったオーツ麦を散らしていただく。

4ポーション：180kcal、たんぱく質8g、脂質3g、飽和脂肪0.7g、炭水化物31g、糖類14g、食物繊維4.5g、塩分0.12g、ナトリウム48㎎

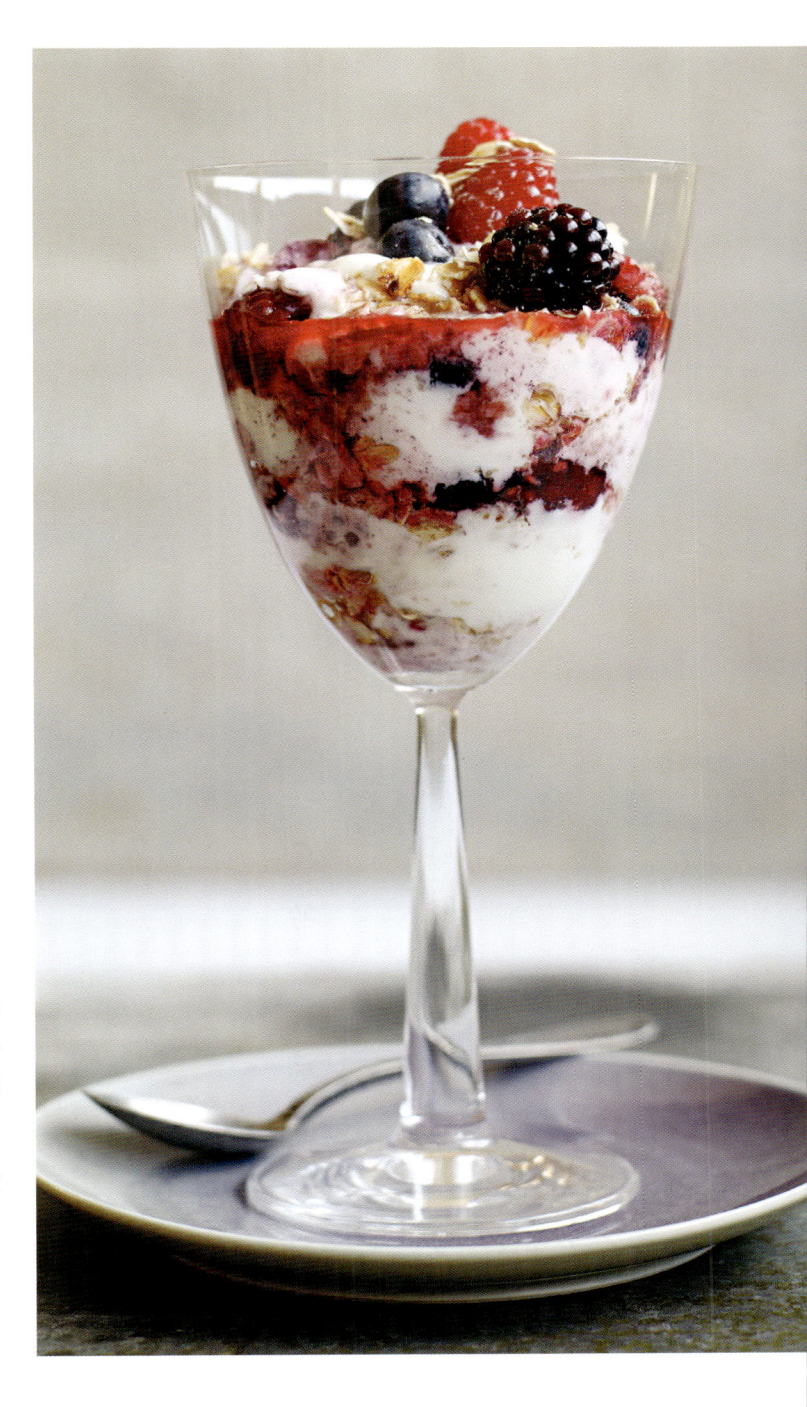

第5章 デザート

基本のストック

レシピのなかで、作りたてのストックをたくさん使っていることにお気づきでしょう。それには、2つの理由があります。

まず、市販の固形ストックは塩味が強いので、摂取する塩分を控えるという目的にふさわしくありません。第2に、手作りのストックのほうが味がよく、作る料理に豊かな香りを添えてくれます。

大手のスーパーマーケットやデリカテッセンには、そこそこの品質の袋入りの液体ストックが売られていますが、かならず減塩タイプのものを選びましょう。どうしても固形ストックを使う場合は、水600mlに対してキューブ半個を使うことをお勧めします。

ストック作りには、ほんのわずかな時間と手間しかかかりませんし、作りおきもできます。少量ずつ密閉容器に入れておけば、冷蔵なら4日、冷凍なら3か月は保存できます。

鶏のストック

鶏ガラ	2kg
タマネギ	中2個(大きめに切る)
セロリ	2本(大きめに切る)
ローレル	1枚
ニンジン	中2本(大きめに切る)
黒コショウの粒	小さじ2
水	5ℓ

大鍋に材料をすべて入れて沸騰させ、浮いてきたアクをていねいに取る。弱火で2時間煮こみ、濾す(できあがり2.5ℓ)。

鶏の濃縮ストック

材料・手順は鶏のストックとほぼ同じ。ただし、はじめに固形の材料すべてと、トマトピューレ大さじ1をオーブンで30分ローストし、こんがりと焼き色をつける。余分な脂を取りのぞき、鍋に入れて弱火で2時間煮こみ、濾す。

鍋に入れ、沸騰させて液体が半量になるまで弱火で煮つめる(できあがり1.5ℓ)。鶏のストックよりも濃く複雑な風味があり、ソースのベースによく使われる。

魚のストック

魚のアラ	1.5kg
タマネギ	中1個(大きめに切る)
セロリ	2本(大きめに切る)
ローレル	1枚
黒コショウの粒	小さじ½
水	4ℓ

大鍋に材料をすべて入れ、沸騰させる。ふたをせずに弱火で20分煮こみ、浮いてきたアクをていねいに取って、濾す(できあがり2.5ℓ)。

野菜のストック

パースニップ	大1本(大きめに切る)
タマネギ	中2個(大きめに切る)
ニンジン	2本(大きめに切る)
セロリ	2本(大きめに切る)
ローレル	1枚
黒コショウの粒	小さじ1
水	4ℓ

大鍋に材料をすべて入れ、沸騰させる。ふたをせずに弱火で1時間煮こみ、濾す(できあがり2.5ℓ)。

索引

DASH ダイエット　12

あ
アーティチョーク
　タイのキンカンとアーティチョーク添え　99
アーモンドミルクカスタード　サフランとローズウォーター風味　134
赤ワインとリコリス風味のホットチェリー　ヨーグルトソルベ添え　140
アサリ
　メルルーサのオーブン焼き　エンドウマメ、レタス、アサリを添え　96
アプリコット
　アプリコットのキャラメリゼ　ブドウとローズマリー風味のハチミツ添え　136
　七面鳥のパイヤール　レンズマメとアプリコットのビネグレット添え　122
　スプリットピーとアプリコットのワダ　93
　アプリコットのキャラメリゼ　ブドウとローズマリー風味のハチミツ添え　136
アボカドスープ　3種のネギのサルサ添え　58
甘いフェンネルのリゾット　150
アルコール　27-29
　ビンジ・ドリンキング　28
　ユニット（アルコール量の単位）　28
イカ
　イカの甘酢風味　キュウリとヨーグルトライス添え　94
　イカの甘酢風味　キュウリとヨーグルトライス添え　94
イタリア風メス　141
イタリアンパセリのリゾット　レモンとエビを添えて　80
イチゴとスイカのゼリー　甘いペストソース添え　146
イチゴヨーグルトとパッションフルーツのシェーク　51
イチジク
　レモンポレンタケーキ　イチジク添え　143
イモ
　牛フィレ肉のサツマイモとヘーゼルナッツピューレ添え　130
　サツマイモとショウガとシナモンのスープ　64
　ベイクドポテトとポルチーニ茸のオムレツ　45
イワシ
　イワシのグリル　タイ風の薬味を添えて　80
　全粒粉のスパゲッティ　イワシとレーズンを添えて　84
イワシのグリル　タイ風の薬味を添えて　80
ウサギのカチャトーレ　122
運動　26-27
枝つきトマトのハーブローストとマッシュルームをのせたトースト　55
エビ
　イタリアンパセリのリゾット　レモンとエビを添えて　80
　クラブケーキ（カニ団子）　エビとハリッサ&マンゴーのサルサを添えて　78
　タイ風エビのスープ　64
エンドウマメ
　サーモンのグリル　数種のエンドウマメとクレソンを添えて　106
　スプリットピーとアプリコットのワダ　93
　メルルーサのオーブン焼き　エンドウマメ、レタス、アサリを添え　96
塩分と血圧　13-17
オリエント風オレンジ　アーモンドプラリネ添え　154
オレンジ
　プルーンとオレンジのコンポート　オレンジペコ風味　52
　ラズベリーとオレンジのスムージー　51
オレンジマーマレードのプリン　144

か
カシューナッツとカリフラワーのスパイシースープ　62
カタルーニャ風マグロのステーキ　96
カニのカクテルサラダ　67
カボチャ
　カボチャ、マッシュルーム、パセリのニョッキ　92
　カボチャ、マッシュルーム、パセリのニョッキ　92
鴨
　鴨のグリル　ハーブのビネグレット添え　118
　鴨のシナモンチェリーソース　セロリのブレゼ添え　116
鴨のグリル　ハーブのビネグレット添え
カリフラワー
　カシューナッツとカリフラワーのスパイシースープ　62
　タイのグリルとカリフラワー　ケイパーのソース添え　105
柑橘類のフロート　138
カンタロープメロンのスープ　レモングラスとミントの風味　61
冠動脈性心疾患（CHD）　29
ガンギエイ
　ガンギエイのロースト　野菜と果物のソースを添えて　95
　ガンギエイのロースト　野菜と果物のソースを添えて　95
　キジのエスカロープ　チコリとクランベリー添え　121
喫煙　33
キヌア
　レモン風味のキヌアタブレ　野菜のグリル添え　73
基本のストック　156
キャベツ
　ラムネックのフィレ　赤キャベツのカポナータ添え　127
　キャラウェイ風味の野菜のロースト　栗のポレンタ添え　94
キュウリ
　イカの甘酢風味　キュウリとヨーグルトライス添え　94
キンカン　99
　タイのキンカンとアーティチョーク添え　99
牛フィレ肉のサツマイモとヘーゼルナッツピューレ添え　130
クスクス
　魚のクスクス　103
果物　個々の果物名も参照
　柑橘類のフロート　138
　ガンギエイのロースト　野菜と果物のソースを添えて　95
　果物のケバブ　バルサミコ酢シロップ添え　135
　シリア風の冬の果物　サフランヨーグルト添え　150
　夏の果物のピペラード　145
　ポピーシードパンケーキ　ショウガ風味の果物とミントシロップ添え　47
果物と野菜　17-20
5 A DAY　17-20
果物のケバブ　バルサミコ酢シロップ添え　135
果物のシェークとジュース
　イチゴヨーグルトとパッションフルーツのシェーク　51
　スイカとザクロのジュース　51
　ニンジンとリンゴとショウガのエネルギードリンク　51
　パイナップルとココナッツとバナナのラッシー　51
　ラズベリーとオレンジのスムージー　51
　クラブケーキ（カニ団子）　エビとハリッサ&マンゴーのサルサを添えて　78
クランベリー
　キジのエスカロープ　チコリとクランベリー添え　121
　西洋ナシ、ルバーブ、クランベリーのクランブル　147
グラノーラ　46
グレープフルーツ
　コショウ風味のマグロ、スイカ、グレープフルーツのサラダ　70
　ピンクグレープフルーツのグリル　シナモン風味　44
血圧
　拡張期　8
　原因　10
　収縮期　8
　診断　10
　治療　10
甲殻類（エビの項も参照）
　タラと甲殻類のサラダ　焼きパプリカ添え　67

コショウ風味のマグロ、スイカ、グレープフルーツのサラダ　70
米
　イカの甘酢風味　キュウリとヨーグルトライス添え　94
　ポートベロ・マッシュルームのケジャリー　53
　ワケギとショウガのお粥　48
コレステロール　29-30

さ
サーモン
　サーモンのグリル　数種のエンドウマメとクレソンを添えて　106
　サーモンのマリネ　西洋ナシとフェンネルを添えて　83
　サーモンのグリル　数種のエンドウマメとクレソンを添えて　106
　サーモンのマリネ　西洋ナシとフェンネルを添えて　83
魚のクスクス　103
魚のコルマー　108
魚のストック　156
サツマイモとショウガとシナモンのスープ　64
サバとインゲンマメ　ホースラディッシュのアイオリ添え　82
サラダ
　カニのカクテルサラダ　67
　コショウ風味のマグロ、スイカ、グレープフルーツのサラダ　70
　ザルーク（モロッコ風ナスのサラダ）　65
　スペイン風焼きトマトのサラダ　74
　タラと甲殻類のサラダ　焼きパプリカ添え　67
　パンジャブ風チキンサラダ　72
　パンツァネッラサラダ　ネクタリンのグリル添え　70
　ビーツとフェンネルとザクロのサラダ　69
　レモン風味のキヌアタブレ　野菜のグリル添え　73
ザクロ
　スイカとザクロのジュース　51
　ビーツとフェンネルとザクロのサラダ　69
ザルーク（モロッコ風ナスのサラダ）　65
鹿肉
　鹿肉のスパイシーグリル　ビーツとリンゴのリゾット添え　131
　鹿肉のスパイシーグリル　ビーツとリンゴのリゾット添え　131
七面鳥のパイヤール　レンズマメとアプリコットのビネグレット添え　122
食材　39-40
　果物と野菜　39
　ハーブとスパイス　40
シリア風の冬の果物　サフランヨーグルト添え　150
ジャガイモとワイルドガーリックとソレルのスープ　58
スープ
　アボカドスープ　3種のネギのサルサ添え　58
　カシューナッツとカリフラワーのスパイシースープ　62
　カンタロープメロンのスープ　レモングラスとミントの風味　61
　サツマイモとショウガとシナモンのスープ　64
　ジャガイモとワイルドガーリックとソレルのスープ　58
　タイ風エビのスープ　64
　ピリピスープ（スパイシーなムール貝のスープ）　60
　モロッコ風ラムのスープ（ハリーラ）　65
　焼きトウモロコシのスープ　チリ風味のポップコーン添え　66
　ライマメのグラーシュスープ　62
　レンズマメとココナッツとホウレンソウのスープ　61
スイカとザクロのジュース　51
スイスチャード
　ポークチョップ　スイスチャード、レーズン、グリーンソースを添えて　128
スグリ
　フロマージュ・フレ　スグリとニワトコのリキュール添え　137
スズキ
　スズキのグリル　レモングラスとショウガのペストソース　108

スズキのグリル　レモングラスとショウガのペストソース　108
ストック
　魚のストック　156
　鶏のストック　156
　鶏の濃縮ストック　156
　野菜のストック　156
スパゲッティ
　全粒粉のスパゲッティ　イワシとレーズンを添えて　84
スプリットピーとアプリコットのワダ　93
スペイン風焼きトマトのサラダ　74
スペイン風ラムシチュー　123
西洋ナシ
　サーモンのマリネ　西洋ナシとフェンネルを添えて　83
　西洋ナシ、ルバーブ、クランベリーのクランブル　147
セロリ
　鴨のシナモンチェリーソース　セロリのブレゼ添え　116
　全粒粉のスパゲッティ　イワシとレーズンを添えて　84

た
タイ
　タイのグリルとカリフラワー　ケイパーのソース添え　105
体重、減量　22-24
　タイのキンカンとアーティチョーク添え　99
　タイのグリルとカリフラワー　ケイパーのソース添え　105
　タイ風エビのスープ　64
卵
　卵、豆腐、ヒヨコ豆のゴア風カレー　88
　夏の果物のピペラード　145
　ベイクドポテトとポルチーニ茸のオムレツ　45
　卵、豆腐、ヒヨコ豆のゴア風カレー　88
　タラと甲殻類のサラダ　焼きパプリカ添え　67
タンドリー風野菜のグリル　94
チェリー
　赤ワインとリコリス風味のホットチェリー　ヨーグルトソルベ添え　140
　鴨のシナモンチェリーソース　セロリのブレゼ添え　116
チコリ
　キジのエスカロープ　チコリとクランベリー添え　121
地中海式ダイエット　12
チュニジア風鶏レバーのケバブ　レモンマヨネーズ添え　87
調理器具　34
チョッピーノ（魚介のシチュー）　95
豆腐
　卵、豆腐、ヒヨコ豆のゴア風カレー　88
トウモロコシ
　焼きトウモロコシのスープ　チリ風味のポップコーン添え　66
トマト
　枝つきトマトのハーブロストとマッシュルームをのせたトースト　55
　スペイン風焼きトマトのサラダ　74
鶏肉
　チュニジア風鶏レバーのケバブ　レモンマヨネーズ添え　87
　鶏肉のザタール風味　アラビア風スロー添え　114
　鶏肉のブレゼ　カボチャ、サフラン、ミントを添えて　112
　鶏肉のブレゼ　ビネガーソース　110
　鶏の濃縮ストック　156
　パンジャブ風チキンサラダ　72
　ビルマ風チキン　113
　ヘーゼルナッツチキンとリーキのマッシュルーム・ビネグレットソース　112
　若鶏のスパチコック　レモンとハーブを添えて　111
　鶏肉のザタール風味　アラビア風スロー添え　114
　鶏肉のパイナップル、ショウガ、ライム添え　114
　鶏肉のフェンネルとプルーン添え　バルサミコ風味のハチミツソース　113
　鶏肉のブレゼ　カボチャ、サフラン、ミントを添えて　112
　鶏肉のブレゼ　ビネガーソース　110
　鶏のストック　156
　鶏の濃縮ストック　156

な
ナス
　ザルーク（モロッコ風ナスのサラダ）　65
ナッツ
　アーモンドミルクカスタード　サフランとローズウォーター風味　134
　オリエント風オレンジ　アーモンドプラリネ添え　154
　カシューナッツとカリフラワーのスパイシースープ　62
　ヘーゼルナッツチキンとリーキのマッシュルーム・ビネグレットソース　112
　ペカン入りパンプディング　バナナソルベ添え　148
夏の果物のピペラード　145
夏向きのグラノーラ　46
ニース風ラムのランプ肉　アイオリ添え　123
ニョッキ
　カボチャ、マッシュルーム、パセリのニョッキ　92
ニンジン
　ホロホロ鳥の緑コショウソース　ショウガ風味のニンジン添え　117
　ニンジンとリンゴとショウガのエネルギードリンク　51
ネギ
　アボカドスープ　3種のネギのサルサ添え　58
　マグロとオニオンスクウォッシュの炭火焼き　タマネギのキャラメリゼとミントのビネグレットを添えて　100
　ワケギとショウガのお粥　48
ネクタリン
　パンツァネッラサラダ　ネクタリンのグリル添え　70
根セロリ
　ポークシュニッツェル　リンゴとセージと根セロリのレムラード添え　129

は
バナナ
　パイナップルとココナッツとバナナのラッシー　51
　ペカン入りパンプディング　バナナソルベ添え　148
　バナナのパピヨット　バナナソルベ添え　134
　バナナを詰めたフレンチトースト　52
　バニラプリュレ　アルマニャック風味のプルーンを添えて　153
バランスのよい食事　11-12
パイナップル
　鶏肉のパイナップル、ショウガ、ライム添え　114
　パイナップルとココナッツとバナナのラッシー　51
　パイナップルとレーズンのクラフティ　カレーアイス添え　149
パッションフルーツ
　イチゴヨーグルトとパッションフルーツのシェーク　51
パンジャブ風チキンサラダ　72
パンツァネッラサラダ　ネクタリンのグリル添え　70
ビーツ
　鹿肉のスパイシーグリル　ビーツとリンゴのリゾット添え　131
　ビーツとフェンネルとザクロのサラダ　69
ビリビスープ（スパイシーなムール貝のスープ）　60
ビルマ風チキン　113
ピンクグレープフルーツのグリル　シナモン風味　44
フェンネル
　甘いフェンネルのリゾット　150
　サーモンのマリネ　西洋ナシとフェンネルを添えて　83
　鶏肉のフェンネルとプルーン添え　バルサミコ風味のハチミツソース　113
　ビーツとフェンネルとザクロのサラダ　69
フエダイ
　フエダイのベトナム風　109
　フエダイのアクアパッツァ　106
　フエダイのベトナム風　109
フロマージュ・フレ　スグリとニワトコのリキュール添え　137
ブドウ
　アプリコットのキャラメリゼ　ブドウとローズマリー風味のハチミツ添え　136
ブルーベリー
　マスのオーブン焼き　ソレルとブルーベリー添え　99

プラム
　ルバーブとプラムの朝食用トライフル　55
プルーン
　鶏肉のフェンネルとプルーン添え　バルサミコ風味のハチミツソース　113
　バニラプリュレ　アルマニャック風味のプルーンを添えて　153
　プルーンとオレンジのコンポート　オレンジペコ風味　52
　プルーンとオレンジのコンポート　オレンジペコ風味　52
プロヴァンス風夏野菜のオーブン焼き　93
ヘーゼルナッツチキンとリーキのマッシュルーム・ビネグレットソース　112
ヘルシーな調理法　34
ベイクドビーンズのレアビット　44
ベイクドポテトとポルチーニ茸のオムレツ　45
ペカン入りパンプディング　バナナソルベ添え　148
宝石をちりばめたポリッジ　49
ホロホロ鳥の緑コショウソース　ショウガ風味のニンジン添え　117
ホロホロ鳥のリンゴ、野生のキノコ、タラゴン添え　118
ボディマス指数（BMI）　22-23
ポークシュニッツェル　リンゴとセージと根セロリのレムラード添え　129
ポークチョップ　スイスチャード、レーズン、グリーンソースを添えて　128
ポークチョップ　2種の夏のマメとモモのグリルを添えて　126
ポーションサイズ　18
ポートベロ・マッシュルーム　アルフォルノ　88
ポートベロ・マッシュルームのケジャリー　53
ポピーシードパンケーキ　ショウガ風味の果物とミントシロップ添え　47

ま
マグロ
　カタルーニャ風マグロのステーキ　96
　コショウ風味のマグロ、スイカ、グレープフルーツのサラダ　70
　マグロとオニオンスクウォッシュの炭火焼き　タマネギのキャラメリゼとミントのビネグレットを添えて　100
　マグロとオニオンスクウォッシュの炭火焼き　タマネギのキャラメリゼとミントのビネグレットを添えて　100
マス
　魚のクスクス　103
　マスのオーブン焼き　ソレルとブルーベリー添え　99
　マスのオーブン焼き　ソレルとブルーベリー添え　99
マッシュルーム（キノコ）
　枝つきトマトのハーブロストとマッシュルームをのせたトースト　55
　カボチャ、マッシュルーム、パセリのニョッキ　92
　ヘーゼルナッツチキンとリーキのマッシュルーム・ビネグレットソース　112
　ベイクドポテトとポルチーニ茸のオムレツ　45
　ホロホロ鳥のリンゴ、野生のキノコ、タラゴン添え　118
　ポートベロ・マッシュルーム　アルフォルノ　88
　ポートベロ・マッシュルームのケジャリー　53
マメ
　サバとインゲンマメ　ホースラディッシュのアイオリ添え　82
　ベイクドビーンズのレアビット　44
　ポークチョップ　2種の夏のマメとモモのグリルを添えて　126
　ライマメのグラーススープ　62
マンゴー
　クラブケーキ（カニ団子）　エビとハリッサ&マンゴーのサルサを添えて　78
ムール貝
　ビリビスープ（スパイシーなムール貝のスープ）　60
　ムール貝のブイヤベース　84
メルルーサ
　メルルーサのオーブン焼き　エンドウマメ、レタス、アサリを添えて　96

メルルーサのオーブン焼き エンドウマメ、レタス、アサリを添えて 96
メロン（スイカ）
　イチゴとスイカのゼリー 甘いペストソース添え 146
　カンタロープメロンのスープ レモングラスとミントの風味 61
　コショウ風味のマグロ、スイカ、グレープフルーツのサラダ 70
　スイカとザクロのジュース 51
モモ
　イタリア風メス 141
　ポークチョップ 2種の夏のマメとモモのグリルを添えて 126
モロッコ風ラムのスープ（ハリーラ） 65

や
焼きトウモロコシのスープ チリ風味のポップコーン添え 66
焼きリンゴ バニラとカルダモン風味のヨーグルト添え 154
野菜（個々の野菜名も参照）
　ガンギエイのロースト 野菜と果物のソースを添えて 95
　キャラウェイ風味の野菜のロースト 栗のポレンタ添え 94
　タンドリー風野菜のグリル 94
　レモン風味のキヌアタブレ 野菜のグリル添え 73
野菜のストック 156
野菜の調理法 21
野生のベリーのクラナカン 155

ら
ライマメのグラーシュスープ 62
ラズベリーとオレンジのスムージー 51
ラム肉
　スペイン風ラムシチュー 123
　ニース風ラムのランプ肉 アイオリ添え 123
　モロッコ風ラムのスープ（ハリーラ） 65
　ラム肉のマスタードソース ニンニクとミントの風味 126
　ラム肉のオッソブッコ（インド風） 125
　ラム肉のマスタードソース ニンニクとミントの風味 126

ラムネックのフィレ 赤キャベツのカポナータ添え 127
リーキ
　ヘーゼルナッツチキンとリーキのマッシュルーム・ビネグレットソース 112
リゾット
　甘いフェンネルのリゾット 150
　イタリアンパセリのリゾット レモンとエビを添えて 80
　鹿肉のスパイシーグリル ビーツとリンゴのリゾット添え 131
リンゴ
　鹿肉のスパイシーグリル ビーツとリンゴのリゾット添え 131
　ニンジンとリンゴとショウガのエネルギードリンク 51
　ホロホロ鳥のリンゴ、野生のキノコ、タラゴン添え 118
　ポークシュニッツェル リンゴとセージと根セロリのレムラード添え 129
　焼きリンゴ バニラとカルダモン風味のヨーグルト添え 154
ルバーブ
　西洋ナシ、ルバーブ、クランベリーのクランブル 147
　ルバーブとプラムの朝食用トライフル 55
レモン
　イタリアンパセリのリゾット レモンとエビを添えて 80
　チュニジア風鶏レバーのケバブ レモンマヨネーズ添え 87
　若鶏のスパッチコック レモンとハーブを添えて 111
　レモンバーベナとベリーのグラタン 140
　レモン風味のキヌアタブレ 野菜のグリル添え 73
　レモンポレンタケーキ イチジク添え 143
レンズマメ
　七面鳥のパイヤール レンズマメとアプリコットのビネグレット添え 122
　レンズマメとココナッツとホウレンソウのスープ 61

わ
若鶏のスパッチコック レモンとハーブを添えて 111
ワケギとショウガのお粥 48

First published in Great Britain in 2010 by
Kyle Cathie Limited
23 Howland Street, London W1T 4AY
general.enquiries@kyle-cathie.com
www.kylecathie.com

Paul Gayler is hereby identified as the author of this work in accordance with Section 77 of the Copyright, Designs & Patents Act 1988.

Text copyright © 2010 Paul Gayler and Gemma Heiser
Photographs copyright © 2010 Will Heap
Text layouts copyright © 2010 Kyle Cathie Limited

Project Editor: Judith Hannam
Design: geoffhayes@mac.com
Copy Editor: Debra Stottor
Proofreader: Gill Lange
Indexer: Peter Lange
Photographer: Will Heap
Home Economists: Linda Tubby
Prop Stylist: Roisin Nield
Production: Gemma John
Colour reproduction: SC (Sang Choy) International Pte Ltd
Printed and bound in Singapore by Star Standard Industries Pte Ltd

---

Healthy Eating For Lower Blood Pressure
ほんとうにおいしい
血圧を下げる100のレシピ

発　　　行	2011年5月15日
発 行 者	平野　陽三
発 行 元	**ガイアブックス**
	〒169-0074 東京都新宿区北新宿3-14-8
	TEL.03(3366)1411　FAX.03(3366)3503
	http://www.gaiajapan.co.jp
発 売 元	産調出版株式会社

Copyright SUNCHOH SHUPPAN INC. JAPAN2011
ISBN978-4-88282-794-8 C2077

落丁本・乱丁本はお取り替えいたします。
本書を許可なく複製することは、かたくお断わりします。
Printed in Singapore

著者：
ポール・ゲイラー (Paul Gayler)
「ザ・レーンズボロ」総料理長。数々のロンドンの一流レストランで働き、「ザ・ドーチェスター」ではアントン・モジマンの助手をつとめた。「インディゴ・ジョーンズ」では料理長として、"ベジタリアン・オートキュイジーヌ"を提唱し、7皿からなるベジタリアン・グルメコース「メニュー・ポタジェ」を考案する。『ソースブック』（産調出版）をはじめ、ベストセラーとなっている料理本の著書も多く、フードライター協会の料理本大賞を受賞したほか、アンドレ・サイモン賞の候補にも選ばれている。BBC 2の「サタデーキッチン」など、テレビ番組にも出演している。

ジェンマ・ハイザー (Gemma Heiser)
UKVRN（イギリス栄養士任意登録制度）登録栄養士。理学修士（MSc）。イギリス食品基準庁や血圧協会に勤務するなど、健康増進分野での豊富な経験をもつ。現在は栄養学や食と健康に関するフリーランスのライターとして活躍し、ボランティア団体や公共部門、企業に対する栄養相談サービスも行っている。

翻訳者：
中谷　友紀子 （なかたに　ゆきこ）
京都大学法学部卒業。訳書に『イングリッシュローズ図鑑』『妖怪バイブル』『ヒーリング植物バイブル』（いずれも産調出版）など。

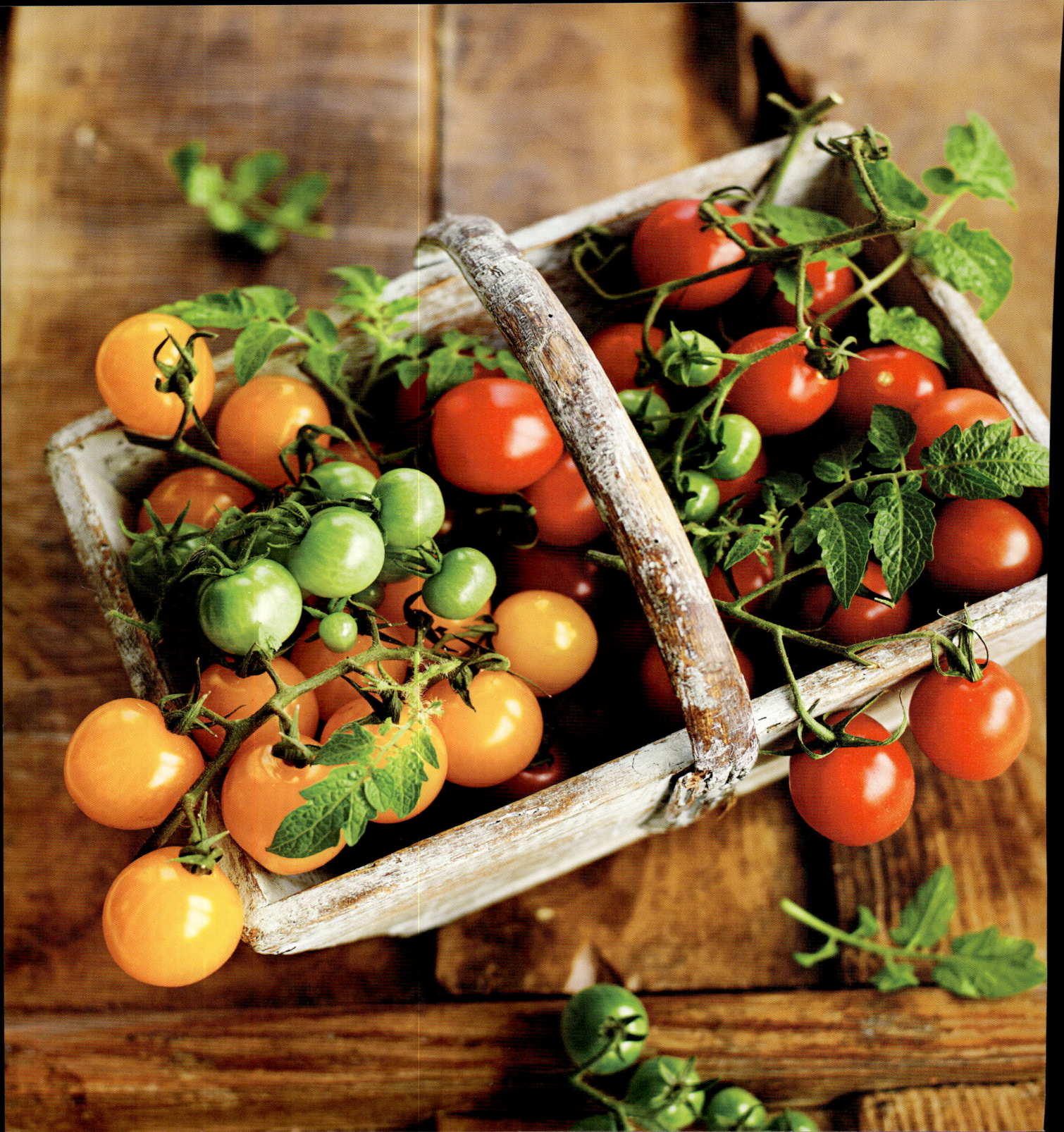